Bothmer · Gymnastik

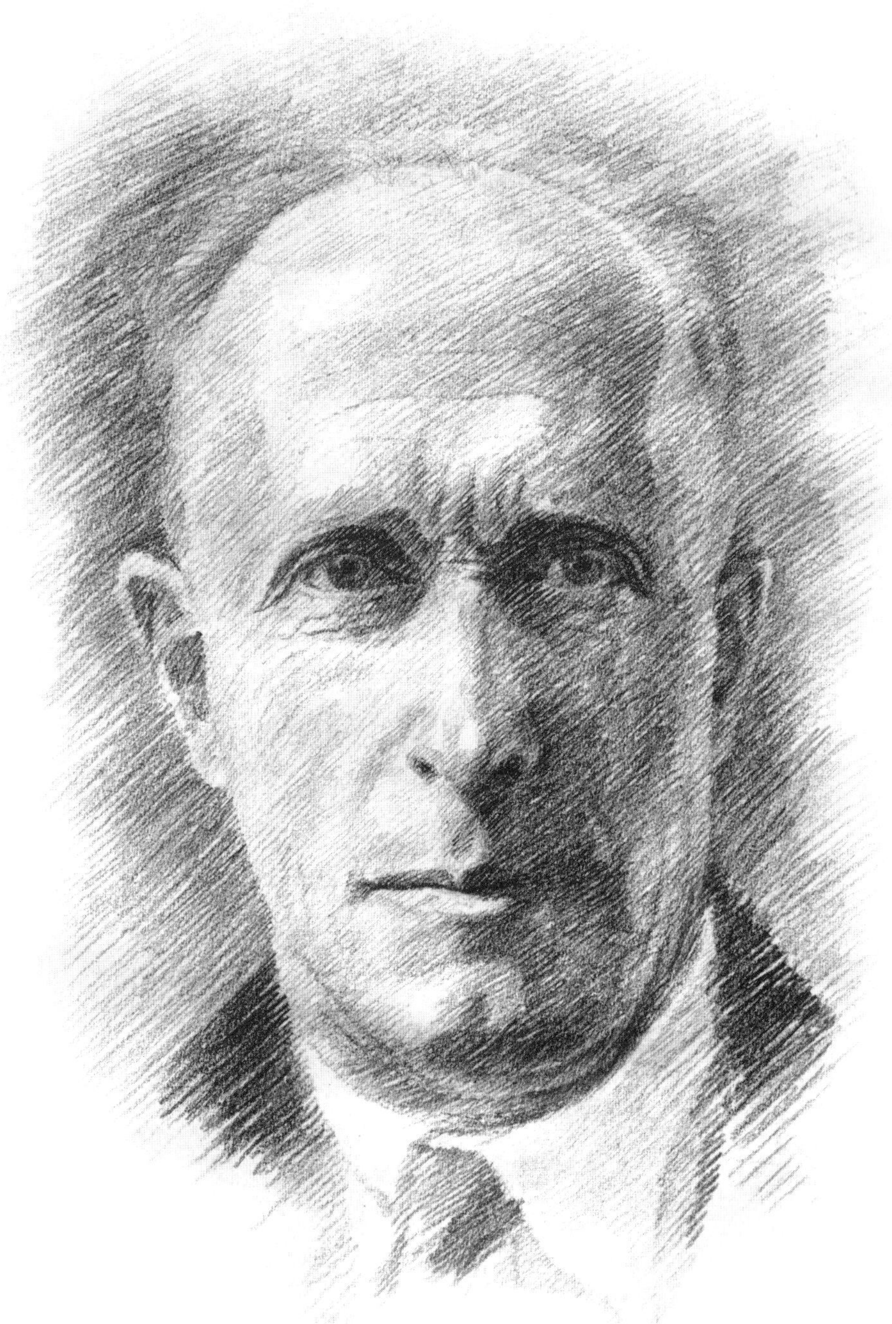

Fritz Graf von Bothmer

Gymnastik

Dokumentation eines Impulses

Mit den Beschreibungen aller Übungen, den erhaltenen Originalzeichnungen, zeitgenössischen Fotografien, Aufsätzen und Vorträgen sowie einem biografischen Teil, unter Berücksichtigung des Beitrags von Hanns Strauss

Herausgegeben von Jan Uwe Gösch

Verlag Freies Geistesleben

Wohl die beste Schule für das Gehen ist
das Laufen, für das Laufen das Springen.
Viel springen, in veränderten Rhythmen,
in Paaren oder Ketten macht beweglich,
befeuert den Willen und formt.

Fritz von Bothmer
21.12.1883 bis 13.11.1941

1. Auflage 2022

ISBN 978-3-7725-0126-5

Verlag Freies Geistesleben
Landhausstraße 82, 70190 Stuttgart
www.geistesleben.com

Einbandmaterial: Toile Ocean
(55% Ocean recycled PET (rPET), 45% PCW rPET)
Druck: Neografia, a.s., Martin-Priekopa
Printed in Slovakia

FSC www.fsc.org MIX Papier | Fördert gute Waldnutzung FSC® C020353

Inhalt

Vorwort des Herausgebers

Fritz Graf von Bothmer begann 1922 den Turnunterricht an der ersten Waldorfschule in Stuttgart aufzubauen. Dabei entwickelte er Bewegungsübungen, die sich in die umfassenden Bildungsmöglichkeiten, welche diese neue Schulart eröffnet hat, harmonisch einfügen. Diese Übungen sind heute als Bothmer-Gymnastik bekannt und mittlerweile weltweit verbreitet.

Bothmers Darstellungen in Worten und Zeichnungen sowie die Fotografien von ihm und seinem Kollegen Hanns Strauss lassen ein lebendiges Bild dieser Gymnastik entstehen und zeigen den Prozess des Ringens um die Bewegung und das Herausarbeiten des Wesentlichen.

Das vorhandene Material wurde möglichst umfassend in das vorliegende Buch aufgenommen. Im Vergleich zu den früheren, von Gisbert Husemann besorgten Ausgaben[1] wird hier einiges erstmals veröffentlicht, viele Bilder wurden qualitativ aufgearbeitet. Somit sei allen Interessierten die Quelle dieser Bewegung erschlossen, aus der ursprünglich geschöpft wurde und nun wieder geschöpft werden kann.

Jan Uwe Gösch
Lübeck, im August 2022

1 Gisbert Husemann (1907–1997) veröffentlichte Bothmers Werk unter dem Titel *Gymnastische Erziehung* zuerst 1959 im Philosophisch-anthroposophischen Verlag in Dornach, dann 1981 und 1989 im Verlag Freies Geistesleben in Stuttgart.

1. Teil: Übungsbeschreibungen

Einführung

Der Mensch bestimmt den Raum.

Er richtet sich auf und erhebt sein Haupt frei – *zur Höhe.*

Er fällt – zur Tiefe.

Er stellt sich fest mit beiden Beinen auf die Erde und spannt seine Arme aus – *zur Breite.*

Er richtet seinen Blick und Schritt nach einem Ziel, nach *vorwärts* und durchmisst die Länge.

Er findet die Kraft des Widerstandes – *rückwärts.*

Er bildet mit den Armen den Umkreis nach; sie sind die Radien, *Strahlen.* Seine Schädelform ist Abbild des Umkreises.

Der Mensch *prägt so den Raum.*

Erst sein *Bewusstsein* unterscheidet die Dimensionen und gibt ihnen Wert und Maß.

Es ist der *Mittelpunkt* und umspannt den Umkreis.

Eine Bewegungsschule, die in vielseitigem Kräftespiel das heranwachsende Kind anleitet, den unbegrenzten Raum immer neu auf diese Weise nach dem Bild des Menschen zu bestimmen und zu beleben, lässt den Raum als den größeren Menschen im Bewusstsein erstehen, überwindet die tote Vorstellung der Dimensionen und findet dafür in ihrer Dynamik die Sprache einer moralischen Welt, die vielfach und stark in die Bilder der menschlichen Sprache eingegangen ist. Richtunggebend für eine solche Schule ist einzig die Bewegung, welcher der Übende mit seinen Sinnen und seinem Denken folgt und deren Kräften er Form und Zeitmaß gibt.

Der in dieser Schrift dargestellte Übungsweg möge dies veranschaulichen.

Während es dem Menschen keinerlei Schwierigkeit macht, sich im Üben mit so lebendigen Raumbegriffen zu erfüllen, weil die Bewegung unmittelbar zu ihnen hinführt und sich darin selbst auszusprechen sucht, das Kind sie sogar ganz selbstverständlich und mit einer stillen Freude hinnimmt, weil es sich ihnen geweitet und erhoben fühlt, wird es dem Leser dieser Schrift nicht so leicht sein, aus der beschreibenden Darstellung allein sich das rechte Bild zu machen und den Faden nicht zu verlieren. Es sei denn, dass er innerlich oder äußerlich der Dynamik der Übungen folgen kann.

Jede der dargestellten Übungen ist ein in sich abgeschlossenes Bewegungsbild, ein Ganzes, in das der Schüler hineinwächst. Einzelheiten, die für dieses bildhafte Verstehen erschwerend sein können, mussten dargestellt werden, da sie oft sehr wichtig sind, und denen eine Hilfe sein sollen, die den Weg dieser Gymnastik kennen und weiter beschreiten wollen.

Der Übungsgang rechnet mit einer zwölfjährigen Schulzeit und umfasst die ganze gymnastische Erziehung.

Die Übungen sind im und am Schulunterricht für die Altersstufen vom 9. bis 18. Lebensjahr, für Knaben und Mädchen gemeinsam, in bunter Folge entstanden. Sie haben ihr Gesicht oft genug gewechselt, bis sich die einzelne Übung und der Weg klar abzuzeichnen begannen.

Vieljährige Erfahrung des Verfassers als Turnlehrer an der Waldorfschule in Stuttgart, von 1922 bis 1938, schaut heute in dieser Schrift auf das Werden und Wachsen dieser gymnastischen Erziehungsarbeit zurück. Sie hatte keine andere Voraussetzung als das Vertrauen, das der Leiter der Waldorfschule, Dr. Rudolf Steiner, dem Verfasser schenkte, das ihn an die Schule berief und ihm freien Spielraum gab. Rudolf Steiner starb 1925, als diese Gymnastik noch in den Anfängen steckte. Er hat sie noch gebilligt.

In großen gemischten Klassen wurde sie neben Geräteturnen, Leichtathletik und Spiel geübt. Um 1926 war sie in ihren Hauptzügen erkennbar. Jährliche öffentliche Aufführungen gaben Zeugnis von ihrer Entwicklung.

Der Verfasser schuldet Dr. Rudolf Steiner, den Lehrern und den Schülern der Waldorfschule, die ihre Kraft für das Werden und Wachsen dieser Gymnastik einsetzten, tiefen Dank.

Im Kräftespiel der Bewegung einen größeren Menschen im unbegrenzten Raum erstehen und den begrenzten menschlichen Körper immer mehr in jenes Idealbild hineinwachsen, sich hineinrichten und -formen zu lassen, ist das Wesen dieser gymnastischen Erziehung. Sie begegnet dabei der Gegenkraft der Schwere, die sich im Fall auswirkt und Kraft und Willen des Menschen wecken, aber auch lähmen kann.

Jeder feste Körper, also auch der menschliche, ist dem Fall unterworfen. In jeder Bewegung offenbart sich der Fall. Unsere Bewegungen folgen ihm und wirken ihm entgegen. Dies kann eine Beschleunigung oder Verzögerung des Falles bedeuten oder seine Überwindung. Zu beidem bedarf es unserer physischen Kraft, die von unserem Willen gelenkt wird. Dieser Wille kann erscheinen als Instinkt oder Trieb und ist dann dem Tiere verwandt. Der Wille ist jeder Steigerung fähig bis zum verantwortlich gefassten Entschluss.

Das menschliche Stehen ist schon dauernde Überwindung des Falles durch den in unserer Aufrichtekraft wirkenden Willen. Der müde oder bewusstlose Mensch fällt; seine Aufrichtekraft hört mit dem Versagen des Willens oder des Bewusstsein auf.

Der hemmungslose Fall führt zum Nullpunkt aller Gymnastik, zum Liegen. Der Mensch hat darin die Aufrechte mit der Waagrechten vertauscht.

Im Sprung hebt er die Schwere bis zur Loslösung von der Erde auf. Um so tiefer muss er im Niedersprung wieder in sie zurücktauchen.

Gymnastik ist der bewusst geführte Kampf des Menschen mit dem Fall in den verschiedensten Spielarten und führt zu stets sich verändernden Gleichgewichtszuständen. Dieser Kampf ist eine Bewegungsschule von hohem erzieherischen Wert.

Zunächst ist der Fall eine physikalische Gesetzmäßigkeit. Die dadurch entstehende Bewegung läuft in mechanischen Bahnen ab. Jede menschliche Bewegung unterliegt diesen physikalisch-mechanischen Gesetzmäßigkeiten, die durch unser Knochengerüst und den Muskelorganismus wirken. Ihre Meisterung verlangt von dem Schüler Entwicklung seiner Kraft und Gewandtheit. Insofern ist Gymnastik eine Körperschule.

Jede gymnastische, d.h. freie Bewegung verläuft in Raum und Zeit. Höhe und Tiefe, Weite und Breite, Länge (die Richtung rückwärts – vorwärts) sind dabei nicht tote Begriffe, sondern werden als Richtkräfte, die den Menschen mit dem unbegrenzten Raum verbinden, empfunden. Aufrechte und Senkrechte, Waagrechte als Breite und als Zielweisende sind die Achsen des Raumes und der Bewegung und im Bau des Menschen bis in sein Gleichgewichtsorgan verdichtet.

Indem die Bewegung die Dimensionen des Raumes durchläuft, treten diese in lebendige Erscheinung und werden von der Bewegung geformt. Die Formen und Kurven sind geometrischer Art. Ihr bewusstes Wahrnehmen und Gestalten ist Sache eines Denkens, das der Eigenbewegung folgt und sie als Bild im Raume schaut.

Jede Bewegung spielt sich auch in der Zeit ab. Ich hebe den Arm seitwärts und zur Höhe und lasse ihn nach der anderen Seite fallen. Es entsteht im zeitlichen Ablauf dabei ein Rhythmus, der des Kreises, der sich entweder schließlich in der Schwere erschöpfen, auspendeln oder aufgegriffen, fortgesetzt, gesteigert, verwandelt oder auch abgerissen werden kann. Er kann naturhaft ablaufen, aber auch geformt werden. Er ist das Spiel der Kräfte, der Atem der Bewegung, der im rhythmischen Organismus des Übenden fühlend wahrgenommen werden kann.

Die Aufgabe des Schülers ist, die Kraft des Falles als eine dauernd wirkende fremde Kraft zu erleben, sie in der Bewegung zu überwinden, diesen Kampf in sich wiederholendem oder veränderndem Bewegungsentschluss mit Ausdauer zu führen, den Bewegungen aus dem Empfinden und der fortschreitenden Erkenntnis Maß und Ziel zu geben und in ihnen sein Gleichgewicht zu behaupten. Dann wird er in dem Kräftespiel dessen Sinn als die Sprache jenes größeren Menschen vernehmen und aus den Kräften seines Denkens, Fühlens und Wollens den Bewegungsinstinkt aus dem Animalischen in das Reich des Moralischen erheben.

In Wahrheit, Kraft und Schönheit der Bewegung spricht sich die Folgerichtigkeit ihres Aufbaus, ihre innere und äußere Notwendigkeit sachlich aus, im einzelnen wie im ganzen Übungsgang. Die Bewegungsbilder ordnen sich Stufe um Stufe zum Weltbild. Gymnastische Schulung wird gymnastische Erziehung, wird Bildung.

Das Kind, das als Schüler vor uns tritt, verfügt über die naturgegebenen Kräfte, die es wachsen, im Raume sich aufrichten und bewegen lassen und die es formen. Der Erwachsene soll diese Kräfte sich schon zu eigen gemacht, d.h. ihnen die seinem erwachten Bewusstsein entsprechende Richtung, Formung und Prägung gegeben haben und dadurch als Ich im Erdenraum stehen.

Erst in der Schulzeit gewinnt das Kind ein Verhältnis zum dimensionalen Raum und seinen Gesetzmäßigkeiten. Zunächst lebt es noch in einem Seelenraum, den es als Bilderwelt in seinem Bewusstsein trägt, die auch die Welt des Märchens ist und in dem kindlichen Spiel lebt. Das erwachende Bewusstsein lässt diese Welt allmählich abdämmern, und es tritt der seelenleere Raum mit seinen physikalisch-mechanischen Gesetzen hervor. Diese Entwicklungsstufe bahnt sich etwa um das 9. Lebensjahr langsam an und eignet sich für den Eintritt in die Raumschule der Gymnastik. Spiel und die Anfänge der Eurythmie sind schon vorher die beste Bewegungsschule des Kindes.

Die erste Stufe der gymnastischen Erziehung kennzeichnet sich durch die gymnastischen Reigen. Aus ihnen leiten sich dann die einfachsten gymnastischen Übungen selbst ab. Sie bleiben noch in den Bildern der Reigen verwoben; der Raum mit seinen Richtkräften wird in der Bewegung dem Kind auf diese Weise lebensvoll zum Bewusstsein gebracht.

Dieser bewegte, lebensvolle Raum formt sich allmählich in Übungen geometrischen Charakters mit strenger Rhythmik. Der Schüler findet sich darin als Mittelpunkt ein- und ausstrahlender Kräfte und wird dadurch aus dem ersten «Wir» des Reigens raumesmäßig zum «Ich» geführt.

Die bedeutsamste Entwicklungsstufe des Kindes während der Schulzeit ist der Eintritt der Geschlechtsreife. Sie stellt den Erzieher vor die schwierigsten Aufgaben. Der junge Mensch gewinnt in dieser Zeit die Fähigkeit, in seinem Denken, Fühlen und Wollen sich auf seine eigenen Füße zu stellen. Aus der seelischen und körperlichen Unbeschwertheit des Kinderlandes, in der sich ein gesundes Kind seines Körpers noch kaum bewusst ist, sackt es ab in die Schwere, in die Dynamik und Mechanik seines physischen Leibes – die Flegel- und Backfischjahre – und in dessen Problematik, wenn nicht starke Kräfte, vor allem künstlerischer Art, im Kinde aufgerufen werden. Gymnastisch kennzeichnet sich diese Schwelle der Entwicklung als der «Fall und seine Überwindung», der im 13., 14. Lebensjahre gymnastische Hauptübung wird. Er erscheint in zwei bedeutsamen Spielarten und erfährt in den folgenden Jahren verschiedenartige Abwandlungen. Er stellt gleichzeitig den entscheidenden Schritt in die 3. Dimension, den Raum, dar.

Als besonderes Übungsmerkmal im gewonnenen dreidimensionalen Raum erscheint das selbstgewählte Ziel. Mit ihm verbindet sich der Wille am stärksten, es ruft ihn auf und stellt ihm neue Aufgaben. Vom 15./16. Lebensjahr an ist die zielbewusste Bewegung, die auch im Schreiten hohen Ausdruck findet, das wesentliche gymnastische Motiv.

Ein größerer Mensch ersteht nun als Zeitwesen im Raume. Er siegt über die Technik der Bewegung, an deren Stelle er sinndurchdrungenes Leben aus dem Raume empfängt.

Wie «der Mensch» anders als sein Körper weder männliche noch weibliche Züge trägt, so herrscht auch in den Übungen der ersten Gruppe weder männliche noch weibliche Eigenart vor. Aus der gemeinsamen Wurzel entwickeln sich der «Fall in die schiefe Ebene» und der «lotrechte Fall». Ist dieser als «Fall in den Punkt» ein Bewegungsphänomen, das in seiner

Überwindung reiche Möglichkeiten gibt, so entwickelt sich jener als «Fall in den Raum» in zwei Spielarten zu gleichem Reichtum der Bewegung, die eine mehr willenshaft betont, die andere mehr in fließenden Rhythmen. Sie sind für beide Geschlechter in gleichem Maße übenswert. In der räumlichen und zeitlichen Fügung zu Bewegungsgruppen schließen sie sich wieder zu höheren Einheiten zusammen. Ist der Fall und seine Überwindung dafür das sinnfälligste Beispiel, so lassen sich auch viele andere der dargestellten Übungen zu Paaren und Gruppen ordnen, wodurch die Sprache der einzelnen Übung noch viel eindringlicher, ihre Bedeutung für das ganze Gefüge dieser Gymnastik noch sichtbarer wird.

Darin spricht sich auch ihr aus der Sache geborener sozialer Charakter aus. Er ist steigerungsfähig bis zu dramatischen Spannungen. Eine leise Andeutung davon gibt der Reigen am Ende dieser Schrift, der die Zusammenfassung gymnastischer Übungen verschiedener Stufen des Volksschulalters ist.

Was sich in jeder einzelnen Übung und in dem darzustellenden Weg gymnastischer Erziehung immer deutlicher als eine innere Folgerichtigkeit aussprechen wird, ist nur der reinen Bewegung abgelauscht und abgelesen, offenbart sich aber schließlich als der rote Faden einer gesetzhaften Notwendigkeit, die im Geistigen des Menschen wurzelt und ihn im gymnastischen Üben jenen Ursprungskräften wieder verbinden kann.

Fritz Graf von Bothmer

Die Zeit vor der Geschlechtsreife

Der erste Reigen
(9. Lebensjahr)

Wir kommen von der Weite her
Gelaufen und gesprungen,
Galopp, Galopp und trapp, trapp, trapp,
Galopp, Galopp und trapp, trapp, trapp,
Gelaufen und gesprungen.

Da steht für uns ein Haus gebaut,
Ist gar wohl bestellt,
Kommt, nun wird es angeschaut,
Wie es uns gefällt.

Spannet den Kreis,
Haltet ihn fest,
Keiner im Bunde
Den andern verlässt.

Säulen so hochgetürmt,
Fenster so weit, –
Kommt herein,
Groß und Klein,
Immer zu zweit.

Machen die Fenster auf,
Weit in die Welt,
Himmelhoch,
Flügelweit –
Fest hingestellt.
Fensterlein zu –
Ruh.

Zu und auf,
Auf und zu,
Weiter auf,
Wieder zu –
Sieh, ich und du.

Ich und du, du und ich,
Suchen sich, finden sich,
Suchen sich, finden sich,
Ich und du, du und ich –
Schau, schau!

Wir haben uns ein Haus gebaut
Und haben's nun besehn –
Säulen so hoch,
Fenster so weit,
So soll es stehn.

Tam-ta-ra-la-tam-ta-ra-la ...

Die Kinder stehen in bunter Reihe, Buben und Mädchen, im Kreis. Sie geben sich paarweise die Hände und wenden sich so, dass die Paare hintereinander stehen. Dann beginnt der Lehrer den Reigen, rhythmisch betont, zu sprechen, wobei die Kinder im Kreis zu laufen und zu springen beginnen, zunächst in Paaren.

Im Weiterlaufen nach dem ersten Vers schließen sie wieder einen großen Kreis, der nach dem zweiten Vers zum Stehen kommt. Kräftig nach dem Versmaß stampfend spannen die Kinder nun den Kreis im Gehen ganz weit aus, dann lassen sie die Hände los.

Die «Säulen» erscheinen im sprungartigen Richten zur Höhe mit Erheben der Arme, die «Fenster» im Springen nach der Breite unter öffnen der Arme.

Dann werden die Füße wieder im Sprung geschlossen, und je zwei Kinder wenden sich zueinander und geben sich beide Hände.

Jedes Paar schlüpft nun unter den beiden dem Kreisäußeren zugehörigen, erhobenen Armen hindurch, indem jedes Kind sich auf seinen Fußspitzen dreht, Rücken gegen Rücken. Die Arme werden dabei weit ausgebreitet; die Kinder stehen mit gekreuzten Beinen auf den Fußspitzen. Nun folgt das «Himmel-hoch»-Heben und das «Flügelweit»-Breiten der Arme. In dieser starken Spannung werden dann die noch immer gekreuzten Beine fest auf den Boden gestellt.

Dann wenden sich die Kinder wieder paarweise zueinander, unter den erhobenen Armen durchschlüpfend, in rückläufiger Drehung auf den Fußspitzen.

Dasselbe wiederholt sich, diesmal im Durchschlüpfen unter dem anderen, dem Kreisinneren zugehörigen Paar der Arme.

Das «Weiter-Aufmachen» geschieht so, dass eines der beiden Kinder stehen bleibt und das andere, langsam sich drehende, mit hoch erhobenen Armen im Kreis einmal um sich herumführt, bis sich beide wieder gegenüberstehen.

Diese Bewegung wird in dem «Ich und Du» wiederholt, abwechselnd von beiden Kindern, sodass eine Art liegender «8» gelaufen wird, aus je zwei gesprochenen Zeilen. Nach dem letzten «Du und Ich» wenden sich alle Kinder nach dem Kreismittelpunkt und klatschen zu dem «Schau, schau!» in die Hände.

Dann treten sie im Takt klatschend nach der Mitte des Kreises zusammen und wieder auseinander und wiederholen wie zu Beginn das Richten nach der Höhe und nach der Breite. Die Kinder schließen im Sprung wieder die Beine, wenden sich einzeln nach der Seite und laufen im Takt des «Tam-ta-ra-la ...» hintereinander mit noch ausgebreiteten Armen im Kreis, bis der Lauf in einer Spirale zur Ruhe kommt. Dann machen alle kehrt, geben sich die Hände, und die Spirale öffnet sich schnell zum Kreis.[1]

Der zweite Reigen
(9. Lebensjahr)

Ich stehe.
Ich gehe –
Ich lauf meine Bahn –
Ich springe, ich springe, ich spring
Und halt an. –

Ich spring auf die Mauer,
Ich schwing mich zum Turm.
Und läute die Glocken,
Die Glocken im Sturm ...

Weit und breit
Und weit und hoch
Und noch weiter ...

Ich stehe.

Die Kinder stehen im Kreis und wenden sich nach der Seite, sodass sie einzeln hintereinander stehen.

1 Diese und die folgenden drei Anmerkungen sind von Elisabeth Dessecker:
Diesen Reigen ließ Bothmer vielfach so ausführen, dass die Kinder paarweise in einer Ecke des Saales aufgestellt waren und der Kreis erst im Laufen gebildet wurde. Dann endete er auch nach der Spirale nicht im Kreis, sondern verlor sich in der Weite, woher die Kinder gekommen waren.

Der Lehrer spricht stark rhythmisch den Reigen.

Die Kinder stellen sich aufgerichtet und mit geschlossenen Fersen fest auf die Erde.

Dann gehen sie gerade, aber ungezwungen, hintereinander.

Im Laufen halten sie sich natürlich.

Die Sprünge sind kräftig und passen sich dem Rhythmus des gesprochenen Wortes (∪ – ∪ ∪ – ∪ ∪ –) an.

Dann kommt der Lauf allmählich zum Stehen. Die Kinder wenden sich nach der Mitte.

Dann springen sie breit auf beide Beine mit weit geöffneten Armen. Die «Mauer» steht breit und fest.

Sie lassen die Arme in einem weiten, lockeren Pendelschlag einmal durchschwingen und nehmen im Rückschwung des Pendels zur Höhe den ganzen Körper in die Aufrechte mit empor. Der «Turm» steht hoch und schlank.

Das Glockenläuten ist ein rhythmisches Schwingen des ganzen Körpers, geführt von den Armen, von der Höhe[2] zur Tiefe und zurück. Es mündet in einem kräftigen, nach oben sich streckenden, tief durchfedernd aufgefangenen Sprung. Die Arme begleiten diesen Sprung in einem großen Kreisen,[3] das beim Aufrichten aus dem Niedersprung nach vorne in die Waagrechte einspielt. Dann schwingt der Ton mit den Armen aus:

> «weit und breit und weit und hoch
> und noch weiter ...»[4]

Die Kinder stellen sich wieder fest auf beide Füße und lösen die Arme aus der Weite. Diese Reigen sind gymnastische Vorübungen für die Kleinen. Sie können häufig wiederholt werden. Es lassen sich auch Einzelbewe-

---

2 Über vorne.

3 Von oben über die Seiten zur Tiefe.

4 Bei den Worten «weit-breit-weit» werden die Arme nach den Seiten geführt, bei «und» zweimal wieder nach vorne, das dritte Mal in der Breite nur nach oben umgewendet. So führt der Weg der Arme zur Höhe, «und noch weiter» über die Höhe hinaus «wachsen zur Weite», wie dies dann später bewusster erarbeitet wird.

gungen daraus üben, auch das Laufen und Springen; nur sollen sie immer wieder in den Reigen eingegliedert werden.

Vormachen der Bewegungen ist besser als erklären.

Der Rhythmus der Übungen ist ebenso wichtig wie ihre Form.

Eingestreut zwischen die Reigen, mit erzieherischem Vorteil zu Beginn der Gymnastikstunde geübt, lassen sich kleine Übungen wie die folgenden machen.

«Stelle dich breit auf deine zwei Beine und hebe den rechten Zeigefinger so hoch du kannst. Nun bleibe fest stehen und zeige mir mit der Fingerspitze deine linke Fußspitze. «Da – ist meine linke Fußspitze.» Und nun richte dich auf, hebe den linken Zeigefinger hoch und zeige mir deine rechte Fußspitze ...

«Haltet euch im Kreis alle aneinander und zeigt mir mit eurer rechten Fußspitze die linke Fußspitze und nun das linke Knie.»

«Das ist meine linke Fußspitze und – das ist mein linkes Knie.» Spitz auf spitz und spitz auf stumpf.

«Legt die linke Hand ganz flach auf euren Ricken, hoch hinauf. Nun hebt den rechten Arm hoch und sucht mit der rechten Hand die linke zu fassen. Wer sie ganz fest hat, der tanze im Kreis ...»

Dasselbe wird im Wechsel der Arme weiter geübt.

Der dritte Reigen
(10./12. Lebensjahr)

Machen die Runde,
Schritt um Schritt,
Tritt um Tritt,
Stunde um Stunde
Ziehen wir mit.

Gib mir die Hände,
Drehn uns im Kreis –
Nun ist's zu Ende,
Glück auf die Reis'.

Machen die Runde,
Schritt um Schritt,
Tritt um Tritt,
Stunde um Stunde
Ziehen wir mit.

Mein Weg geht dahin,
Deiner geht dorthin,
Dorthin den deinen,
Dahin den meinen
Wollen wir ziehen.

Tschín-tschin, tschin, tschín, tschin
Tschín, tschin, tschin
Tschín, tschin, tschin
Tschín-tschin, tschin, tschín, tschin
Tschín-tschin, tschin, tschín.

Rúm-rum, bum, búm, bum,
Rúm bum bum
Rúm bum bum
Rúm-rum bum búm bum
Rúm-rum bum búm.

Die Kinder stehen in zwei konzentrischen Kreisen; je ein Kreis der Buben und der Mädchen.

Sie marschieren hintereinander nach dem Takt im Kreis herum, die Buben nach der einen, die Mädchen nach der anderen Seite und deuten dabei mit den Händen Trommel- und Zimbelschlag an. Dann macht jedes Kind einen Ausfallschritt vorwärts in seiner Wegrichtung, sie mit einem oder beiden Armen weisend, um dann in schneller Drehung um die beiden Fußspitzen in die andere, entgegengesetzte Wegrichtung zu zeigen.

Dies wiederholt sich, und dann springen die Kinder, in ihrer alten Wegrichtung, wieder auf beide Füße nach vorne auf.

Nun geben sich je ein Knabe und ein Mädchen, wie sie einander zunächststehen, beide Hände und drehen sich mit ausgestreckten Armen wie ein Kreisel schnell auf der Spitze, die durch die vier Fußspitzen gebildet wird.

Dann hört das Drehen langsam wieder auf, die Paare schütteln sich die Hände, und jedes Kind wendet sich wieder in seine alte Wegrichtung.

Die Bewegung der ersten Strophe wiederholt sich.

Vor der ersten und nach der letzten Strophe kann der Lehrer die Kinder im Kreis marschieren lassen, wobei sie den Rhythmus des Reigens stampfend, den Klang und Schlag der Trommeln und Zimbeln nachahmen.

Höhe, Tiefe, Weite und Breite, wie sie eingehüllt in die Bilder der Reigen als «Säulen so hoch getürmt», «Fenster so weit», im «Sprung auf die Mauer» und im «Schwingen zum Turm» und schließlich im «Läuten der Glocken» zum Ausdruck kommen, mit ihren Wechselbeziehungen, sind zunächst Grundrichtungen der gymnastischen Bewegung. Sie bedeuten schon ein sich Richten in den Raum.

Die Richtung vorwärts, gleichbedeutend mit dem Erfassen eines selbstgewählten Zieles, tritt gymnastisch erst um das 14./15. Lebensjahr auf, entsprechend der Bewusstseinsentwicklung des Kindes. Im Reigen

«Mein Weg geht dahin,
Deiner geht dorthin ...»

ist diese Richtung auf ein Ziel im Bilde gegeben. Naturhaft ist sie auch bei dem jüngeren Kinde schon da, ohne dass dabei von einem räumlichen Zielbewusstsein gesprochen werden kann. Erst in den gymnastischen Übungen der Oberstufe tritt das räumliche Zielbewusstsein in den Vordergrund.

In den Reigen der Unterstufe ist der körperlichen Entwicklung und der Seelenhaltung des Kindes auf bestimmter Altersstufe Rechnung getragen. Die beiden Reigen

«Wir kommen von der Weite her ...» und

«Ich stehe ...»

sind dem Kindesalter vom etwa 9. bis 11. Lebensjahr, der letzte

«Machen die Runde ...» dem 10. bis 12. Jahr angemessen.

Diese Reigen finden entwicklungsgemäß hier ihren Abschluss. Das Kind wird auch gymnastisch auf seine eigenen Beine gestellt; aber der Übergang muss allmählich erfolgen.

Auch auf der höheren Stufe kann Gymnastik in Reigenform nach dem gesprochenen Wort geübt werden. Ein Beispiel dafür ist an den Schluss dieses ersten Teiles gestellt. Es ist reine Gymnastik. Auf der Unterstufe ist die natürliche Gemeinschaft der Kinder im Reigen und seinen Bildern der Boden, auf dem die gymnastische Bewegung erwächst; auf der Oberstufe kann die bewusste, hoch gesteigerte und in ihrem Wesen selbst erkannte gymnastische Leistung des Einzelnen in reigenartigen oder dramatischen Formen neue, höhere Gemeinschaft bilden.

Zu solch einem Reigen und anderen ließe sich begleitende Musik an Stelle des gesprochenen Wortes schaffen.

Spiel zwischen Schwere und Leichte

Wie aus den Reigen selbst Bewegungen entnommen und zu gymnastischen Übungen entwickelt werden können, so lassen sich von diesen aus auch weitere Übungen ableiten, die geraden Wegs auf die nächsthöhere Stufe hinüberleiten. Hat es sich bisher um ein richtiges Hineinstellen in den Raum gehandelt, so tritt nun allmählich auch das *Spiel zwischen Schwere und Leichtigkeit* in das Gebiet des Übens ein.

Der aufrecht stehende Mensch hält das Gleichgewicht zwischen der ihn abwärts ziehenden Schwerkraft und der die Schwere überwindenden, nach oben strebenden Aufrichtekraft, die in ihrer Gegensätzlichkeit zur Schwere «Leichte» genannt sein möge.

Das der Geschlechtsreife sich nähernde Kind beginnt, diesen Gegensatz in sich zu fühlen. Er wird von der Gymnastik aufgegriffen und wird ihr Inhalt.

Im Fall findet dieser Kampf seine Katastrophe und seine Wende.

Bis dahin wird er im leichteren Stil geführt als ein Spiel zwischen Höhe und Tiefe. Die in den Reigen gewonnenen Raumrichtungen werden dabei weiter geformt.

Beispiel:

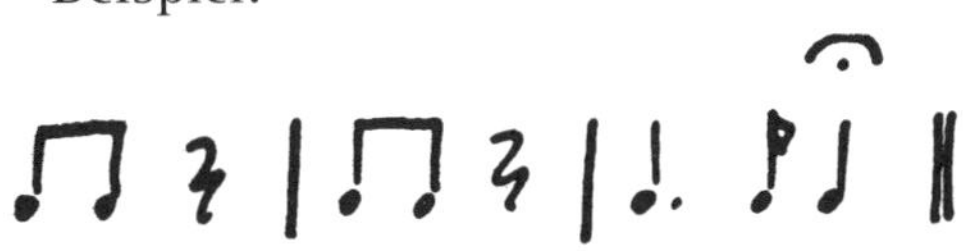

Springen nach der Breite mit Ausbreitung der Arme und Zurückspringen zur Grundstellung. Wiederholung. Dann abermaliges Springen nach der Breite mit Hochrichten der Arme, ein ganz kurzes Zurückspringen in die Aufrechte und Zurückkehren in die Grundstellung.

Beispiel:

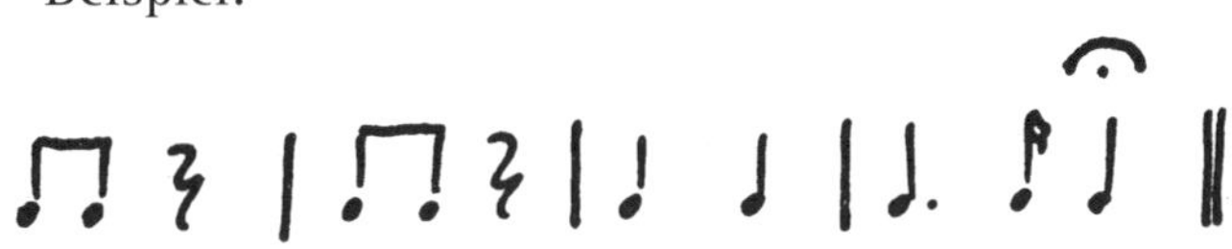

Dieselbe Bewegung wie oben. Nach dem dritten Sprung Durchschwingen der Höhe durch die Tiefe, Wiederaufwärtsschwingen mit unmittelbar folgendem Sprung in die Aufrechte; Zurückkehren zur Grundstellung.

Diese zwei einfachen, kräftigen Rhythmen können im Wechsel oder auch gleichzeitig, z.B. der eine von den Knaben, der andere von den Mädchen nach dem Taktieren des Lehrers geübt werden.

Ein weiteres Spiel zwischen «Schwere» und «Leichte», Breite, Höhe und Tiefe

Beispiel:

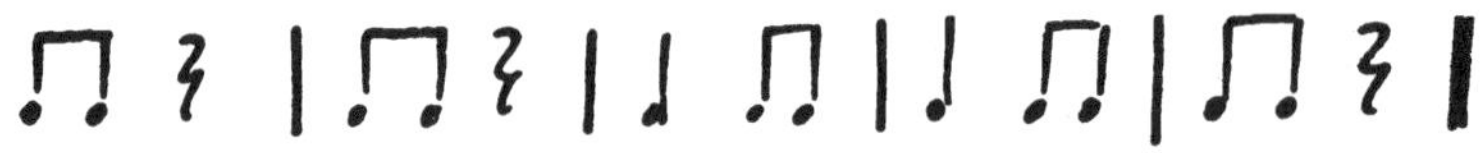

Zweimaliges federndes Springen nach der «Breite» (Schwere) und wieder zurück zum Gleichgewicht der Grundstellung; dann nochmal (dritter Takt) zur Breite und von da aus entweder in ein einfaches Hüpfen mit geschlossenen Beinen oder vorwärts – rückwärts in schrittartigem, abwechselndem Vorsetzen eines Fußes bis zur Berührung des Bodens mit der Fußspitze («Leichte»).

Der Lehrer spricht:

«Schwe-re,
Schwe-re,
Schwer-leicht, leicht,
Schwer-leicht, leicht,
Schwe-re.»

Oder Beispiel:

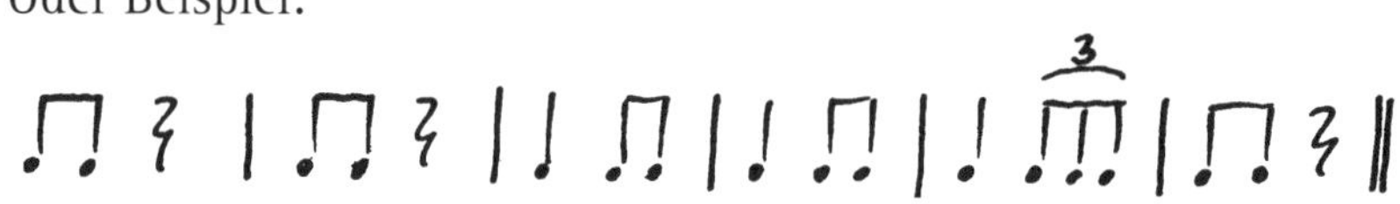

wie oben, aber fünfter Takt:

«Schwer – la la leicht –
Schwere.»

Steigerung: durch Vierteldrehung beim Sprung in die Schwere oder Vorwärtshüpfen beim Sprung in die Leichte, z.B. das eine für Knaben, das andere für Mädchen.

Wesentlich bereichert wird die Übung, wenn die Arme lose und lang beim «Sprung in die Schwere» zur Breite, beim leichten Hüpfen zur Höhe geschwungen werden, sodass der Rhythmus auch so ausgesprochen werden kann.

«Brei-te, –
Brei-te, –
Breit-hoch, hoch,
Breit-hoch, hoch,
Brei-te.»

Durch die Teilnahme der Arme erhält die Bewegung Weite und wird nun erst vom strömenden Atem durchzogen. Der obere Organismus übernimmt die Führung, die er bei allen Übungen haben soll.

Viel Aufmerksamkeit gilt es der Schulung der Füße zuzuwenden, sie sind zwar naturhaft oft recht geschickt, aber dem Bewusstsein am weitesten entrückt. Das Bewusstsein in sie hinunterzulenken, sie in dessen Führung zu bringen zu sinnvollem Beginnen, sie immer mehr zu fein gegliederten Tastorganen zu machen, entspricht ihrem einzigartigen menschlichen Bau. Unterliegt der menschliche Körper der Schwere, so sind es die Füße und Beine, die durch ihre fein abgestufte Gelenkigkeit diese Schwere zu überwinden vermögen. Alle Übungen in dieser Richtung sind aufweckend für den ganzen Menschen.

Ebenso aufweckend ist das bewusste Erfassen einer in der Bewegung entstehenden Raumform. Es lohnt sich, die auf dem Boden oder im Raum entstehenden Formen sich genau zu vergegenwärtigen. Bei den letztgenannten Übungen kann sich der Schüler zeitweise selbst zuschauen, welche Formen seine Füße auf den Boden und welche Formen seine Hände in den Raum zeichnen.

Der Erwachsene kann diese Formen, von oben, vorne und der Seite gesehen, zu Papier bringen; jedoch sollten die Übungen erst gymnastisch beherrscht sein.

Jede gymnastische Übung lässt sich mehr vom Gesichtspunkt der Raumformung, des Rhythmus oder der reinen Kraftentfaltung betrachten und üben.

Die bewusste Raumformung setzt den schon stärker, insbesondere geometrisch entwickelten Verstand, die größere Wachheit voraus. Die einseitig entfalteten physischen Kräfte zerstören die gymnastische Bewegung, in ihnen äußert sich die animalische Natur. Der Rhythmus ist das eigentliche Element der Bewegung, zumal beim Kinde. Er schafft Harmonie zwischen oben und unten, dem kühl formenden Denken und dem chaotisch befeuernden Willensanstoß. Der Rhythmus ist eine heilende Kraft, die Kraft der Mitte, die im strömenden Atem und pulsierenden Blut sich immer neu erschafft.

Die gymnastischen Rhythmen sollen objektiv sein, d.h. sich aus dem Kräftespiel entwickeln und sich gewissermaßen selbst anbieten. Sie sollen nicht von anderen Gebieten, etwa der Musik, entlehnt und über die gymnastische Bewegung gestülpt werden. Das Primäre bleibt die Bewegung. Jede gute gymnastische Übung hat ihren Rhythmus in sich selbst. Selbstverständlich kann aber auch aus der Bewegung das begleitende Wort oder die begleitende Musik gefunden werden.

Dreieck mit Stab

Mit einem Schulbeispiel, das in seinem Kräftespiel und in der Raumformung sehr vielseitig und doch leicht überschaubar ist, kann der Lehrer den etwa elf- bis zwölfjährigen Schüler aus den Vorübungen in das Reich der eigentlichen Gymnastik einführen.

Lehrer und Schüler nehmen je einen Holz- oder Kupferstab in beide Hände und legen ihn vor ihre Füße.

> «Der Stab liegt. Ich stehe.
> Unten – oben.
> Tiefe – Höhe.
> Waagrechte – Aufrechte.»

«Ich stelle mich nun so breit, wie der Stab vor mir liegt, fest auf meine zwei Füße. Damit nähert sich die Aufrechte, die Höhe der Waagrechten, der Breite.

Die Höhe baut sich als Dreieck über der Grundlinie, dem Stab, auf. Die sich erhebenden Arme weisen zur Höhe, zur Spitze.»

«Die Höhe schwingt sich herunter zur Tiefe, schwingt einmal ganz durch, teilt sich im Rückschwung, ergreift die Grundlinie, den Stab, in ihrer ganzen Breite und trägt sie zur Höhe. Dabei entstehen vorübergehend zwei sich spiegelnde Dreiecke.»

«Dann erhebt sich der Kopf, und als letzte Folge des Aufrichtens schließen sich die Füße im Sprung auf die Spitze. Nun ist die Spitze unten; oben die Grundlinie, die Breite.«

«Das Dreieck steht auf der Spitze.»

«Nun nimmt die Grundlinie, der Stab, hinter Kopf und Rücken den Weg von der Höhe zurück zur Tiefe, zunächst bis zur Körpermitte. Dabei entsteht ein kleines Dreieck in der Mitte. Ich stelle mich wieder fest auf den Boden.»

«Hinter der Körpermitte springt die Grundlinie wieder nach vorne um[5] und kehrt zur Tiefe, zum Anfang, zurück.»

«Nun liegt der Stab wieder.»

«Ich stehe.»

Die Grundlinie (der Stab) kann auf ihrem Rückweg von der Höhe zur Tiefen vorübergehend frei als Waagrechte auf dem Kopf und dann auf dem gebeugten Nacken des Übenden ruhen. Das Dreieck bleibt dabei auf der Spitze stehen. Die Arme senken sich.

Ferner kann auf höherer Stufe des Übens sich das auf der Spitze stehende Dreieck nach rückwärts zu seiner Spitze herunterschwingen, wie das Dreieck am Anfang sich zu seiner Grundlinie heruntergeschwungen hat, und dann wieder aufrichten.

Das in seiner Statik erlebte Dreieck wurde in Bewegung gebracht und ging in der wechselnden Beanspruchung des Körpers, in den Rhythmen und im Wahrnehmen der vielfachen Verwandlungen als Raumesform ein vielseitiges, leicht überschaubares Kräftespiel ein, das als harmonisches Körpergefühl weiterwirkt.

---

5 Das Umspringen geschieht zuerst durch einen gleichzeitigen Griffwechsel beider Hände, dann wird der Stab von einer Hand nach vorne geführt und dort wieder mit beiden Händen gehalten, jedoch nicht mehr an seinen Enden, sondern entsprechend den hängenden Armen weiter innen.

Quadrat mit Stab

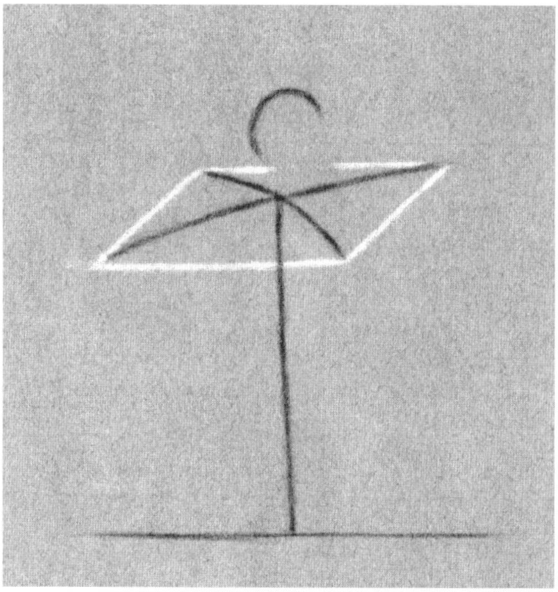

Das Quadrat liegt, gymnastisch gesehen und geübt, in der Waagrechten.

Der Übende betrachtet sich als Mittelpunkt oder vertikale Achse und baut es, Seite nach Seite, mit dem an den Enden gefassten und in Schulterhöhe gehobenen Stab als Quadratseite und den beiden Armen als Radien, um sich herum, darauf bedacht, die vier Seiten in gleicher Höhe, die vier rechten Winkel dicht, die Radien ungebrochen straff zu halten. Dann rollt er das Quadrat wieder, Seite nach Seite, ein.

Das Quadrat ergreift den Knochenmenschen stärker als das Dreieck. Es hat nicht, wie dies eine ihm innewohnende Dynamik, daher auch gymnastisch keinen Rhythmus. Das Dreieck lässt sich sogar gelegentlich rein auf seinen Rhythmus hin üben.

Dreieck ohne Stab

War der Stab das greifbare Maß, der Maßstab der geometrisch geformten Übungen, so bedeutet sein Weglassen und sein Ersatz durch das maßhaltende Bewusstsein eine Steigerung. Dies tritt ein, wenn im Üben des Dreiecks die nach dem Herabschwingen sich teilende Spitze nur das körperlose Maß der Grundlinie, gemessen von Fußspitze zu Fußspitze, nimmt. Die Verwandlung des Dreiecks erfolgt dann der mit dem Stab geübten ganz ähnlich. Am Schlusse löst sich der Übende aus der Spannung des umgestürzten Dreiecks[6] wieder heraus, richtet sich nochmals zu der den beiden Dreiecken gemeinsamen Höhe und kehrt zu dem «Ich stehe» zurück.

6 Das Dreieck steht auf der Spitze.

Das gestaute Dreieck

Die Verwandlung des Dreiecks ohne Stab, von dem Augenblick an, wo sich die Spitze herunter schwingt zur Grundlinie, ist strömende Kraft.

Das Bewegungsbild ändert sich sofort vollkommen, sobald die Spitze des Dreiecks durch eine von oben ruhig drückende oder schlagartig wirkende Kraft nach der Mitte gestaut wird. Die dabei anzuwendende Kraft, gesteigert durch Ballung der Fäuste, äußert sich in starker Muskelspannung, in welcher die durch die Gliedmaßen ein- und ausströmende Kraft sich staut. Sie drängt nach einer gewaltsamen Entladung. Diese erfolgt in einem Stoß der Arme über Kreuz, wobei die gestaute Kraft über den Mittelpunkt ins Leere stößt und nun in eine starke Bindung der gekreuzten Arme gerät. Hier scheint die Bewegung in einem toten Punkt sich verfangen zu haben. Im Suchen nach Raum wuchten die gekreuzten Arme nach oben, über den Kopf hinweg und finden Widerstand im Genick. Die Spannung wächst. Der unter dem starken Druck einknickende Dreieckstumpf (Rumpf) schafft eine scheinbare Entspannung. Über diesen abermaligen toten Punkt trägt die Aufrichtekraft wieder zur Höhe, der Kopf erhebt sich gegen den Zwang der gebundenen Arme und selbst der Dreieckstumpf springt nun mit einem Sprung auf die Spitze. Nun hat das gestaute Dreieck eine nach unten gerichtete Spitze, während die gestaute Höhe sich bis zum äußersten Widerstand erhoben hat. In diesem Augenblick öffnet sich der Widerstand aus dem Mittelpunkt der noch immer im Genick gekreuzten Arme, und diese führen, einen Kreis beschreibend, das Dreieck in die Aufrechte zurück.

«Ich stehe.»

Dies Dreieck mit der eingestülpten Spitze ist als Raumesform und Formverwandlung schwerer überschaubar als das einfache Dreieck; der Übende muss sich bemühen, von Anfang an dem Weg dieser Spitze durch Schlag, Stoß, Wuchten und Druck zu folgen und sie auch in den stärksten Verzerrungen nicht aus dem Auge zu verlieren; erst im allerletzten Ausklang der Bewegung steht sie unerwartet in reiner Höhe wieder da und lässt den Übenden den Übergang von der gestauten in die strömende Kraft als Befreiung erleben.

Abb. S. 32: Dreieck ohne Stab (Beschreibung S. 30), *Beginn rechts oben; Uhrzeigersinn*

Abb. S. 33: Das gestaute Dreieck (Beschreibung oben), *Beginn oben Mitte; Uhrzeigersinn*

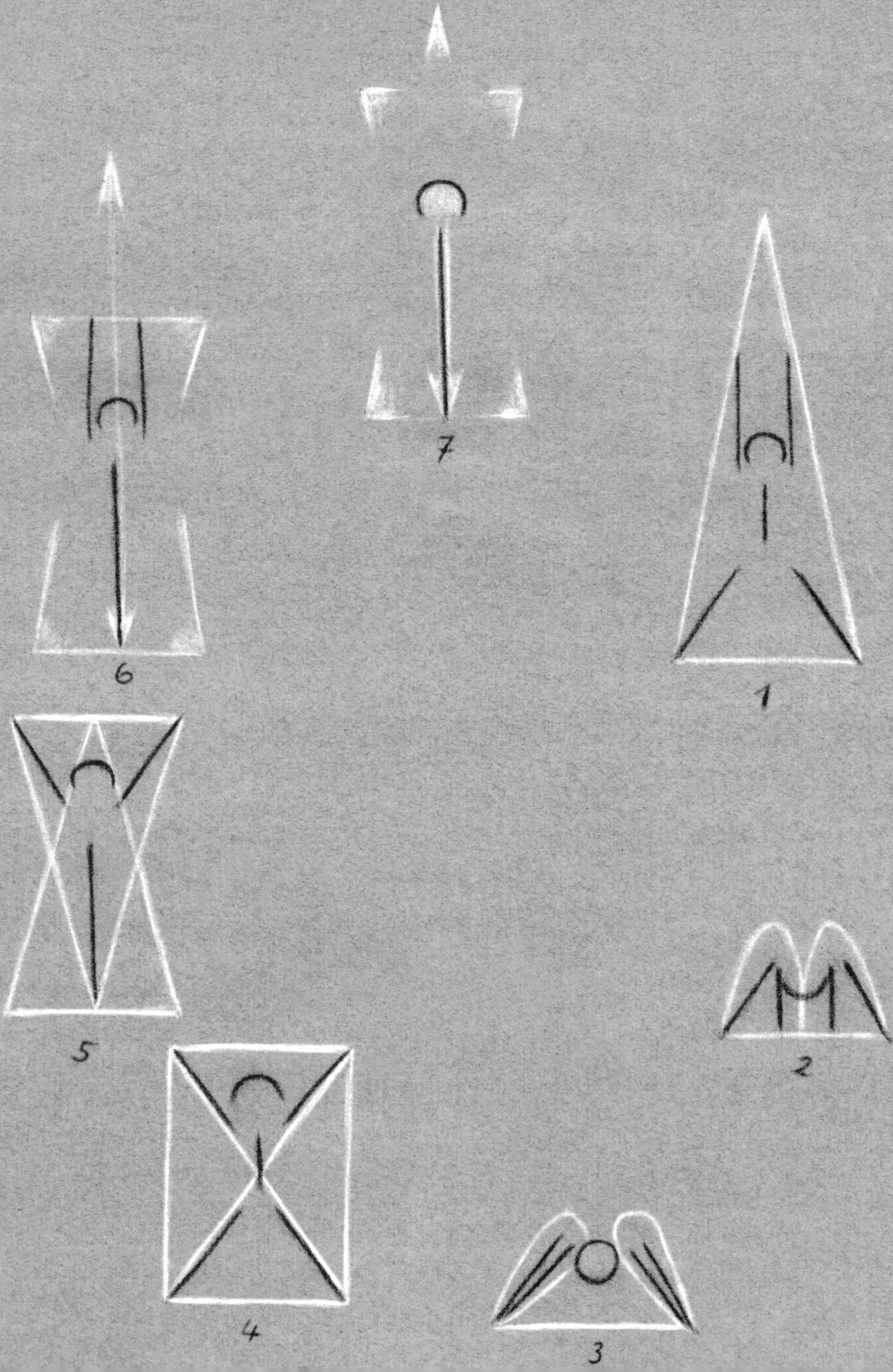
7
6
1
5
2
4
3

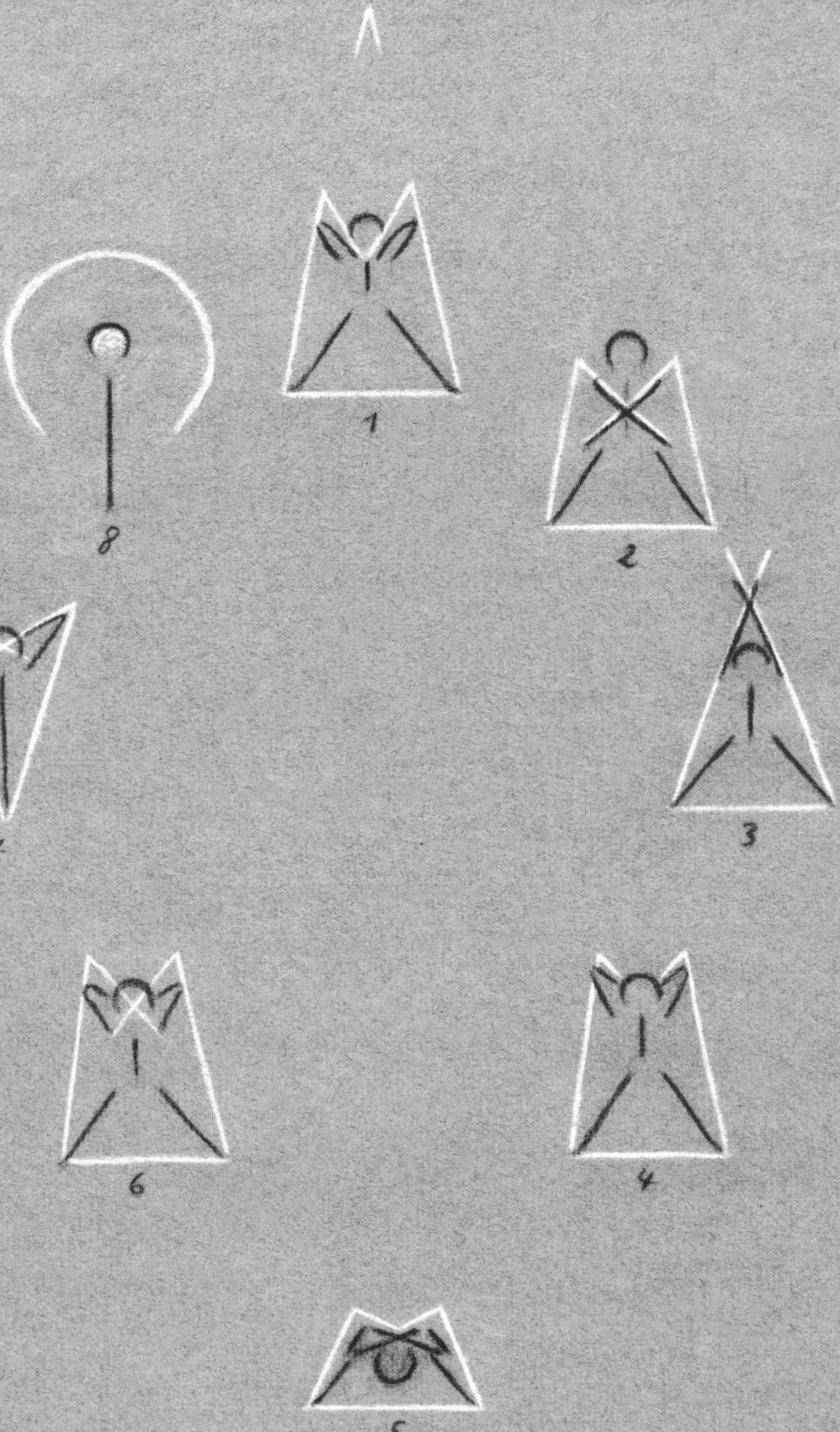

1
2
3
4
5
6
7
8

Gestaute Bewegung entwickelt in besonderem Maße die Muskelkraft, hemmt aber leicht den Atemstrom. Sie ist bei tiefem Durchatmen eine gesundende Kraft, wenn sie durch rhythmische Auflösung immer wieder in den Fluss der Bewegung, in das freie Kräftespiel, zurückgeführt wird. Dies Kräftespiel tritt weiter in lebendige Erscheinung in einer Art Fortentwicklung des zuletzt dargestellten Dreieckes mit der eingestülpten Spitze. Diese Fortentwicklung gehört jedoch nach dem Grad ihrer Ansprüche an Bewusstheit, Gleichgewichtsbeherrschung und Rhythmik einer wesentlich höheren Stufe an. (Siehe Seite 67)

Der rollende Stab

Den Übungen mit dem Stab sei noch eine solche von nicht ausgesprochen geometrischem Charakter angefügt, die an Raumgefühl, Gleichgewicht und Geschicklichkeit erhebliche Anforderungen stellt.

Der Stab liegt in den herabhängenden Armen. Er wird waagerecht mit gestreckten Armen aufwärts geworfen und auf den Handrücken der vorwärts gehobenen Arme aufgefangen. Dann werden in tiefer Körperbeugung die Arme, den Stab in den abgewinkelten Handgelenken, gesenkt. In kräftiger Aufrichtebewegung werden die Arme wieder hochgehoben. Dabei rollt der Stab über die Arme, den noch gebeugten Kopf und die Schultern und wird dann mit beiden Händen hinter dem Rücken aufgefangen. Der Stab rollt dabei dem sich aufrichtenden Körper entgegen. Dann drücken die beiden rückwärts herabhängenden Arme gestreckt den Stab nach hinten wieder hoch, bis er über die gestreckten Arme zurückrollend im Genick liegt. Dort erfassen ihn beide Hände von rückwärts, heben ihn hoch und führen ihn wieder nach vorne abwärts.

Diese Übung verläuft im Wesentlichen außerhalb des Gesichtsfeldes des Übenden.

Die Kreisschlingen

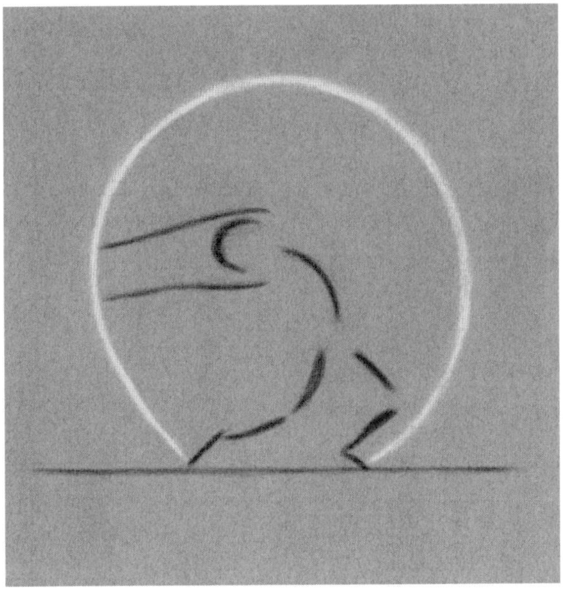

Ein großer Reichtum raumformender und rhythmischer gymnastischer Bewegung lässt sich aus der Dynamik des Kreises entwickeln. In ihren einfachsten Formen gehört die folgende Übung noch der unteren Stufe an, in ihrer Entwicklung zieht sie sich durch die mittlere und obere Stufe gymnastischer Erziehung hindurch:

Wird der eine der lose herabhängenden Arme seitlich aufwärts geführt, z.B. der rechte Arm nach links und dann über den Höhepunkt weiter, so beginnt der Arm zu fallen und erschöpft seine Bewegung in einem Auspendeln nach unten. Bewirkte das Heben die Menschenkraft, so die Schwerkraft das Fallen. Die Menschenkraft hat zuerst die Schwerkraft überwunden, dann wurde sie von der Schwerkraft ausgeschaltet. Es entstand so in Spannung und Lösung ein einfacher Rhythmus. Dieser ließe sich beliebig wiederholen, fortsetzen, steigern. Wird der Kreis von der Höhe allmählich bis zur tiefsten Tiefe erweitert, so entsteht im fallenden Ast der Bewegung ein starker Schwung, der willkürlich verstärkt werden kann.

Wird der Übende, der die Bewegung, bald sich aufrichtend, bald in sich zusammensinkend, bald sich drehend, begleitet, von diesem Schwung ergriffen, so führt ihn diese Kraft in eine Art seitlich schreitender Bewegung. Aus dem Kreis werden Kreisschlingen, deren Schwung von dem Übenden gesteigert werden kann, der sich aber dabei wiederum stark von der sich entfaltenden Form und dem Rhythmus der Bewegung führen lässt. Hier befeuert der Rhythmus die Form und die Form den Rhythmus. Es ist ein sehr lebendiges Wechselspiel zwischen Übendem und Übung; sie kann zum Bewegungsrausch gesteigert oder bis zur klarsten Raumformung beherrscht werden.

Die raumformende Besinnung beginnt größere Anforderungen an den Übenden zu stellen, wenn er die in der Ebene verlaufenden Kreis-

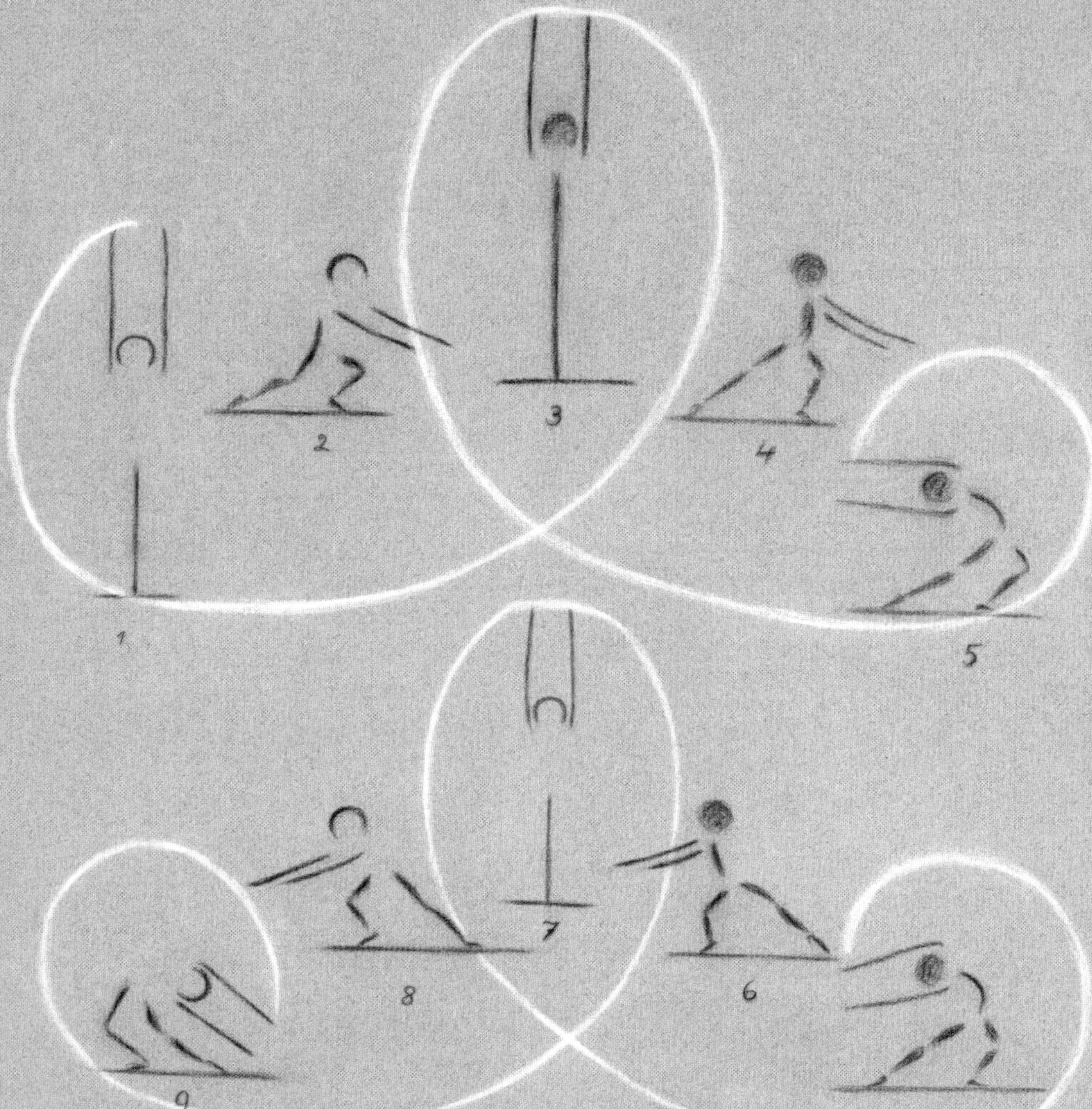
1
2
3
4
5
6
7
8
9
5

schlingen auch in die dritte Dimension hineinführt,[7] indem er sich nach jeder Kreisschlinge umwendet, bald rückwärts, bald vorwärts, ohne dabei Strom, Richtung und Zusammenklang der oberen kreisenden und der unteren schreitenden Bewegung zu verlieren. Dem Üben mit einem Arm folgt bald das mit zwei gleichlaufenden Armen; damit wächst auch die Schwierigkeit, die Kurven der doppelten Kreisschlingen zu überschauen.

In allen Varianten bleibt der einfache Rhythmus des Anfangs erhalten.

In diesen naturhaften Ablauf kann dadurch stark formend eingegriffen werden, dass die letzte Kreisschlinge nicht nur nach der Höhe, sondern über sie hinaus in einer weitgespannten Spirale nach innen geführt wird. Der Körper wird dabei von beiden Füßen, vorwiegend von dem äußeren, in der Schwebe gehalten. Aus dem tiefsten Punkt der Spirale kehrt die Bewegung langsam über die Höhe wieder in den Rhythmus der Kreisschlingen zurück, um am anderen Ende wieder in die Spirale einzumünden.

So entsteht eine Art großen Pendelschlags.

Die Spirale erfordert die Geschicklichkeit und das Raumbewusstsein einer höheren Stufe, sonst wird sie mechanisch. (Siehe Seite 81)

Der Sprung in den Mittelpunkt

Der aufrecht stehende Mensch ist Form und Bild der auf- und abwärts strömenden Kräfte in ihrem Gleichgewicht.

Im Sprung vermag er der Höhe in begrenztem Maße zu folgen. Die Gegenkraft der Tiefe staut sich am Widerstand der Erde.

Das einfachste Spiel dieser beiden Kräfte wird ausgelöst durch ein federndes Schwingen des Körpers in der Aufrechten, eine nahezu eindimensionale Bewegung, die, bis zu einem gewissen Grad gesteigert, wieder abebben oder sich entfalten muss.

---

7 Die Umdrehungen geschehen um 180°, sodass alle Kreisschlingen in einer Ebene liegen.

Dies Schwingen wird anfangs mit ruhenden, dann mit erhobenen Armen geübt.[8]

Entfaltet sich die schwingende Höhe nach oben, so kann dies in einem großen Kreis nach beiden Seiten geschehen. Er durchschwingt die Tiefe, wo sich die beiden Kreishälften überkreuzen, um sich im Gewinnen der Höhe wieder zu entkreuzen. Diese einfache rhythmische Übung kann wiederholt werden, indem sie jedesmal wieder von der schwingenden Höhe ausgeht oder indem der in der Höhe zur Ruhe kommende Kreis durch einen leisen Ansprung sich wieder nach der Weite entfaltet.

Die Radien der beiden Halbkreise überschneiden sich nach dem Tiefpunkt ihres Weges und berühren mit diesem Schnittpunkt auf dem Rückweg zur Höhe die Mitte des großen Kreises.

Diese Verschränkung der beiden Halbkreise, des Rechts und des Links, auf die Mitte kann verstärkt werden durch eine gleichzeitige Zusammenziehung des Oben und des Unten nach der Mitte. In einem Sprung, der aus dem großen Kreisschwung entsteht, ballt sich für einen Augenblick der ganze Körper[9] zum Mittelpunkt des Kreises. Dieser springende Punkt findet seine Lösung und sein Gleichgewicht, indem er nach dem Niederspringen nach der Breite ausstrahlt und im ausgebreiteten Stehen, gerichtet nach dem Fünfstrahl, zur Ruhe kommt.

In pendelartigem Schwingen der Arme kehrt die Bewegung dann wieder zum Ursprung, zur Höhe, zurück.[10]

Dies Hochschwingen kann auch von einer Drehung um 180° begleitet sein.

---

8 Handflächen vorne.

9 Die Hände werden dabei zur Faust.

10 Hier kann die Übung von neuem begonnen werden, findet aber auch von hier aus ihren Abschluss durch das, was im Folgenden als das «Wachsen zur Weite» beschrieben wird. Dieser von Bothmer immer so praktizierte Abschluss der Übung wurde, wie beschrieben, auch als Einzelübung ausgeführt. Das «über die Höhe hinaus wachsen zur Weite» ist wie ein stilles Nachklingen des federnden Schwingens in der Höhe und der anschließenden Bewegung durch den Umkreis. Der Konzentration zum «Sprung in den Mittelpunkt» entspricht im Abschlussteil das Erreichen der Weite, das zum erstenmal im Gesamtweg dieser Gymnastik die Mitte als Kreuzungspunkt zweier Richtkräfte mit sich bringt.

Die Entfaltung der Höhe in den Kreis, sein kurzes Ballen in den Mittelpunkt und dessen Ausstrahlen in den Raum stärken das Raumbewusstsein des Schülers. Der Rhythmus findet in dem federnden Schwingen der Höhe, im darauffolgenden ruhigen Kreisen und dem jähen Sprung, der dann ganz zur Ruhe kommt, ferner in der Kraft des Pendelschwunges weiten Spielraum. Die körperliche Beanspruchung des Übenden ist eine entsprechend hohe.

Das Kräfteverhältnis des Fünfstrahls, der «Breite», war abgeleitet worden aus dem Sprung in den Mittelpunkt des großen Kreises.

Dies Kräfteverhältnis kann auch einfach hergestellt werden, indem der Schüler sich breit in den Raum stellt, die Breite zum Ausgangspunkt seiner Bewegung nimmt. Der folgende pendelartige Schwung zur Höhe bedeutet hier rhythmisch noch kein Ende, sondern strebt wieder nach der Weite, zum Ausklang, zum Gleichgewicht. Er «wächst» zur Weite, was einer Steigerung der Höhe über sich selbst hinaus gleichkommt![11]

«Sprung nach der Breite,
Schwingen
Zur Höhe,
Wachsen
Zur Weite.»

In dieser Weitenspannung fasst der Schüler festen Fuß auf der Erde «Punkt» –, und dann löst er sich erst aus der Spannung zur Grundstellung.

Abb. S. 40: Der Sprung in den Mittelpunkt (Beschreibung S. 37), *Beginn oben links*

Abb. S. 41: Der Rhythmus (Beschreibung S. 42), *Beginn oben links*

11 Bei der Breite schauen die Handflächen nach unten, bei der Weite nach oben.

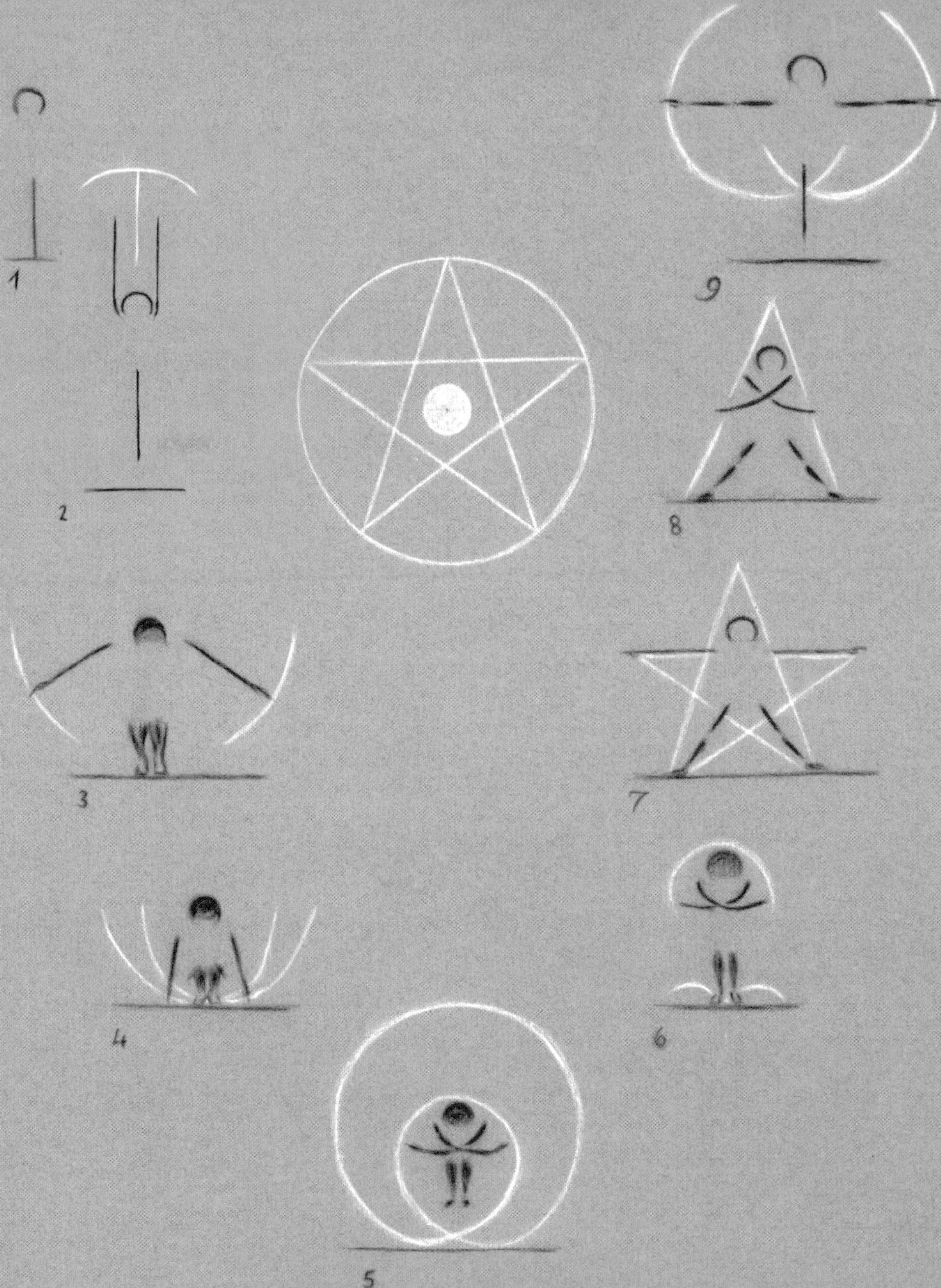
1
2
9
8
3
7
4
6
5

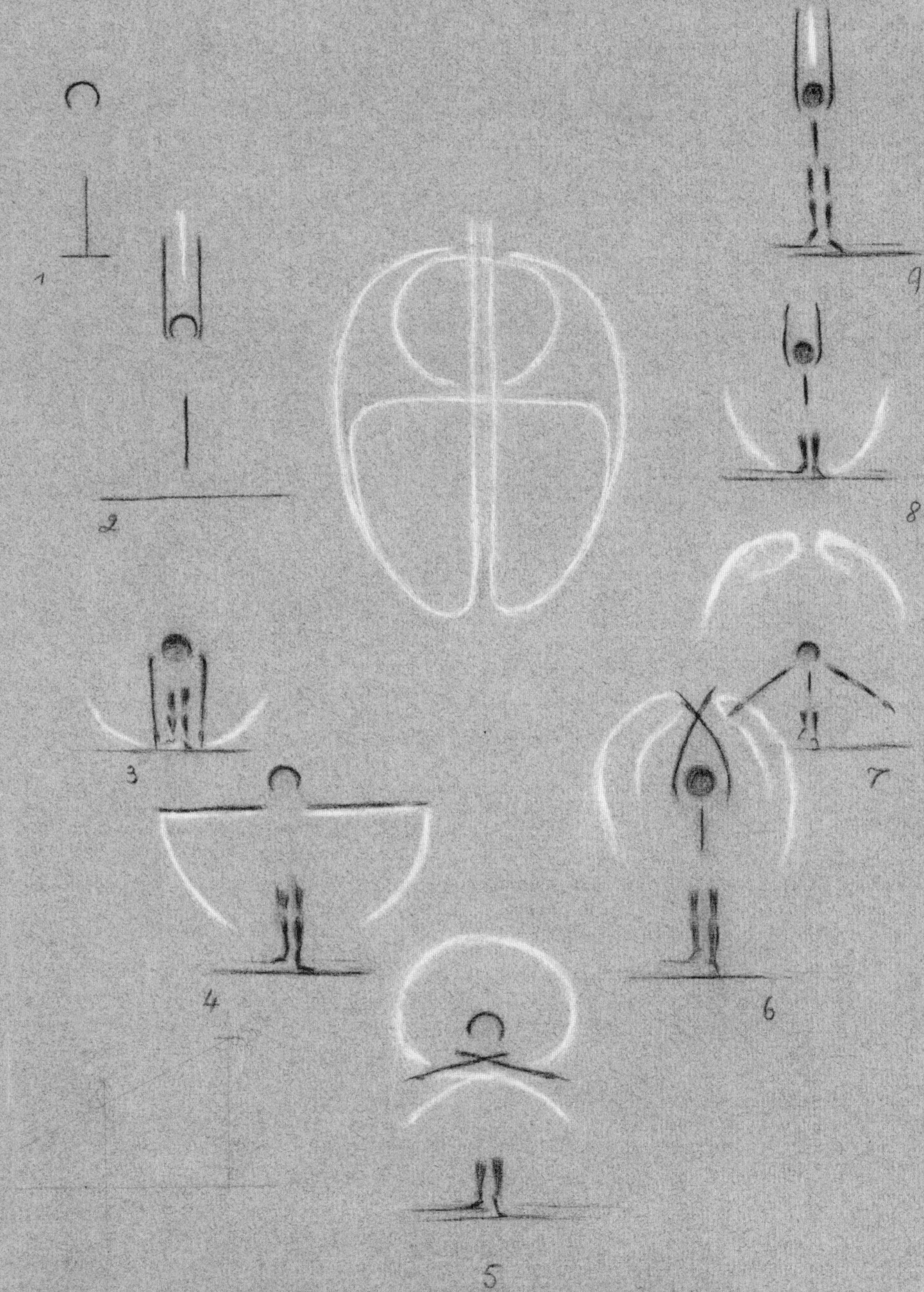
1
2
3
4
5
6
7
8
9

«Ich stehe.»[12]

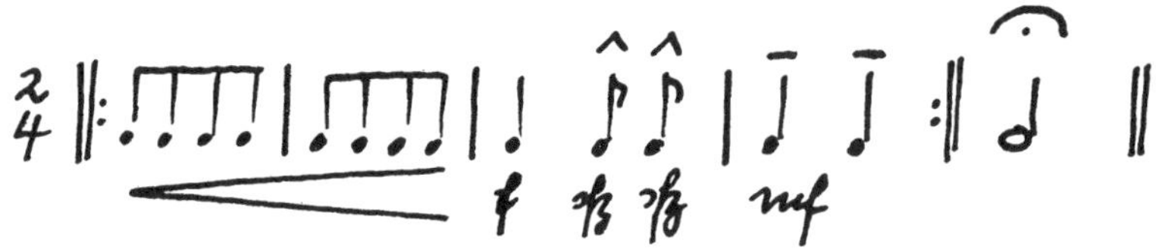

Der Rhythmus

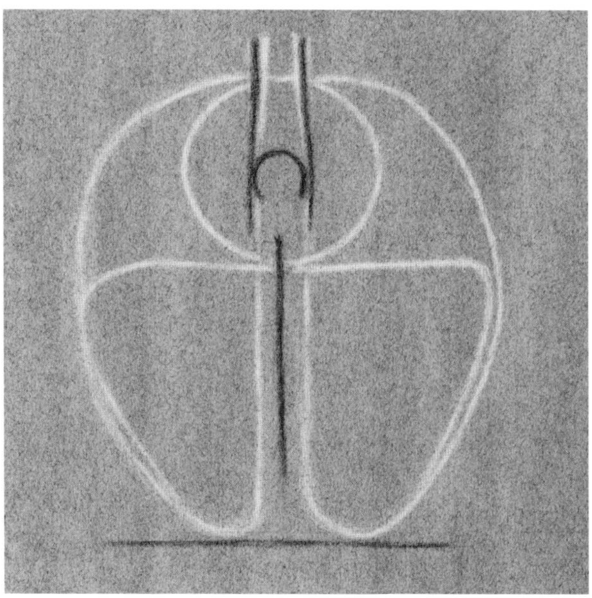

Aus der schwingenden Höhe kann der Schüler auch der ihn wieder zur Erde niederziehenden Gegenkraft folgen. Er lässt die Höhe sich nicht nach oben in den Kreis ergießen, sondern schwingt mit langen Armen vorwärts – abwärts durch die Tiefe, um mit Hilfe dieses Schwunges von der Tiefe aus sich zum Gleichgewicht in der Weite aufzurichten. Hier findet sich der starke Schwung abgedrängt nach vorne und gerät in eine Kreuzung der Radien, des Rechts und des Links, in der Waagrechten. Der größten Weite steht plötzlich die größte Verschränkung gegenüber. Diese Kreuzung ist nun der Mittelpunkt, von dem sich die Bewegung nach der Höhe in einen die ganze Gestalt umspannenden Kreis abschwingt. Von seinem Tiefpunkt kehrt sie wieder zum Ursprung, zur Höhe, zurück.[13]

12 Das federnde Springen des Anfangs ist hier in 8/8 gefasst. Je weniger Sprünge ausgeführt werden, desto gedrungener wird ihr Crescendo. Unterbleiben sie ganz, dann springt man gleich in den Kreis der Armbewegung hinein. Die Schlussnote ist das abschließende «Wachsen zur Weite».

13 Die Handflächen sind während der ganzen Übung nach vorne oder unten gewandt. Die Hände gehören noch ganz zu den Armen, was durch die Schwungbewegung bedingt ist. Das Selbstständigwerden der Hände wird in der folgenden Übung praktiziert.

«Höhe zur Tiefe
Zur Weite –
Mitte
Strahle zum Kreis,
Tiefe zur Höhe.»

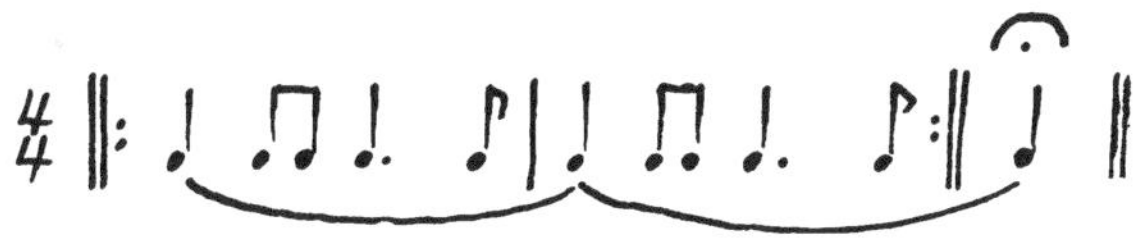

Das Ganze gibt einen in großen Kurven frei strömenden Rhythmus, in dem Puls und Atem mitschwingen. Nur im Kreuzungspunkt staut er sich etwas; hier berührt der Schüler für einen Augenblick mit den Fersen den Widerstand der Erde, um aus diesem Fußfassen und dem Kreuzungsmittelpunkt Kraft für den folgenden Schwung in den Umkreis zu holen.

Das Öffnen des Mittelpunktes in den Kreis wird noch fühlbarer, das rhythmische Erlebnis noch erhöht, das Bewegungsbild bereichert, wenn der Schüler jeweils aus der Kreuzung durch eine Drehung im Scheitelpunkt der Bewegung sich nach rückwärts bzw. vorwärts in den großen Kreis wendet.

Die Bewegungsfreiheit wird erhöht, wenn im Hinunterschwingen von der Höhe zur Tiefe die Füße voreinander gestellt werden. Dies entspricht auch dem im Vergleich zur vorigen mehr dreidimensionalen Charakter der Übung.

«Der Rhythmus», wie diese Übung wegen ihres urbildhaft rhythmischen Wesens schlechthin genannt sein möge, ist auch dann, wenn er von den Armen im Wechsel oder mit zunehmender Schnelligkeit oder bis zur äußersten Verkleinerung geübt wird, gymnastisch besonders schulend.

Im «Sprung in den Mittelpunkt» tritt der willenshafte Charakter der Bewegung stark in Erscheinung. Er ist Ausdruck der von unten, vom Stoffwechsel her, zündenden Kräfte;

«Der Rhythmus» der letztgenannten Übung ist Ausdruck der nach und von der Mitte strömenden Kräfte;

«Das Dreieck» ist der Ausdruck der von der Spitze, vom Kopfe her gestaltenden Kräfte des Organismus.

Diese Dreiheit entspricht der von Denken, Fühlen und Wollen im Menschen und macht seine Dreigliederung in Kopf- (Nerven-Sinnes-), Brust- (rhythmische) und Gliedmaßen- (Stoffwechsel-) Organisation anschaulich. Diese drei Organisationen durchdringen sich im Menschen, wie das Denken, Fühlen und Wollen sich gegenseitig durchdringen; jede hat aber ihren besonderen Mittelpunkt, nach dem sie den Namen trägt. Im gleichen Sinn kann man von den drei Organisationen auch als vom oberen, mittleren und unteren Menschen sprechen.

Im Kinde entwickelt sich diese Dreiheit nicht gleichmäßig.

In seinem ersten Jahrsiebt sind es vor allem die vom Kopf ausstrahlenden Kräfte, die seinen ganzen Organismus formen; im zweiten Jahrsiebt vor allem die in Atmung und Blutkreislauf nach und von der Mitte strömenden Kräfte, die in ihrem Rhythmus belebend, ausgleichend und dadurch heilend wirken; im dritten Jahrsiebt vor allem die vom Stoffwechsel gespeisten Kräfte des Gliedmaßenorganismus, in denen der Mensch körperlich erstarkt, die ihn aber auch überwältigen können.[14]

Jede gymnastische Übung hat in verschiedener Betonung diese drei Seiten in sich, von denen jede gewissermaßen eine vollkommene Übung für sich darstellt, ohne von den anderen getrennt werden zu können. Erst von ihrer Drei-Einheit fühlt sich der Schüler, bewusst oder unbewusst, in seinem ganzen Wesen, d.h. in seinem Denken, Fühlen und Wollen, angesprochen oder nicht. Als Ganzes und in ihren Teilen und Gliedern muss jede Übung vor dem Idealbild des Menschen, wie es der unverbildete Mensch in sich trägt, nach Form, Rhythmus und Maß der einzusetzenden Körperkraft bestehen können.

Dies konnte an den bisherigen Übungen anschaulich werden. Es gilt in gleichem Maße für die folgenden.

---

14 Diesen menschenkundlichen Angaben liegen die Forschungsergebnisse Dr. Rudolf Steiners, die in seinen Schriften und Vorträgen veröffentlicht sind, zugrunde.

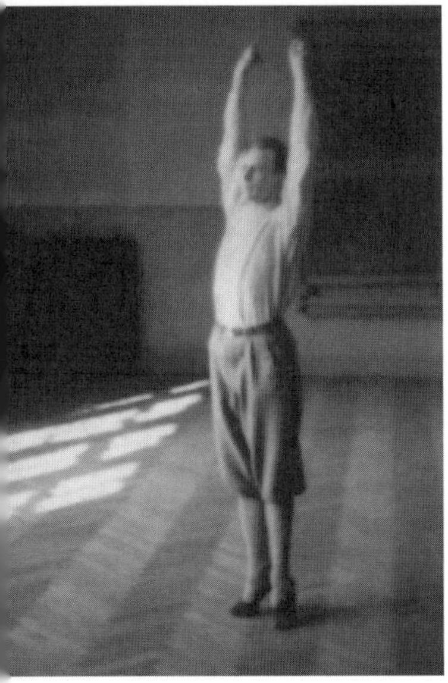
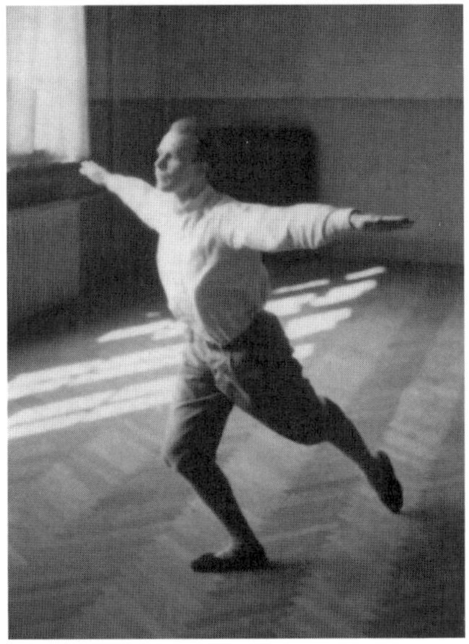
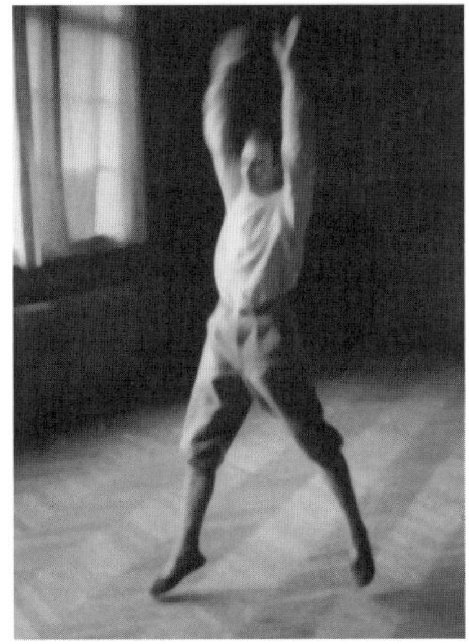

Die Zeit der Geschlechtsreife

Abb. oben und S. 46f.: Hanns Strauss beim Üben des Falls in den Raum und seiner Version der Wendung.

Der Fall in die schiefe Ebene / Der Fall in den Raum

Nach dem Sprung in den Mittelpunkt des großen Kreises, in den sich die schwingende Höhe ergossen hat, steht der Schüler ausgebreitet im Raum, gerichtet nach dem fünffachen Strahl, dessen Mittelpunkt die Brust und dessen oberster Strahl, der Kopf, als einspiralte Kraft der Höhe zu denken ist. Ein pendelartiger Schwung führt die Breite wieder zur Aufrechten, zur Höhe, zurück.

Staut der Schüler die Kraft dieses Schwunges auf dem Weg zur Höhe durch Ballen der Hände zur Faust und reckt er sich durch diese gestaute Kraft des Körpers nach oben, so löst er sich immer mehr von der festen Grundlage, dem Standpunkt, und verliert das Gleichgewicht zwischen Höhe und Tiefe. Das Übergewicht wirkt; er fällt nach vorne. Die Ohnmacht des Falles würde zu einem schnellen Ende der Bewegung führen, so wie der abgesägte Baum schließlich der Länge nach am Boden liegt.

Dieser Fall aus der übersteigerten Höhe wird aufgefangen durch einen großen Schritt vorwärts (Aus-«Fall»). Die hoch erhobenen Arme, die ver-

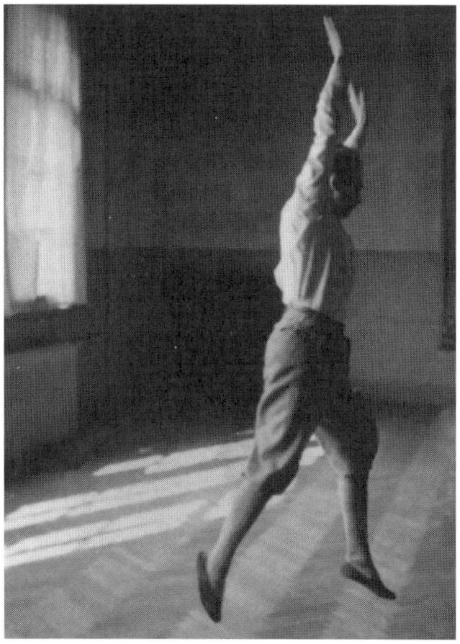
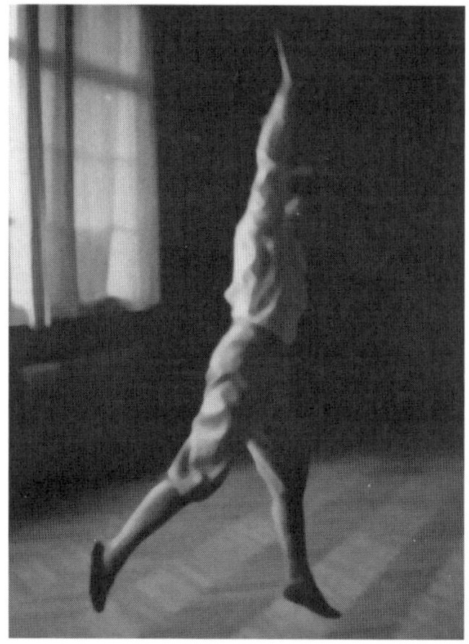
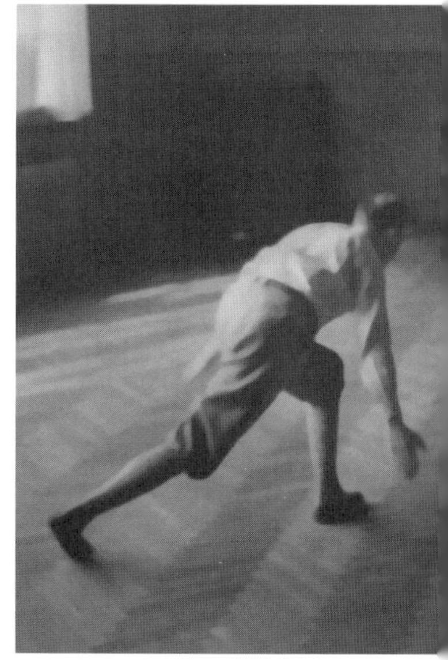

möge der in den Fäusten gestauten Kraft den Körper bis zum Äußersten empor recken konnten, lassen die Höhe los, lösen sich mit dem ganzen Körper aus der Spannung, kreuzen und entkreuzen[15] sich im Fall und breiten sich durch die Tiefe zur Weite aus.[16] Sie tragen den Körper durch den Fall und richten ihn nach dem Ausfallschritt in die schiefe Ebene auf, in der sie ihm sein Gleichgewicht wiedergeben. – Gleichzeitig beleben sie in ihm wieder die rhythmische Kraft.

Der Übende hat aus der eindimensionalen Gebundenheit der gestauten Höhe im Fall den dreidimensionalen Raum gewonnen und sich dabei stark der Schwere verhaftet. Wie mit den Armen die Weite, so sucht er nach dem Fall mit dem Blick ein Ziel zu gewinnen, um sich daran Halt zu geben und sich im Raume neu zu richten.

Dank der freien Schwungkraft der Arme kann er die verlorene Höhe, die Aufrechte, wiedergewinnen.

Würde es nur eines einfachen Wiederaufstehens bedürfen, so nähme sich dies gymnastisch wie das Aufstellen eines abgesägten Baumes aus. Es ist damit nichts geschehen. Ein neues, verwandeltes Kräfteverhältnis

---

15 «Kreuzen» mit offenen Händen vor der Brust während des Fallens, «entkreuzen» bei der Fußspitze im Übergang zwischen Fallen und Aufrichten.

16 Handflächen unten.

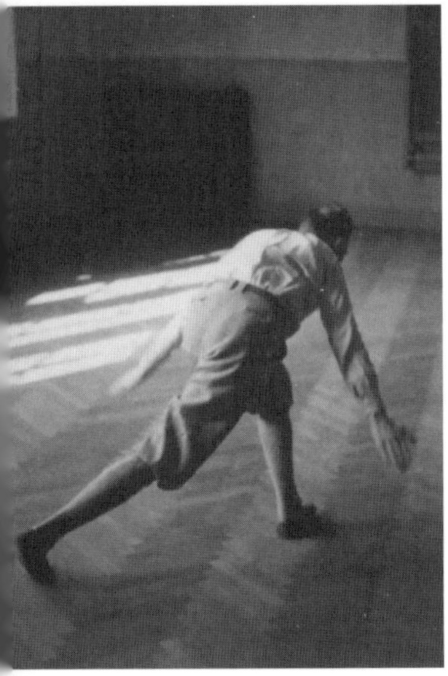
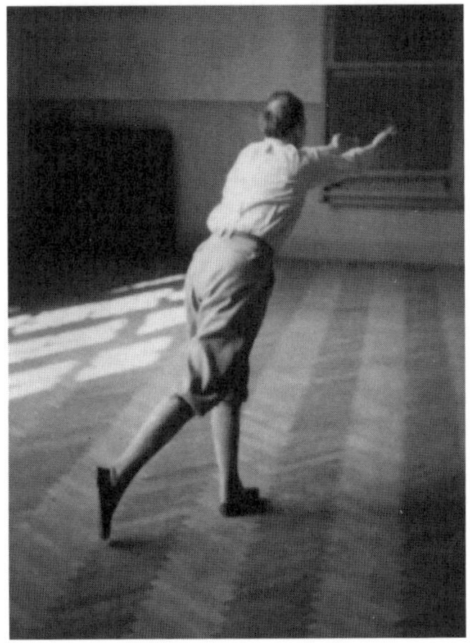
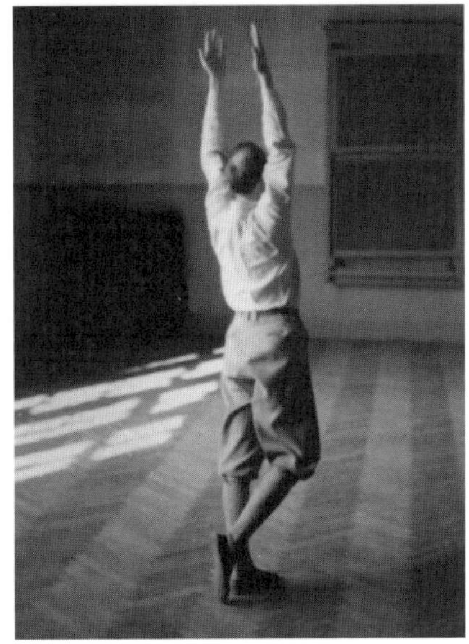

zwischen dem zur Höhe strebenden Menschen und der ihn nach unten ziehenden Erde wird angestrebt.

So wie er im Fall die dritten Dimension gewonnen hat auf Kosten der ersten, der Höhe, die er im Loslassen geteilt hat, so muss er nun versuchen, im Wiedergewinnen der Höhe den dreidimensionalen Raum wieder als Einheit herzustellen, zu einem raumerfüllten Stehen zu kommen. Erst dann ist der Fall gymnastisch überwunden.

Aus der schiefen Ebene schwingt sich der Übende durch die Kraft der freien Arme auf der Basis des großen Schrittes hoch empor,[17] um hoch über ihr, wie in einem Angelpunkt eine schnelle Umkehrung um 180° zu vollziehen, die große Spannung zu lösen und, den ganzen Umkreis nach Weite, Tiefe und vorwärts durchmessend, sich wieder aufzufangen und zur Höhe zu erheben.[18]

---

17 Das Hochschwingen der Arme auf der Basis des großen Schrittes ist so zu verstehen, dass der Übende dabei den Boden verlässt, das heißt, das Schwingen der Arme durch einen Sprung unterstützt. Die schnelle Umkehrung im Angelpunkt wird also in der Luft vollzogen. Bei der Beschreibung des entsprechenden Sprunges auf Seite 94 wird dies ersichtlich.

18 An dieser Stelle werden die Hände nach oben umgewendet, sie fangen den Fall nach der Umkehr auf. Durch ihr Erheben wird die ganze Gestalt wieder aufgerichtet. Das Zur-Ruhe-Kommen im Stehen wird also mit leicht gebeugten Armen und Händen, Handflächen nach rückwärts schauend erreicht, entsprechend dem hier erstmals erscheinenden Spielbein.

Das der Fallrichtung entgegengesetzte Bein übernimmt das ganze Gewicht des Körpers, wird Standbein, das andere wird Spielbein.

Der Übende gewinnt dabei ein nicht mehr den Raumrichtungen unterworfenes, sondern von der menschlichen Gestalt bestimmtes, freies Gleichgewicht.

«Ich stehe aufgerichtet, fest auf dem Boden, das Spielbein frei zum Schritt. Diese dargestellte Übung des Falles und seiner Überwindung lässt sich am besten aus dem ausgebreiteten Stehen, wie es geschildert wurde, beginnen. Der Lehrer kann die Übung folgendermaßen mitsprechen.

> «Breit stellen, Arme ausbreiten.
> Schwingen
> Zur Höhe
>
> Stauen
> Steigern zum
> Fall –
>
> Und
> Wenden
> Zur Höhe.»[19]

Die Umkehrung im Angelpunkt scheidet das Bewegungsbild Zug um Zug in bedeutungsvolle Gegensätze:

Auf der einen Seite große körperliche Spannung und im Fall darauf antwortend ein Nachgeben bis fast zur Ohnmacht; dabei Teilung der Geschlossenheit der Höhe in die Zweiheit von rechts und links; aus ihr entsteht die Weite.

Auf der anderen Seite rhythmisches Gleichmaß ohne den Gegensatz großer Spannungen und Lösungen, innere Führung der Bewegung vom

---

19 Die Übung von S. 39 taucht hier als Einleitung wieder auf. Dort «über die Höhe hinaus wachsen zur Weite», hier «die Höhe steigern zum Fall». Vielfach ließ Bothmer dieselbe Übung ohne das Ballen der Hände zur Faust mit einfachem Höhenstreben ausführen. Es könnte dann auch so lauten:

Sprung nach der Breite – Schwingen zur Höhe – Steigern zum Fall – Aufrichten in der Tiefe – Sprung in die Höhe – Wenden – Fallen – Aufrichten zur Höhe

raumgestaltenden Bewusstsein aus nach dem Maße des Menschen, Erhebung zu seiner Gestalt statt körperlicher Streckung; Zusammenfassung der Teile wieder zum Ganzen.

Dort ein Hergeben, hier ein Empfangen von Kraft.

Erste Weiterführung durch Schwung

Der Fall durch die Übersteigerung der Höhe und seine Überwindung stellt sich hier in elementarer Form dar. Seine Weiterentwicklung führt zu neuen, bemerkenswerten Spielarten der gleichen Bewegung:

Das Standbein hat die Aufgabe des Tragens und die Kraft des Widerstandes, das Spielbein die freie Möglichkeit des Schrittes vorwärts oder rückwärts.

Die Weiterbewegung schließt sich nun an das Heranholen des Spielbeines von rückwärts her im Aufrichten nach dem Fall an und verbindet sich mit der vorwärts-aufwärts führenden Bewegung der Arme.

Folgt der Übende dieser vorwärts führenden Kraft, so kann sie ihn nach vorne entführen oder er mag durch sie den Fall in einen leicht- und breit schwingenden Rhythmus zu verwandeln, in dem das Spiel zwischen Schwere und eigener Kraft jeweils durch die Umdrehung im Angelpunkt in eine Art Pendelschlag vor- und rückwärts von ausgeglichener, dem Atem verwandter Rhythmik übergeleitet wird.

Im letzten Aufrichten aus dem Fall federt sich der Übende vom Standbein zu einem Schritt vorwärts ab, setzt noch einmal zum nächsten Schritt an[20] und schwingt dann das Spielbein weit nach rückwärts,[21] um den Körper, ähnlich dem Fall, mit sich überkreuzenden und dann weit ausladenden Armen nach vorne geneigt in die schiefe Ebene einschwingen zu lassen. Durch die Umdrehung im Angelpunkt wird von hier aus die Höhe wieder gewonnen. Eine Wiederholung ohne Ende.

---

20 Während dieser zwölf Schritte werden die Hände allmählich nach vorne umgewendet. Beim Aufsetzen der Fußspitze vorne sind die Fingerspitzen bei gestreckten Händen und Armen oben angekommen.

21 Das Standbein begleitet dies durch einen leicht federnden Sprung.

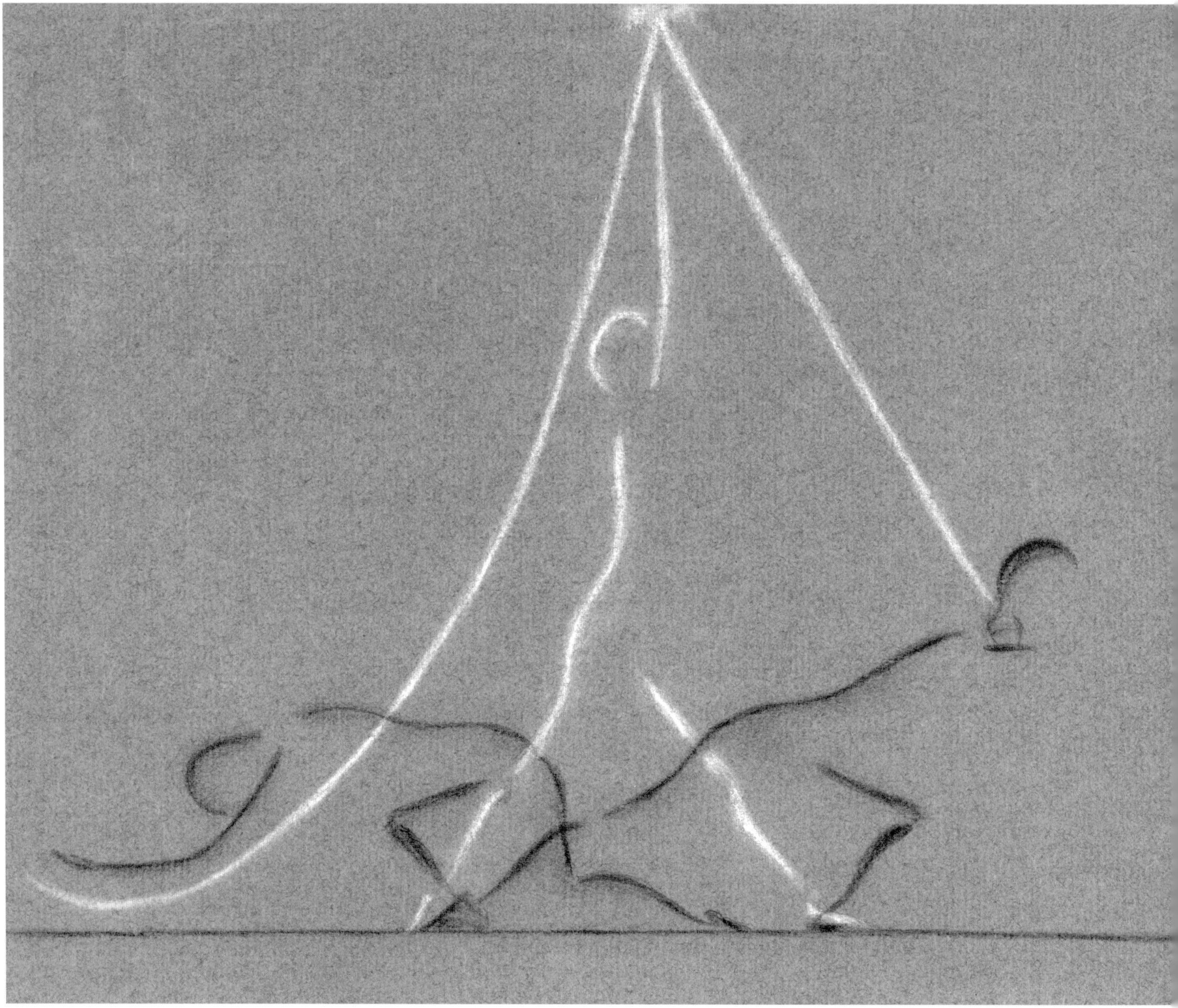

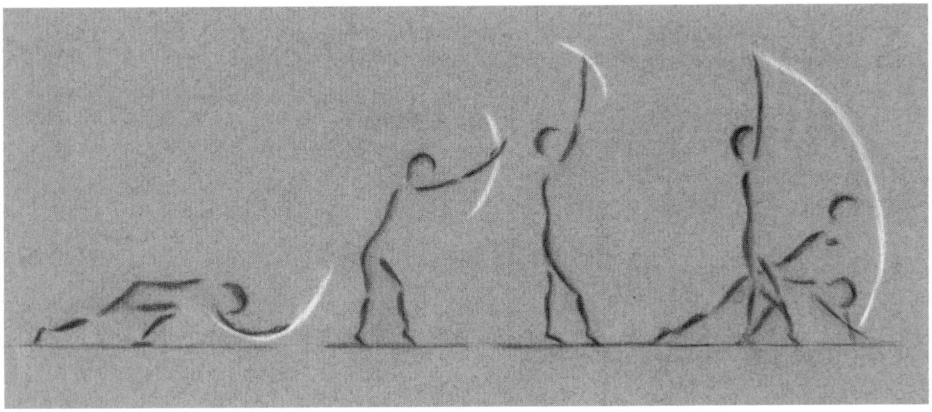

Das jeweils dem Fall folgende befeuernde Schwingen der ausgebreiteten Arme zum Angelpunkt kann vor der Umdrehung im Wechsel zu einem Hochschwingen bis zur gegenseitigen Berührung der Handrücken und einem Tiefschwingen bis zur Berührung des Bodens gesteigert werden.[22]

«. . . . . . .
Steigern zum
Fall –
Hoch, tief,
Hoch, tief,
Und
Wenden
Zur Höhe.»

Zweite Weiterführung durch Sprung

Statt nach der Umdrehung im Angelpunkt im Erheben dem Zuge vorwärts zu folgen und dadurch im freien Kräftespiel zu bleiben, kann sich die Bewegung im Höhepunkt wieder verfestigen. Dieser Zug zur Stauung, zur Verfestigung im Widerstand, kann gymnastisch aufgegriffen werden und erscheint dann als die Polarität zum dargestellten freien Kräftespiel.

Zur Betonung des Widerstandes tritt nach dem Aufrichten das Spielbein

22 Das Hochschwingen ist auch hier in völligem Zusammenhang mit einem Hochspringen zu verstehen. Während des Tiefschwingens gleitet der rückwärtige Fuß weit zurück.

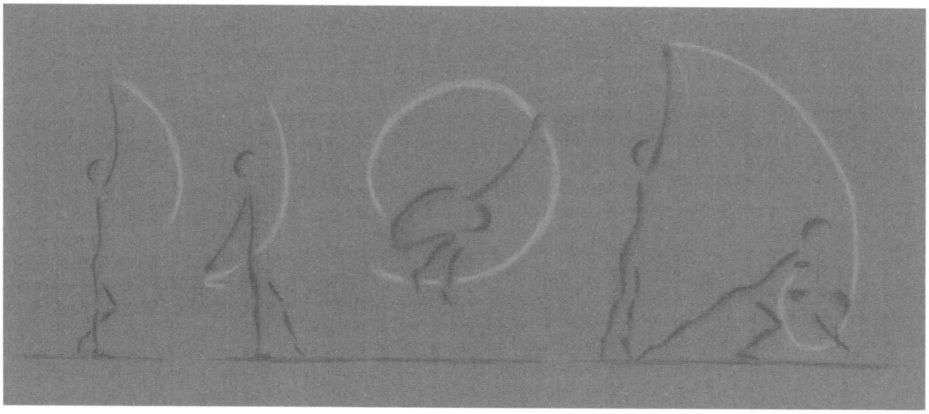

kräftig zurück, die Arme werden gleichzeitig vorwärts-abwärts-rückwärts gedrückt und verstärken durch Ballen der Hände zur Faust die Stauung, die den ganzen Körper ergreift. Die Bewegung wird wieder entfesselt in einem steilen Sprung vorwärts, begleitet und befeuert von den kraftvoll kreisenden Armen.[23]

Aber dieser Sprung, der im Augenblick eine Befreiung bedeutet, endet erst recht wieder in einer Überstreckung nach der Höhe, wie sie das allererste Motiv des Falles war, und mündet damit auch wieder in den Fall, der aber auch wieder in der schiefen Ebene aufgefangen werden kann. Die Umdrehung im Angelpunkt und das darauffolgende Sich-Erheben führt zur Lösung. Die Möglichkeit einer Wiederholung ohne Ende.

Durch diese Wandlungen der Grundübung hindurch erhält sich der Charakter des im Raume sich Ausbreitens, und zwar in der Betonung starker Polaritäten. Fall und Erhebung aus ihm stehen sich nicht nur durch die zwischen beiden liegende Wendung, nicht nur als räumliche Erscheinung von Teilung und Zusammenfassung, als Bild der Schwere und ihrer Gegenkraft, als sinnfälliger Ausdruck der im Gliedmaßenorganismus be-

---

23 Auf S. 93 wird dieser Sprung beschrieben. Es ist ein Doppelsprung, die Arme beschreiben beinahe zwei Kreise. Durch zweimaliges Hochreißen der Arme wird die Sprungkraft unterstützt. Die Fäuste werden während des folgenden Ausbreitens der Arme wieder geöffnet.

fangenen Willensnatur und der im rhythmischen Organismus wirkenden ausgleichenden, heilenden Kraft gegenüber. Beide sind im Angelpunkt des raumformenden Bewusstsein verbunden, aus dem sich als letztes Ergebnis und als Überwindung des Falles immer wieder das neue «Ich stehe» vollzieht.

Die beiden Polaritäten von zeitweise tobender Willensnatur und ausgleichendem Rhythmus gewinnen schließlich je ihre selbständige Bedeutung in den beiden dargestellten Spielarten des Falles und werden Ausdruck der Polarität des Männlichen und Weiblichen. Beide Spielarten der Übung haben trotz ihrer dynamischen Gegensätzlichkeit das gleiche Zeitmaß in sich, lassen sich also in zeitlicher Übereinstimmung üben und bereichern damit die Arbeit, besonders in gemischten Klassen, außerordentlich.

Der diesen beiden Spielarten des Falles zugrunde liegende Rhythmus ist der folgende:

1. Spielart:

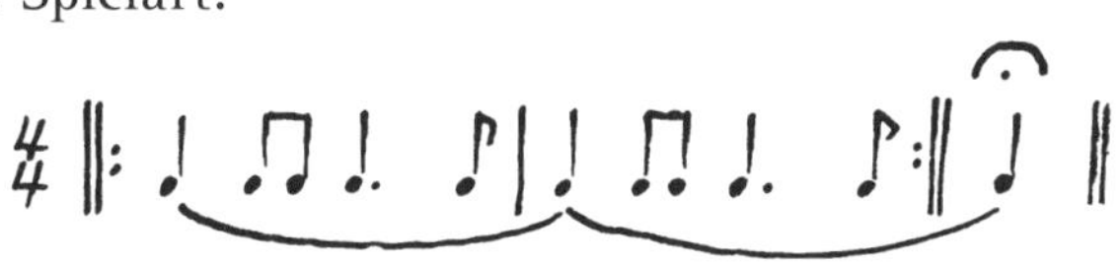

2. Spielart:

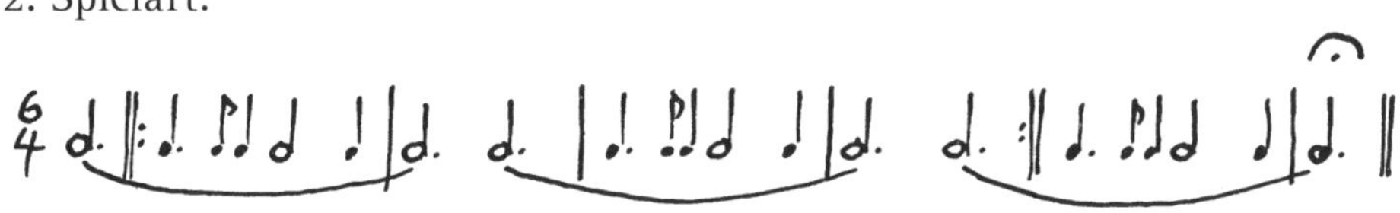

Sollen beide Spielarten zugleich zur Ausführung kommen, so können sie auf zweierlei Weise aufeinander abgestimmt werden:

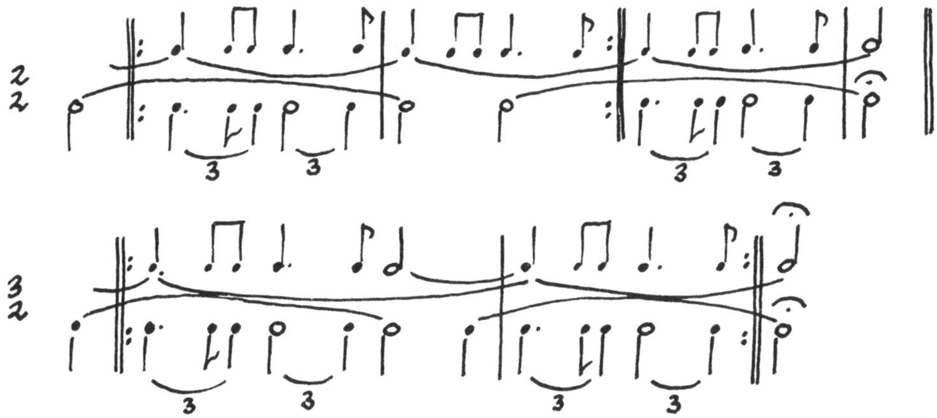

Werden die beiden Spielarten gemeinsam geübt, so ist es gut, sie beide schließlich in den Rhythmus und die gleiche Form der ersten Spielart zusammenzuführen und verlangsamt darin ausklingen zu lassen. Der Übergang hierzu ist auch für die zweite Spielart ohne weiteres möglich.[24] Es ist neben den vorhergehenden die gymnastische Übung für die Zeit der Geschlechtsreife. Ihr Erlernen durchzieht aber die ganzen Jahre der noch folgenden Schulzeit.

24 Die Verschiedenartigkeit beider Rhythmen zeigt sich auch räumlich. Wie zeitlich auf eine einzelne Ausführung der zweiten Spielart zwei der ersten kommen, so ist auch die zweite Spielart räumlich weit ausladend (der Doppelschritt des Sprunges mit Ausfallschritt) gegenüber der ersten Spielart, die im Hin und Her jeweils nur einen kleinen Schritt Spielraum hat.

Die Zeit nach der Geschlechtsreife

Der lotrechte Fall / Der Fall in den Punkt

Der Fall in die schiefe Ebene und seine Überwindung sind der folgerichtige Ausklang des für die Unterstufe geltenden Weges gymnastischer Erziehung, gleichzeitig auch der entscheidende Schritt über die Schwelle der dritten Dimension: der Fall in den Raum. In seinem Ausgangspunkt, der Höhe, berührt sich mit ihm der lotrechte Fall, der sich als Fall in den Punkt darstellen wird, die Folge des Loslassens der Höhe durch die einseitig wirkende reine Schwerkraft. Er ist die vollkommenste körperliche Entspannung.

Die Wirkungsweise des lotrechten Falles wird fühlbar, wenn ich die Kraft des hoch erhobenen Armes plötzlich auslösche. Er fällt steil herunter. Lösche ich in meinem Körper die Aufrichtekraft aus, so geben alle Gelenke in einem Augenblick nach, und der Körper fällt lotrecht in sich zusammen. Dieser lotrechte Fall, der an sich ein Ende bedeuten würde, kann aufgefangen werden. Durch kurzes Vorsetzen eines Fußes begegnet der Übende der allzu starken Stauchung des Körpers und bewahrt ihn – und durch Beugen der Arme – vor dem Aufschlagen auf die Erde. Das Vorsetzen des Fußes und Beugen der Arme ist die letzte Kraft gegenüber der Ohnmacht des Falles. Mündete der Fall von der übersteigerten Höhe in das weit ausladende Kreuz der schiefen Ebene, so bedingt der lotrechte Fall stärkste Beugung aller Gelenke. Der Körper nähert sich der Kugelform, dem Punkt. In ihm ist der Raum verloren.

Aus diesem toten Punkt vermag der kraft- und atemlose Körper nicht ohne weiteres aufgerichtet zu werden. Raum und Rhythmus zu gewinnen, greift der Übende mit den im Fall gebeugten Armen und mit einem gleichzeitigen, vortastenden Schritt nach dem Raum. Der Weg, den die Arme dabei beschreiben, ist ein Kreis,[25] der zunächst fast bis zur Erde und dann vorwärts-aufwärts führt, um sich dicht vor den Schultern wieder zu schlie-

Abb. S. 56: Der Fall in den Punkt

Abb. S. 57: Der Fall in den Raum (Beschreibung S. 45)

25 Der Weg der Hände verläuft parallel.

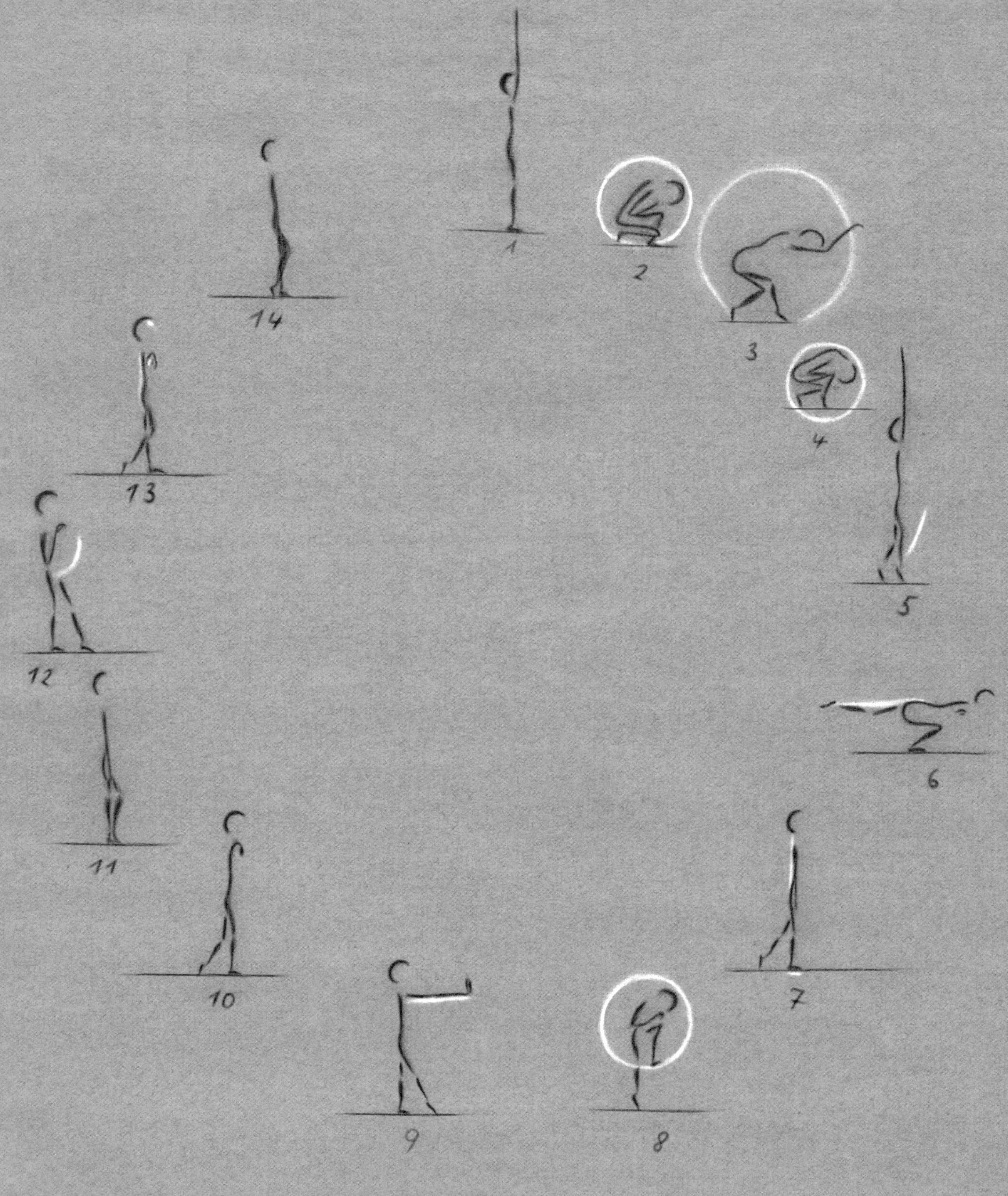
1
2
3
4
5
6
7
8
9
10
11
12
13
14

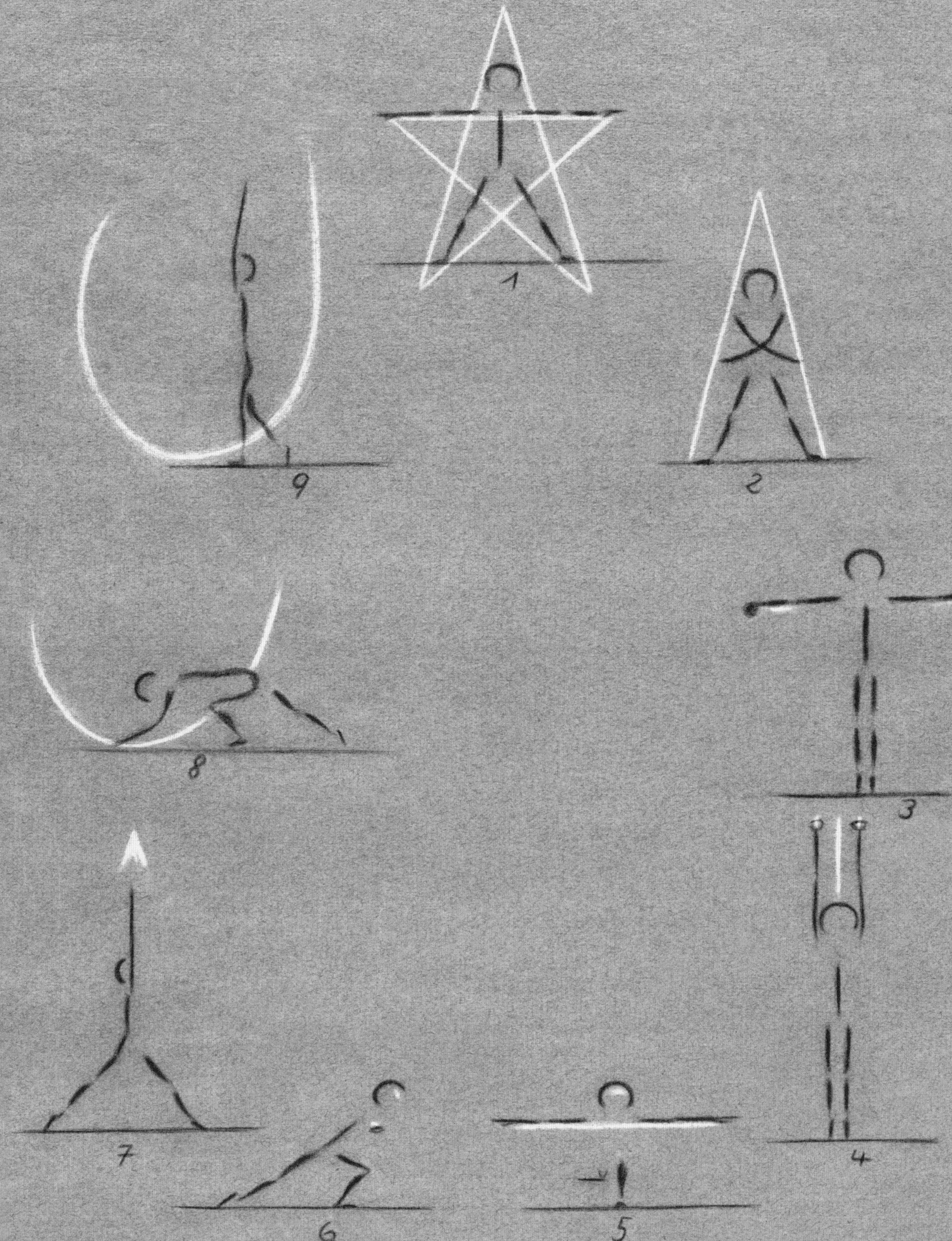
1
2
3
4
5
6
7
8
9

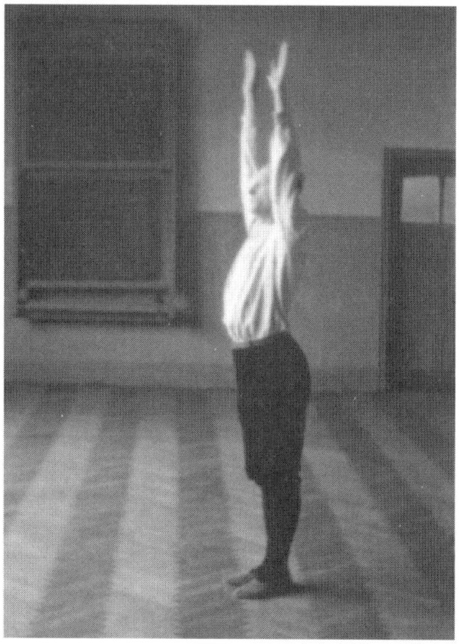
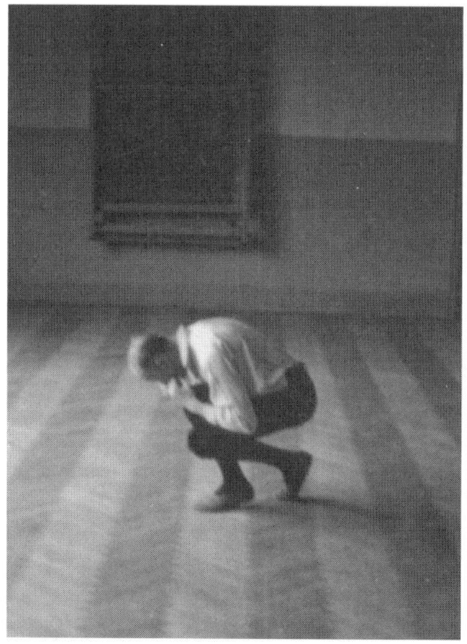
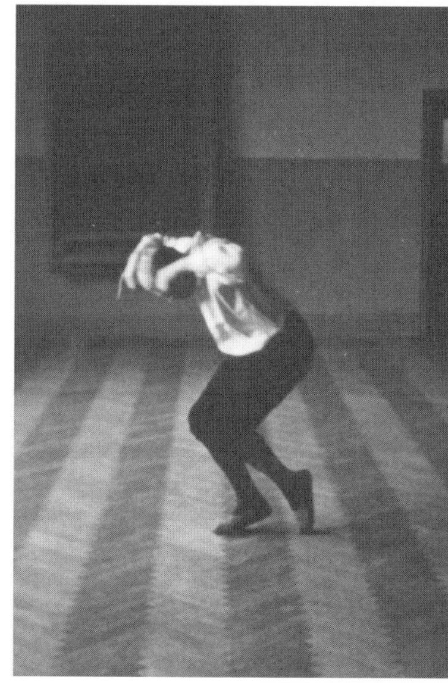

Die Fotos zeigen den übenden Bothmer selbst. An eine Veröffentlichung war nicht gedacht. Sie wurden in der ersten Auflage des Buches als Dokument überliefert.

ßen. Diese Bewegung ist reiner Rhythmus, das räumliche Bild eines tiefen Atemholens.

In dieser Ausdehnung der Kugel und dem darauffolgenden starken Zusammenziehen wird die Kraft zum Aufrichten wieder gefunden, das nun aus dem Mittelpunkt in kräftiger Bewegung mit abermaligem Schritt vorwärts erfolgt.[26]

Die Arme begleiten dies steile Aufstreben zur Höhe.

26 Diese «kräftige Bewegung» ist ein Sprung, der so steil ausgeführt wird, dass der beschriebene Schritt einem Schrittwechsel gleichkommt.

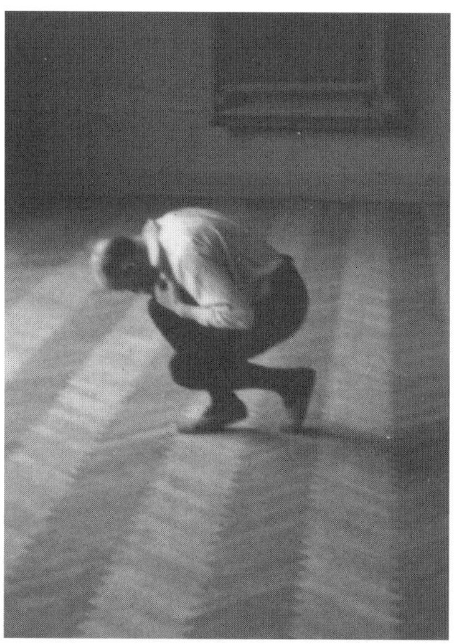
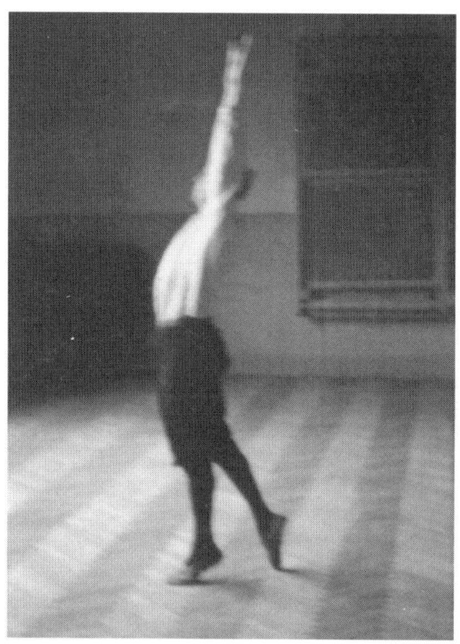
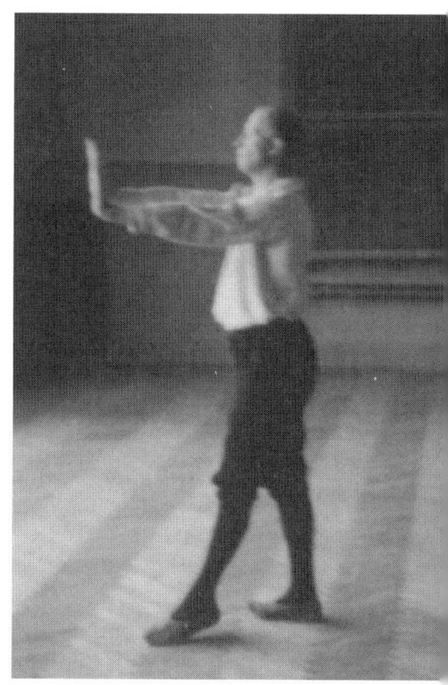

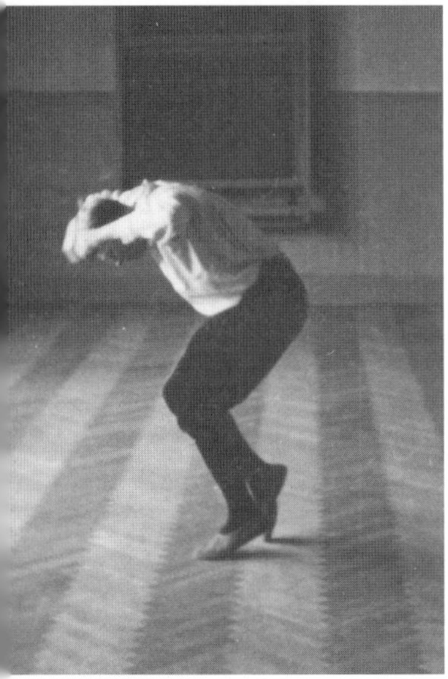
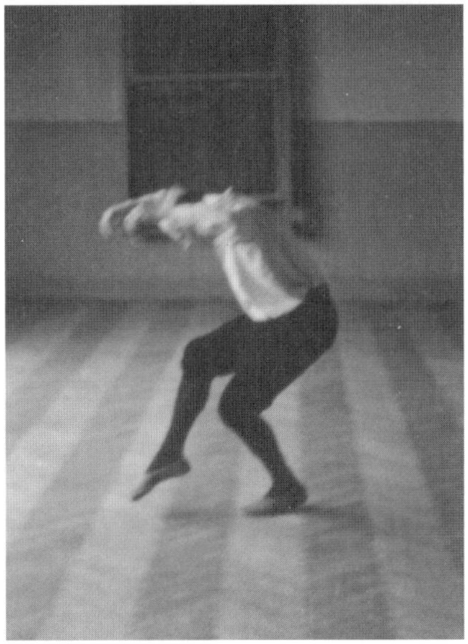
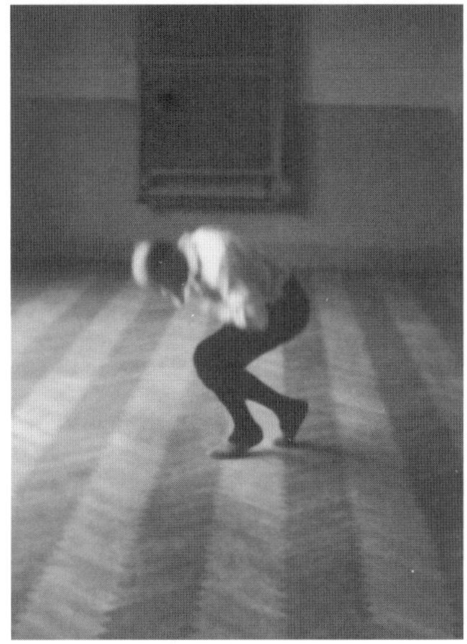

Damit ist aber weder der Raum, noch ein neues Gleichgewicht gewonnen. Die überbetonte Höhe entbehrt des festen Standpunktes.

Dieser wird im trittfesten Hinstellen auf den rückwärtigen Fuß gefunden, in der Kraft des Widerstandes, und im Hereindrücken der Arme von der Höhe nach vorne in die Waagrechte. Sie beugen sich dabei in den Handgelenken so, dass die Hände vorwärtsschauend noch die Höhe, und die gestreckten Arme die Widerstandskraft betonen.

Die dadurch entstehende Spannung rückwärts-vorwärts findet ihren Ausgleich im Schritt vorwärts, der den Widerstand teilt und den Weg

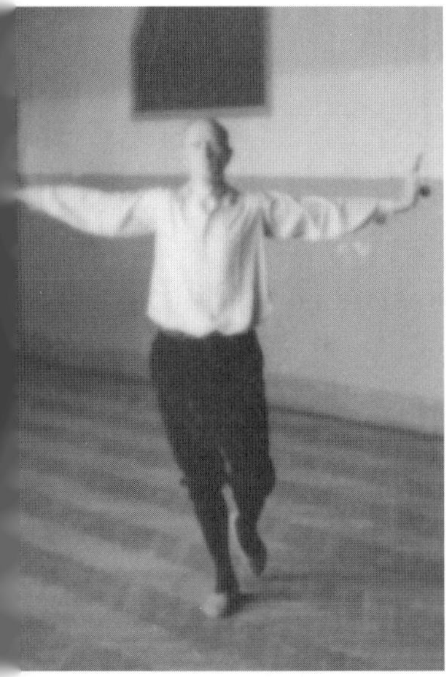
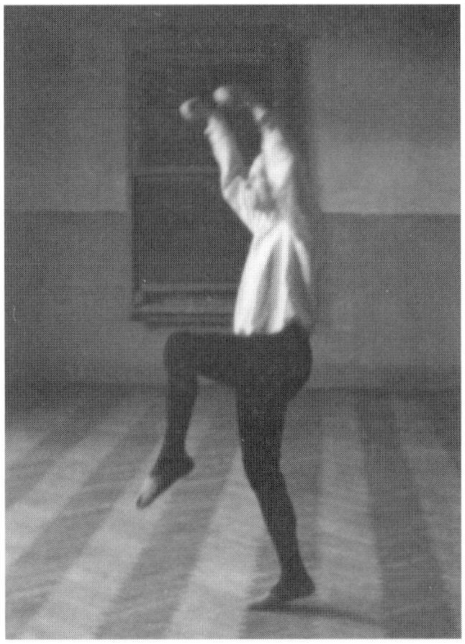
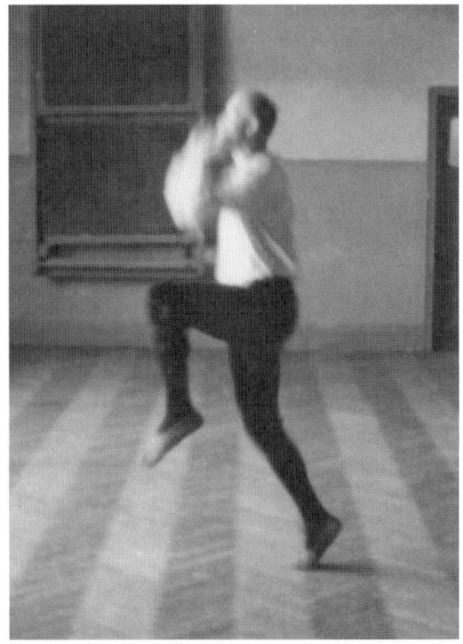

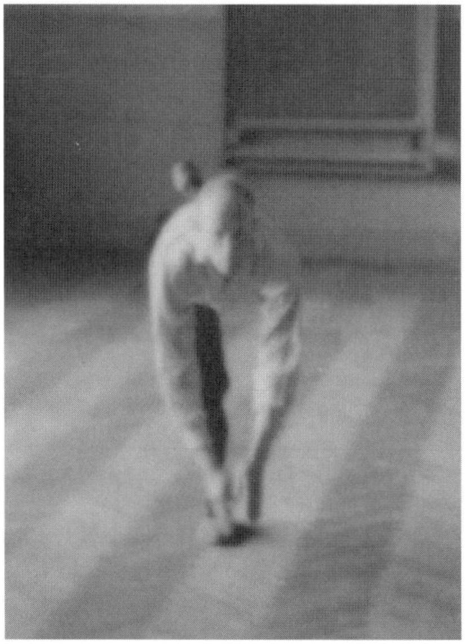
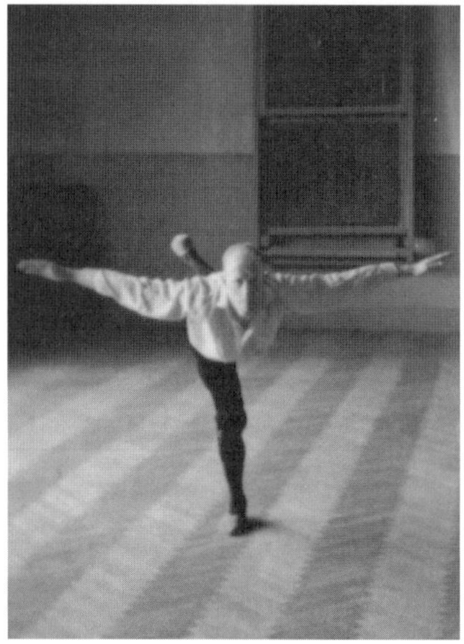
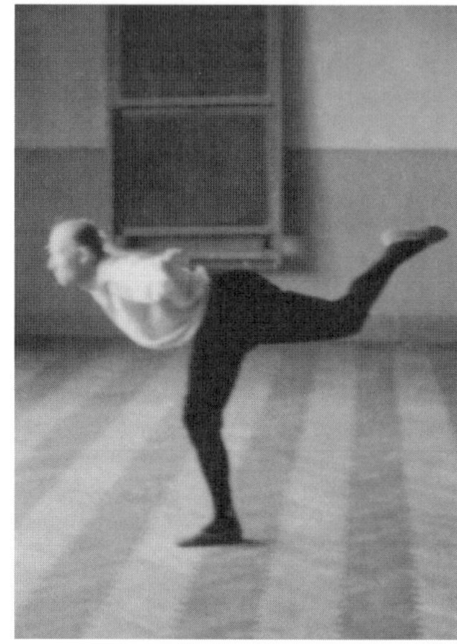

nach vorne freigibt. – Darauf folgt die Lösung der Arme aus der Waage zur Ruhe.

Dies ist erst der angestrebte neue Gleichgewichtszustand. Er ist dem Fall nicht mehr unterworfen und hat in sich die Freiheit zum Schritt, vorwärts oder rückwärts.

Die Dreidimensionalität des Raumes ist auf diesem Wege aus der Kraft und Gestalt des Menschen in den Raum geprägt: Im Aufrichten ist die Höhe, im Teilen des Widerstandes die Breite gewonnen, und Blick und Bewegung auf das Ziel sind frei geworden.

«Ich stehe, aufgerichtet in die drei Dimensionen, frei zum Schritt nach dem Ziel.» Der Fall ist überwunden.

Weiterführung

Die Bereitschaft zum Schritt macht eine neue Zusammenziehung, nicht nach unten, wie beim ersten Loslassen der Höhe im Fall, sondern nach der Mitte, gestützt auf das Standbein, möglich. Kopf und Spielbein begegnen sich dabei von oben und unten. Die wie nach dem Fall weit nach vorne in den Raum ausgreifenden kreisenden Arme und Hände ballen sich vor der Brust, auch das Standbein verstärkt den Zug nach der Mitte, indem es den Körper aufwärts stemmt. Aus dieser starken Ballung schnellt der Übende

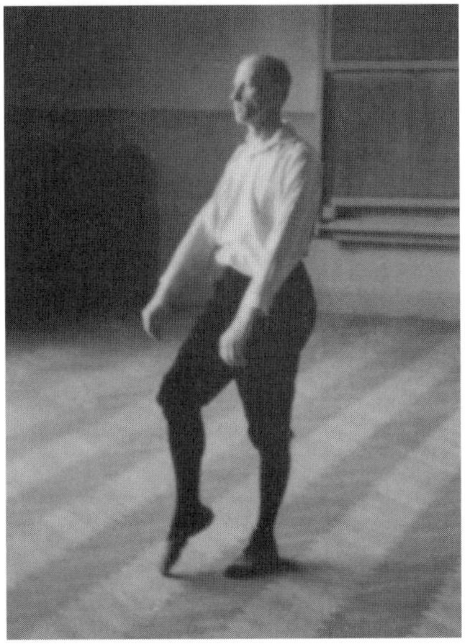 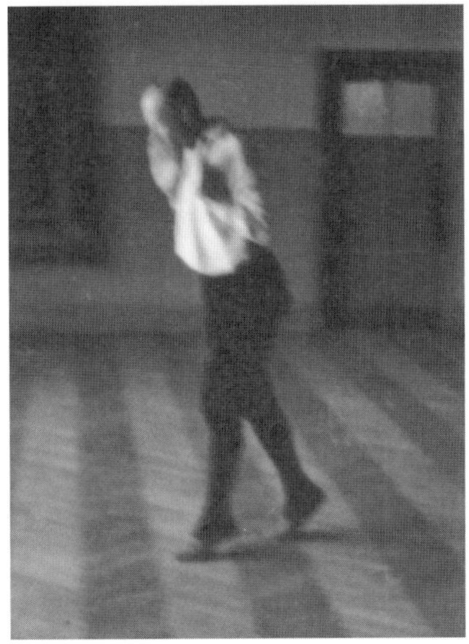 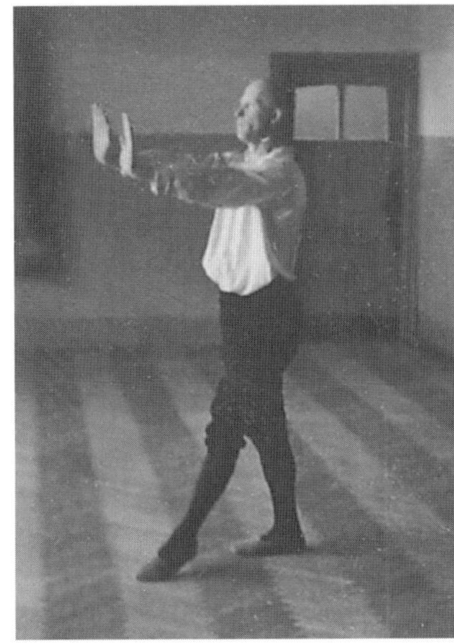

sprungartig vortretend wieder zur Höhe empor, das Spielbein nach unten abstoßend. – Diese nun aus der Mitte entsprungene Höhe muss sich nicht gleich wieder im Widerstand und Tritt rückwärts verfestigen, wie sie es nach dem Fall tat. Sie sucht vielmehr zuerst nach der ihr, der Höhe, entsprechenden, möglichst freitragenden Weite und schwingt sich dazu von ihrer höchsten Spitze, vom Standbein getragen, in das waagrecht liegende Kreuz, den Blick nach vorne gerichtet, die Arme überkreuzend und ausbreitend, das Spielbein frei nach hinten geschwungen. Eine schwere Gleichgewichtsprobe, die dann im einfachen Aufrichten auf dem Standbein vorübergehend zur Ruhe kommt. Erst durch erneutes Kreisen und Ballen der Arme und ihr Abstoßen nach vorne mit gleichzeitigem Zurücktreten des Spielbeines festigt sich der Widerstand und wird im Schritt vorwärts zur Waage geteilt und dann aufgelöst.

Aus der ursprünglichen Dreiheit von Sprung, Tritt und Schritt (Höhe, rückwärts und vorwärts) hat sich die Vierheit Sprung, Schwung, Tritt und Schritt (Höhe, Weite, rückwärts, vorwärts) herausgebildet.

Diese Vierheit stellt auch die Beziehung zur Dynamik der vier im menschlichen Leibe wirkenden Elemente her:

dem nach der Höhe flammenden Element des Feuers,
dem nach der Weite schwingenden Element der Luft,
dem widerstrebenden, festen Element der Erde,
dem gleitend sich ausbreitenden Element des Wassers.

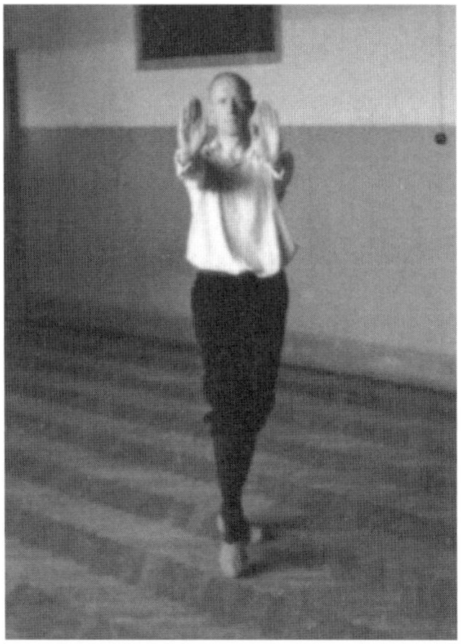
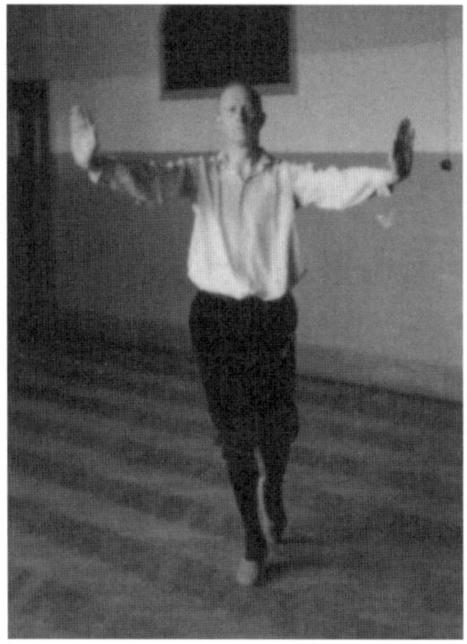
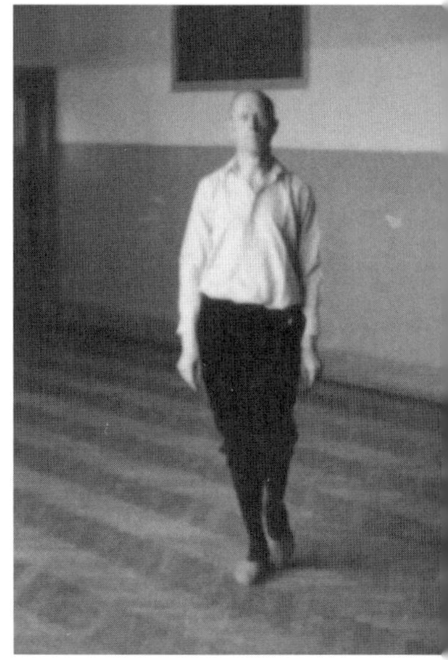

Das Schreiten

Das Schreiten als die gymnastische Synthese umschließt diese vier Elemente der Bewegung. In das Schreiten mündet schließlich die dramatische Entwicklung des lotrechten Falles so, dass abermals die Arme aus der ruhenden Haltung in weit ausholender vorwärts kreisender Bewegung zur Mitte geballt und kräftig seitwärts in die Waage gestoßen werden, während das Spielbein im Schritt vorwärts oder rückwärts Boden fasst und das Standbein gelöst wird. – Der Übende schreitet weiter, vorwärts oder rückwärts, durch den Widerstand wie durch eine Gasse, welche von den seitwärts in die Waage stoßenden Armen mit den aufwärtsgewinkelten Händen gebaut wird, in fließendem Schritt, zu dem die Arme in Ballung, Stoß, Nachdruck und Lösung den Takt geben.

Der Blick ist unentwegt vorwärts auf das Ziel gerichtet.

Der Fall aus der übersteigerten Höhe in die schiefe Ebene wurde gymnastisch durch das raumerfüllte Sich-Erheben nach der Umkehrung überwunden. Hier lagen die reicheren Möglichkeiten im Fall selbst und seinen verschiedenen Abwandlungen.

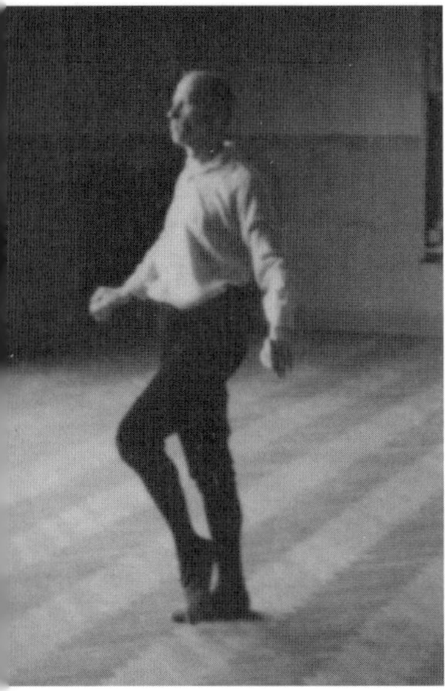

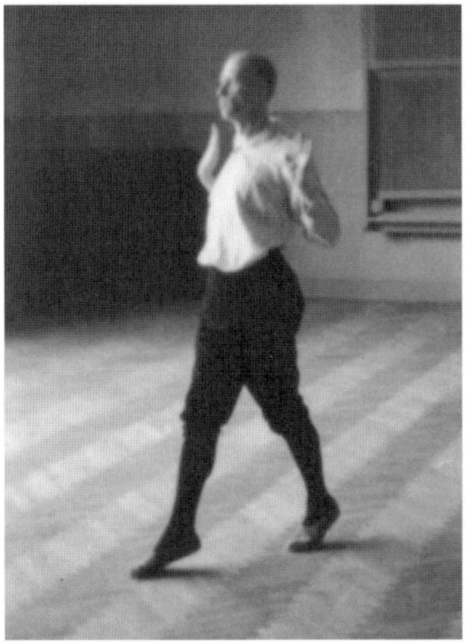

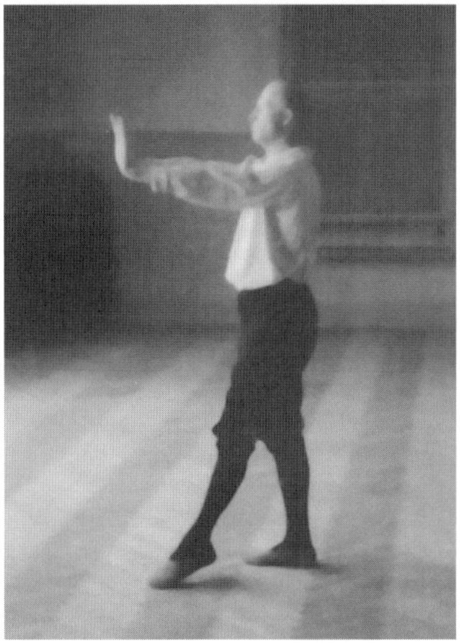

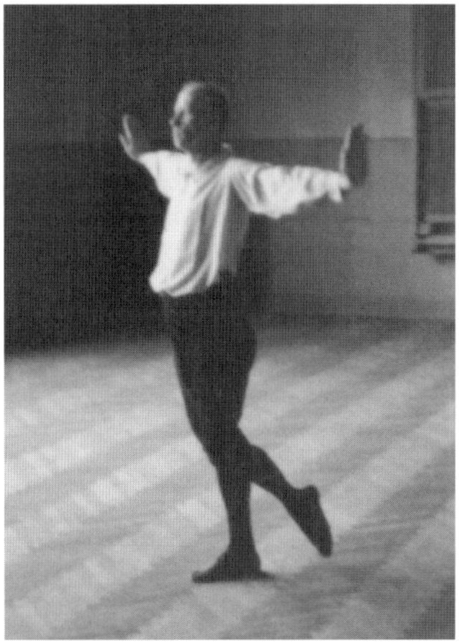

Der lotrechte Fall in den Punkt ist einförmig. Um so reicher ist das Kräftespiel in seiner Überwindung. Seinem Charakter nach betont er mehr das Sich-Erfühlen in der Körperkraft. Das Rhythmische tritt anfangs weniger in die Erscheinung gegenüber den ausgesprochenen Richtkräften. Diese Richtkräfte schließlich ganz mit Rhythmus zu erfüllen, die Dynamik von Schnellen, Schwingen, Stoßen, Gleiten, von Sprung, Schwung, Tritt, Schritt, von Ballen und Lösen immer stärker herauszuarbeiten und dabei die Einheit der Bewegung, ihren Faden, nie zu verlieren oder abreißen zu lassen, ist erstrebenswertes Ziel.

In keiner Weise soll etwa die körperkräftige Bewegung dem Mann, die rhythmische der Frau zuerkannt werden. Für den Mann ist der Rhythmus nicht minder wichtig, um ihn vor der Verhärtung und Mechanisierung zu bewahren, wie für die Frau das Üben der Körperkraft. Der Mann wird nur in manchen Übungen seine körperlichen Kräfte, in anderen wieder mehr die Frau ihre rhythmischen Kräfte angesprochen fühlen.

Jede der Übungen ist für beide Geschlechter voll gültig und entwicklungsgemäß notwendig.

Zwischen den beiden Fällen liegt die Schwelle der Geschlechtsreife, ent-

wicklungsmäßig und gymnastisch der tiefste Einschnitt, das Ende der Volksschulzeit und der Beginn reichster Auswirkung auf dem Felde der Gymnastik!

Rhythmus der beiden Kreuzungen

Das aus dem lotrechten Fall und seiner Überwindung geborene Schreiten war durch die nachdrückliche Seitwärtsbewegung der Arme stark körperlich betont.

Das Schreiten in völliger Übereinstimmung der oberen und unteren Bewegung zu einem weit schwingenden Rhythmus zu steigern, dient ein Wechselspiel zweier Kreise, das sich unmittelbar aus einer Kreuzung der Arme auf dem Rücken beginnen lässt oder auch die Kreuzung schon aus der «das Dreieck mit der eingestülpten Spitze» genannten Übung folgerichtig ableitet.[27]

Dort wurden die gekreuzten Arme aus dem letzten Widerstand im Genick kreisend geöffnet. Diesen Kreis setzt der Übende fort bis zu einer neuen Kreuzung der Arme auf dem Rücken, den die Handrücken flach berühren. Gleichzeitig löst er den einen Fuß vom Boden und setzt zu einem Schritt vorwärts an.

Nun entkreuzen sich die Arme nach unten zu einem weitgespannten Kreis, der seinen einen Pol in einer tiefen Beugung des Übenden bis an die Ferse des Standbeines hinunterspannt und sich dann im Aufrichten zur Höhe schwingt, um von dort aus in einer neuen Kreuzung hinter den Schulterblättern sich wieder zu einem neuen Mittelpunkt zusammenzuziehen.

Der Schritt wird gleichzeitig weitergeführt, bis das Spielbein zum Standbein wird.

Nun entkreuzen sich die Arme nach oben und kehren durch einen kleineren Kreis zu dem unteren Kreuzungspunkt zurück.

---

27 Aus der Grundstellung wird die Übung durch Erheben der Arme nach beiden Seiten, was zur oberen Überkreuzung führt, begonnen.

Währenddessen setzt das Spielbein zum nächsten Schritt an.[28]

Es entwickelt sich in der beschriebenen Art ein einfacher, ruhiger Rhythmus zweier Kreise, eines großen von unten nach oben und eines kleinen von oben nach unten. Dies Wechselspiel wird schreitend vorwärts getragen. Schließlich kommt der Rhythmus im aufrechten Stehen zur Ruhe.

Nach dem alle Kraft beanspruchenden Dreieck mit der eingestülpten Spitze wirkt dieser ruhige kreisende Rhythmus harmonisierend.

Der Sturz

Im Gegensatz zum Fall ist der Sturz eine durchaus aktive Bewegung, die Beschleunigung des Falles durch die eigene Kraft.

Er entwickelt sich aus dem Ansetzen zum Schritt und der übersteigerten Höhe. Durch Ballen der Fäuste wird die Höhe gestaut, emporgereckt bis zur äußersten Möglichkeit und nun in steilem, vom Standbein getragenen Schwung vorwärts-abwärts gestürzt, bis der Kopf zutiefst und die Fäuste wieder zuoberst sind.

Das Spielbein gibt dem Sturz, von vorne sich abfedernd, durch weites Zurücksetzen Raum, wie eine Strebe den Sturz auffangend.

Die Fäuste haben im Sturz eine Spirale beschrieben, in die der Kopf und der Rumpf einbezogen sind. Dadurch ist eine gewaltige Stauung entstanden. Ihre Auflösung erfolgt im Wiederaufbäumen nach der Höhe, das eingeleitet wird durch ein ruhiges Ballen aus dem Sturz aufwärts zur Mitte. In starkem Niedertreten des Spielbeines schnellt nun die Spirale wieder auf, gibt dabei die Stauung auch in den Händen frei und klingt nun aus in einem Kreisen der Arme. Dabei vollendet sich der vor dem Sturz begonnene Schritt vorwärts.

Diese Auflösung des Sturzes kann wieder hineinwachsen in eine neue

---

28 Die Schritte können sinnvoll auch so ausgeführt werden, dass den zur Kreuzung kommenden Armen das Vorsetzen des Spielbeines, den sich entkreuzenden Armen die Gewichtsverlagerung des Schrittes entspricht. Man vergleiche dazu die Übung «doppelte Acht», vereinfachte Art, S. 67, und das «Schreiten mit kreisenden Armen», S. 70.

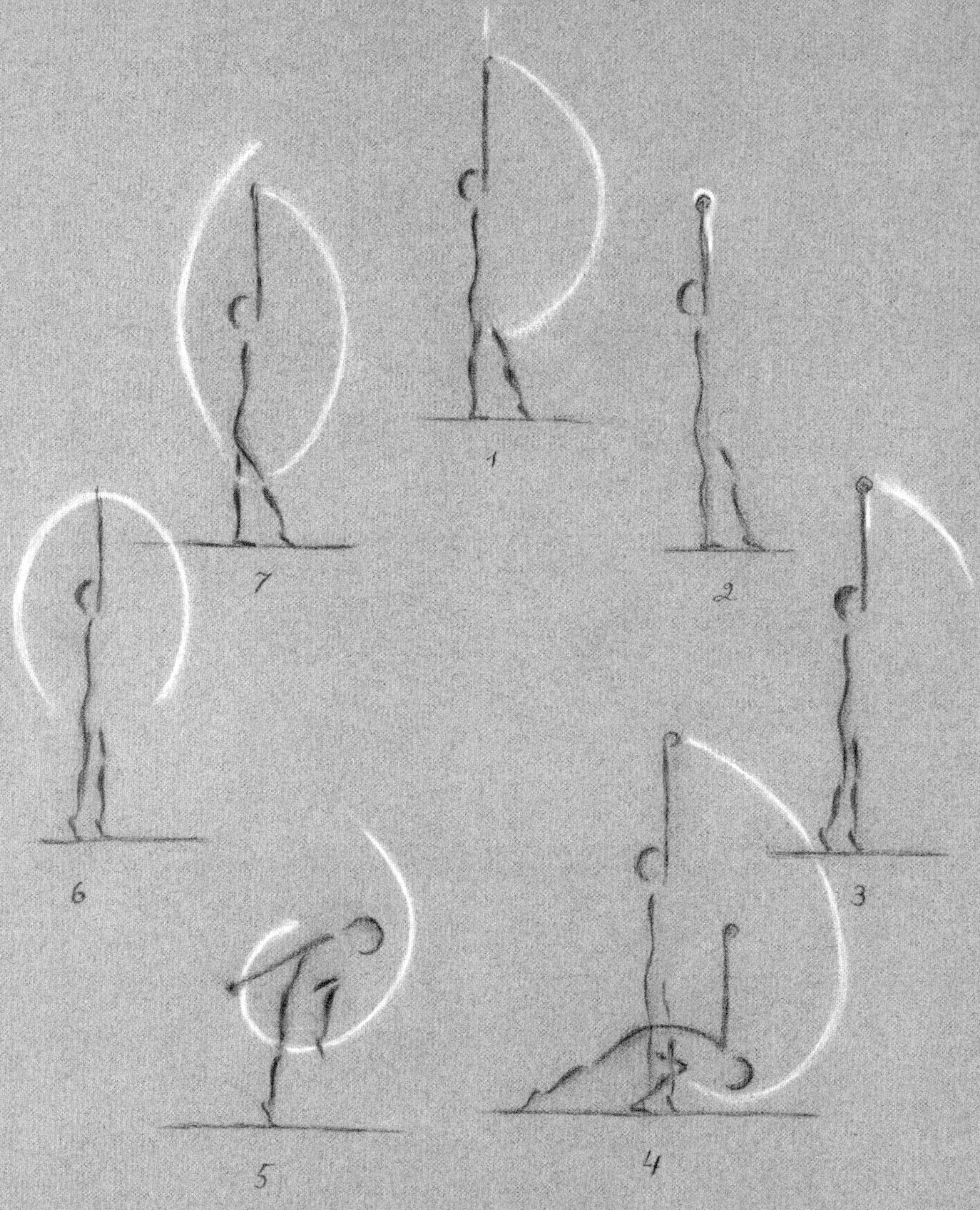

1
2
3
4
5
6
7

Stauung und Übersteigerung der Höhe, die durch Sturz und Wiederaufbäumen den vorigen Weg wiederholt.

Von dem lotrechten Fall an ist jede Übung ein dramatisch abgestufter Schritt, ihre Wiederholung eine in Rhythmen zurückgelegte Wegstrecke. Hierin spricht sich das bewusst ergriffene Wesen der dritten Dimension aus.

Der Wirbel

Eine andersgeartete Spannung tritt ein, wenn die Höhe nach unten gestaut wird. Das Standbein beugt sich unter dem Druck von oben, das Spielbein, das zum Schritt angesetzt hat, gibt nach vorne gleitend Raum. Wird der Druck so stark, dass das Gleichgewicht verlorenzugehen droht, dann wird er in einem kräftigen Durchziehen der gestreckten Arme von der Höhe durch die Tiefe aufgelöst, wobei im Gegeneinander des Druckes von oben und der Stauung von unten ein Wirbel der Arme um die Waagrechte entsteht, der das Gleichgewicht wieder herstellt, indem er den Körper wieder aufrichtet und in der Weite zur Ruhe kommt.

Erst jetzt, im Weiterführen der Arme von der Weite zur Höhe, dem letzten Aufrichten, vollzieht sich der zu Beginn eingeleitete Schritt. Dann wird zum neuen Schritt angesetzt.

Die doppelte Acht

Werden die Arme in der Höhe nicht nebeneinander, sondern hintereinander gestellt, sodass die gegeneinander gerichteten Handflächen in einer Ebene liegen, und wird nun diese Höhe nach der Tiefe zusammengepresst, so wird das Gleichgewicht nicht in einem beiderseitigen Einwirbeln der Arme in die Waagrechte gefunden. Diese durchlaufen vielmehr hintereinander wie «auf Messersschneide» in der Symmetrieebene ihren Weg bis zur Tiefe, gleiten einseitig am Körper vorbei und richten ihn in einer Drehung nach der rückwärts weisenden Waagrechten ruhig auf. Gleichzeitig verlassen die Hände die ihnen gemeinsame Ebene, treten nun nebenein-

Abb. S. 66: Der Sturz, *Beginn oben Mitte; Uhrzeigersinn*

ander und für den Augenblick des Durchganges durch die rückwärts weisende Waagrechte in ein merkwürdiges Spiel von Geraden und Winkeln. Bis hierher hat das eine Bein die Bewegung getragen, das Spielbein hatte zuerst dem Druck nach vorne gleitend nachgegeben; im Aufrichten zur Waagrechten kommt es wieder zurück.

Während die Arme die Bewegung weiterführen zur Höhe, treten sie wieder in eine gemeinsame Ebene hintereinander, durchlaufen so den Scheitelpunkt und wiederholen ihren Weg auf der anderen Seite des Übenden. Die Hände tauschen dabei die führende Rolle.

Jeweils beim Durchgang durch die rückwärts weisende Waagrechte gibt das Standbein seine Aufgabe an das Spielbein ab. Der Blick kann der Bewegung der Arme und dem Spiel der Hände folgen oder vorwärts gerichtet bleiben.

Es ist der Rhythmus zweier ineinandergeschlungener Achter mit je einer kleineren und einer größeren Schlinge, die sich vom Scheitelpunkt über die Gestalt des Übenden nach beiden Seiten niederbiegen.

Eine Vereinfachung bedeutet es, wenn der Druck nach unten von beiden Beinen gleichmäßig getragen wird. Dann geht schon im Aufrichten aus der Beugung in die rückwärts weisende Waagrechte das Körpergewicht auf den vorderen Fuß über. Das Spielbein folgt.

In dieser Vereinfachung kann die Übung dynamisch sehr verschieden gemacht werden, von der ganz ruhigen, mehr raumbetonenden Form bis zur stark rhythmisch-bewegten, die mit einem kleinen Ansprung beginnen und statt des Schrittes sich mit dem abwechselnden Vorsetzen eines Fußes begnügen kann.

In ihrem Charakter, der in der schneidenden Betonung der Symmetrieebene liegt, bleibt die Übung unverändert.

Die Symmetrieebene teilt den Menschen und durch ihn hindurch den Raum in ein Rechts und Links. In ihr liegt auch das Ziel. Als Raumrichtung ist sie die des Schrittes, die Länge, das Vorwärts-Rückwärts.

Im Speerwurf, Bogenschuss, Schwerthieb, Lanzenstoß findet sie den ihr zukommenden naturhaften Ausdruck; in ihnen wirkt die Dynamik der Richtung. Der Speerwurf ist der sinnfälligste Ausdruck strahlender Kraft, der Aufrechten. Als solcher gehört er in symbolhafter Art zum Menschen.

Bogenschießen / Speerwerfen

Wie der Pfeil vom Bogen, so schießt der Speer aus der Spannung des gebogenen Körpers heraus. Diese Dynamik lässt sich zu einer gymnastischen Übung abwandeln, die nahe Verwandtschaft zum Speerwurf hat. Der Übende wird dabei selbst zuerst Bogen, dann Pfeil. Linke Schulter, ausgestreckten linken Arm und den Blick zum Ziel gerichtet, stellt der Schütze in einer Vierteldrehung rechts den rechten Fuß breit nach der Seite. Dann setzt er, wie beim Auflegen des Pfeiles auf die Sehne, die rechte Hand neben der vorgestreckten linken an. Nun führt er die Pfeilfaust, der der richtungweisende Arm als Widerlager dient, bis zur höchsten Streckung nach rückwärts-abwärts, den Körper damit zum Bogen spannend und beugend. Im sprungartigen Vorschnellen schießt, mit der sich öffnenden Pfeilhand, der ganze Körper in der Pfeilrichtung vorwärts-aufwärts, wie vom Bogen geschossen. So wird der Schütze selbst zuerst Bogen, dann Pfeil. Er sucht nun nach dem Vorschnellen das Gleichgewicht in der Bewegungsrichtung auf dem Standbein wiederzugewinnen.

Diese Übung, die im Wechsel rechts und links ausgeführt werden kann, ist Urbild strahlender Kraft.

In den «die große Aufrechte» und «die große Waagrechte» genannten Übungen findet sie eine ihr Wesen klar in die Erscheinung bringende Verwandlung.

Diskusschwingen

Inbegriff kreisender, rhythmischer Kraft ist der Diskuswurf. Dem geraden Speer steht die runde Scheibe gegenüber. Der Speer fliegt spitz. Der Diskus dreht sich. Er erhält seine Kraft aus dem weiten Schwingen, das seinem Wesen nach wohl eine rund um den Werfer geschwungene, flache Acht ist und sich im Drehschritt bis zum Kreis steigert. Der Diskus fliegt dann tangential ab, um den eigenen Mittelpunkt weiter kreisend.

Auch der Diskuswurf lässt sich gymnastisch, also ohne die Scheibe, zu einer selbständigen Übung gestalten:

Dreht der aufrecht fest stehende Mensch den Rumpf in fortgesetzter

Steigerung rechts und links im Wechsel, so beginnen die lose herabhängenden Arme eine Art Kegelmantel zu beschreiben, der sich bis zur Scheibe erweitern kann. Es ist wie ein Wegschleudern der ganz lockeren Arme. Die Bewegung wird weiter verstärkt dadurch, dass der Übende einen Fuß vorstellt und weiter kreisend in einen vorwärts und rückwärts wiegenden Rhythmus kommt, der durch das natürliche Absinken der lockeren Arme an den zwei sich berührenden Wendepunkten des Kreises die Form der Acht annimmt. Der Schwung kann schließlich durch Drehschritt zum Kreisel werden, aus dem die abschleudernde Bewegung erfolgt.

Das Schreiten mit kreisenden Armen

Wird die drehend-abschleudernde Bewegung in der gymnastischen Übung verlangsamt zu einem ruhigen Kreisen der Arme in der waagrechten Ebene, so entsteht ein Rhythmus, der zwischen Weite und Verschränkung spielt, d.h. sich in der Geraden zur größten Weite spannt und sich dann in der Lösung vor der Brust und hinter dem Rücken spiralig verschränkt.

Dieser Rhythmus kann von einem gleichmäßig fließenden Schreiten begleitet sein. Der großen Spannung nach der Weite entspricht dabei das Fußfassen, dem Ein- und Ausspielen der Spirale die Vorwärtsbewegung des Spielbeins. Dieser schreitende Rhythmus beginnt und endet in der Weite.

Es liegt auf der Hand, dass Speer- und Diskuswurf, rein gymnastisch geübt, andere Bedeutung haben als der wirkliche Wurf. Der Übende erlebt ohne das Objekt noch bewusster das der Bewegung zugrunde liegende Wesen der strahlenden Geraden im Speerwurf und der kreisenden Ausdehnung nach der Weite im Diskuswurf.

Bewegung nach dem Ziel

Die zielbetonende, vorwärts-rückwärts gerichtete Gerade der ausgebreiteten Arme, in Verbindung mit dem Ausfallschritt, geht vom gleichen

Bewegungsmotiv wie der Speerwurf aus und verwandelt es gymnastisch. Diese Verwandlung durchläuft einen vielgestaltigen Weg, bis ihre gymnastischen Möglichkeiten ausgeschöpft sind.

Erfüllt von zielbewusstem Willen fällt der Übende, wie von einem Magneten angezogen, nach dem Ziel aus und fängt sich im zielgerichteten Ausbreiten der Arme auf. Würde nun die Kraft der Richtung weiterwirken, so würde er bald das Gleichgewicht nach vorne verlieren. Wo die Spannung am größten ist, muss die Vorwärtsbewegung einen Augenblick durch die Aufrechte hindurchgehen. Von da aus kann sie in neuem Ausfallschritt mit neuer Kraft sich in das Ziel ergießen.

Dieser Eingriff ist nötig, da die Mensch und Ziel nur triebhaft verbindende Vorwärtsbewegung hart an die Grenze des menschlich Zulässigen geraten und tierischen Charakter annehmen würde. – Dieser Eingriff kann sich bis zur Stauung der Vorwärtsbewegung steigern oder durch vorübergehendes Verlegen des Zieles sich verwandeln und bereichern.

Wie der Strom des Wassers an ein Wehr gerät, sich staut, bricht, zurückschlägt und mit der nachströmenden Kraft vereint gegen das Hindernis sich wirft, es zu durchbrechen oder zu überfluten, so wird auch gymnastisch der einseitig in die Zielrichtung strömende Wille, an der Klippe gestaut, im Zurückfluten sich mit der nachströmenden Kraft vereinen, um sich im neuen Ausfall gegen das Ziel zu wenden um dann wieder in den vorwärtsführenden Strom der Bewegung einzutauchen.

Die in Stauung umgesetzte Kraft der Vorwärtsbewegung verlagert den ganzen Körper nach rückwärts,[29] wobei der zielwärts weisende Arm Widerstand suchend ins Genick zurückschlägt. Die freie Kraft des andern, rückwärts weisenden Armes führt dann, durch die Tiefe zur Höhe schwingend, die Bewegung schleudernd in neuem Ausfallschritt wieder vorwärts. Die andere Hand bleibt im Genick und der Blick unentwegt vorwärts gerichtet.

Die Stauung kann durch Ballen der vorwärts weisenden Hand stumpf oder durch einfaches Aufwärtswenden der Hand flach sein; in diesem

---

29 Die Verlagerung entsteht durch Zurückspringen vom vorderen auf das hintere Bein.

Falle bricht sie sich zum scharfen Schlag rückwärts in die Kerbe zwischen den Schultern und führt dann zum offenen Wurf vorwärts.

Nach der vorwärts schleudernden Bewegung[30] tauchen beide Arme wieder in die Waagrechte ein, und das Spiel der Kräfte beginnt von neuem.

Durch die Stauung und ihre Auswirkung steigert der Übende die äußere Kraft der Vorwärtsbewegung. Der Wille wirkt dabei vorwiegend im Körperlichen, in der Körperkraft.

Die Bewegung wird bereichert durch Abwandlungen; dabei werden das ursprüngliche Ziel und die Wegrichtung noch stärker im Bewusstsein erlebt und der Raum geformt und mit Leben erfüllt.

Die große Waagrechte

Das Ziel wandert: bald nach oben, während der Übende dieser Aufwärtsbewegung mit der zielweisenden Waagrechten folgt und das Gewicht auf der Basis des großen Schrittes weit und tief rückwärts verlagert; bald wieder nach vorne, um in die ursprüngliche Richtung einzutauchen. Der Übende setzt dann seinen Weg fort.

Der Körper wird schwingende Waage.

Sie kann mit dem aufsteigenden Blick oder ihm entgegenschwingen; sie kann auch beides nacheinander zuerst mit, dann gegen den Weg des Blickes, in einem Rhythmus, der den Charakter eines großen Atmens im Raume annimmt.

Wenn die Waage dem Wege des aufsteigenden Blickes entgegenschwingt, wird das Gewicht nach vorne verlagert, Waagbalken und Blick begegnen sich erst im Zenit. Dann folgt die Waage dem Blick durch die ganze Sphäre hindurch, bis er schließlich rückwärts gewandt nach dem anderen Pol einspielt, also den ganzen Weg von dem einen Horizont zum andern durch den Halbkreis zurückgelegt hat. Der Blick ist nun rückwärts gewandt; die ganze Kraft strebt indessen nach vorne.

Abb. S. 73ff., obere Reihe: Ansicht von vorne; untere Reihe: Ansicht von der Seite.

30 Die eine Hand wird im Hochschleudern wieder geöffnet, die andere im Zurückführen zur Waagrechten.

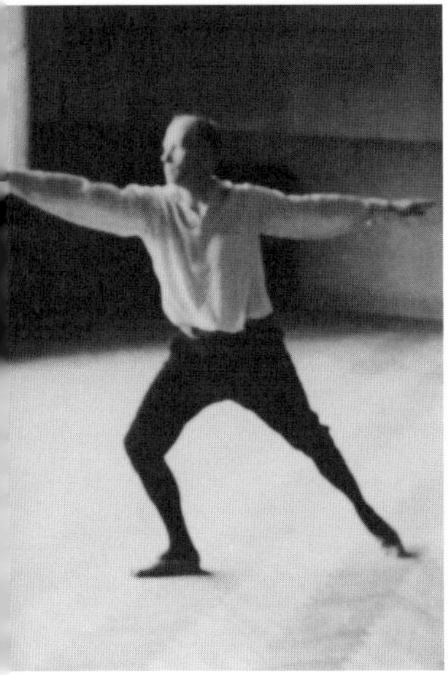
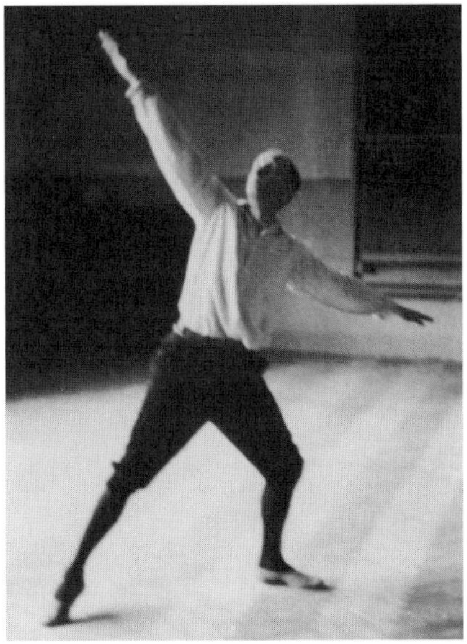
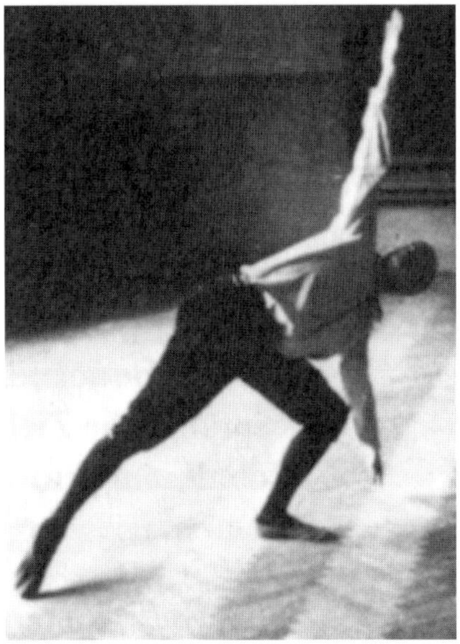

Von hier aus bedarf die Fortsetzung des Weges vorwärts des schon erwähnten kurzen Aufrichtens zum neuen Schritt; gleichzeitig springt auch der Blick wieder auf das alte Ziel nach vorne, und der Rhythmus kann von neuem beginnen.

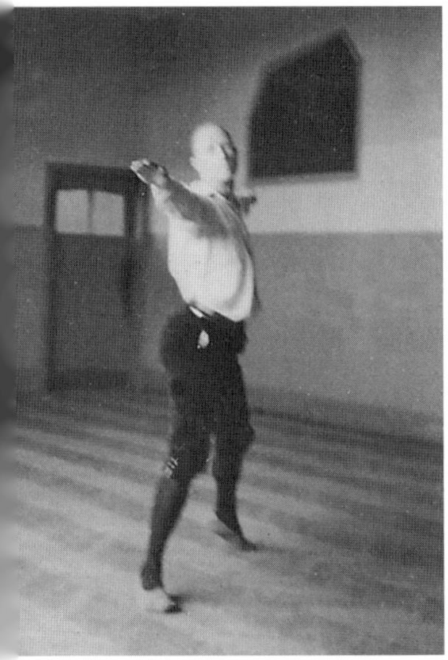
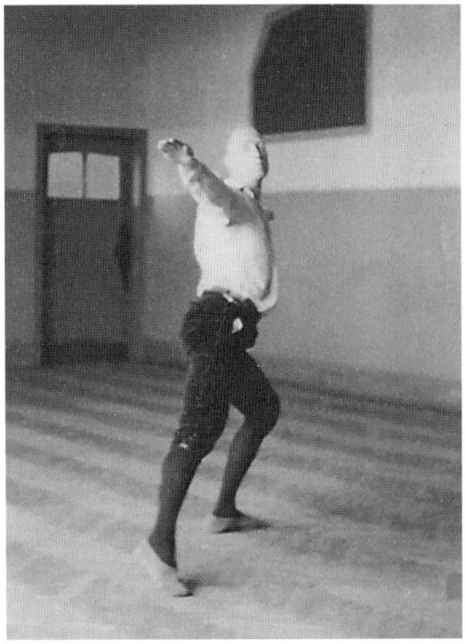
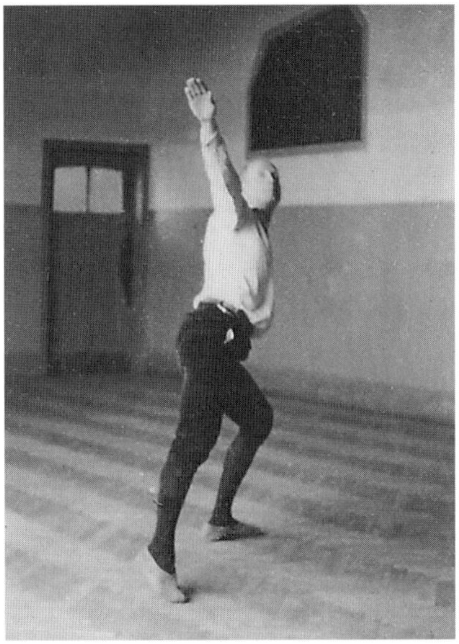

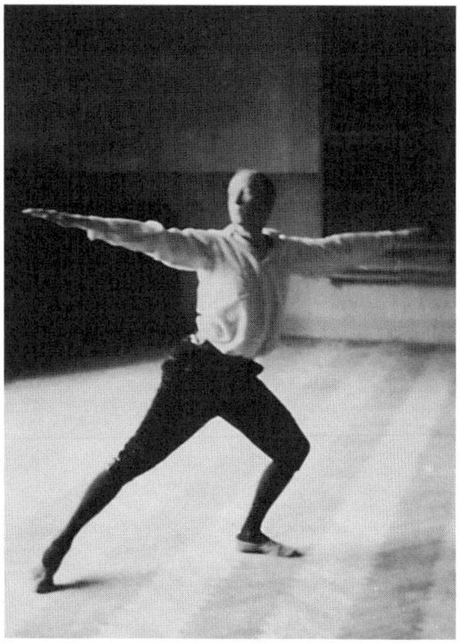
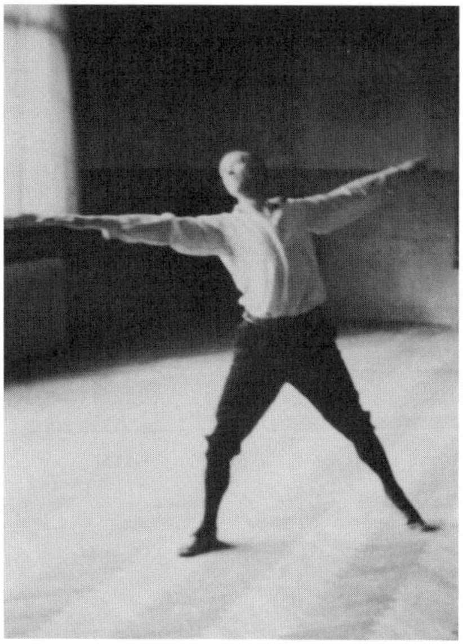
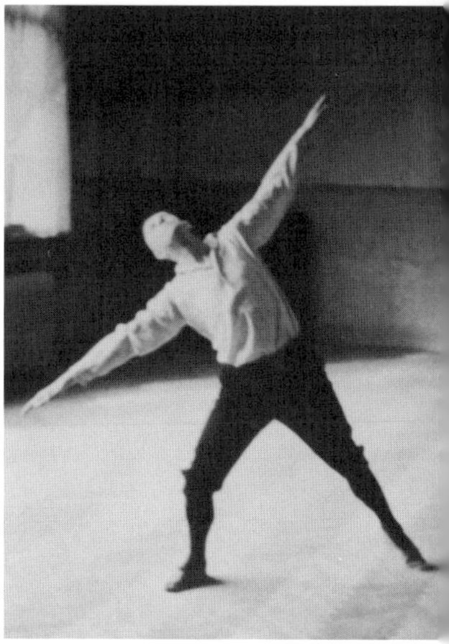
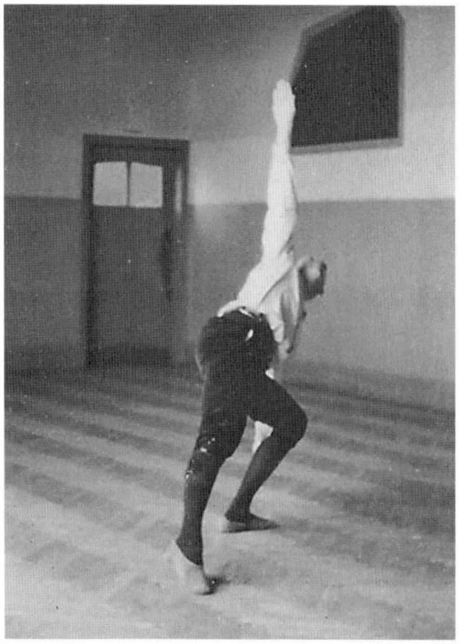
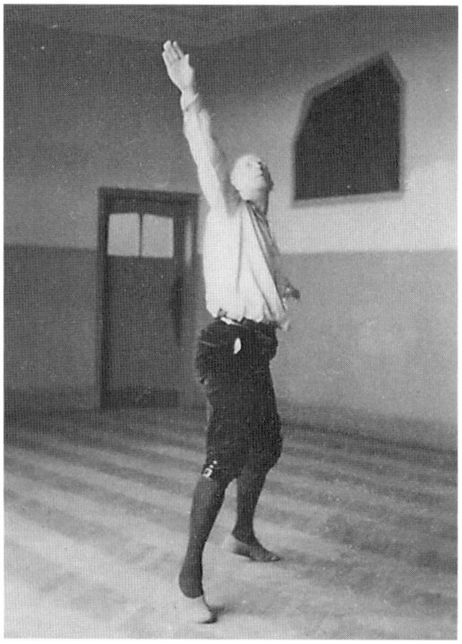
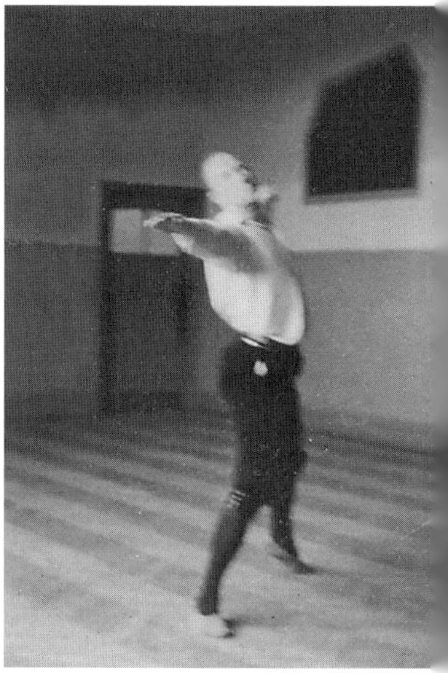

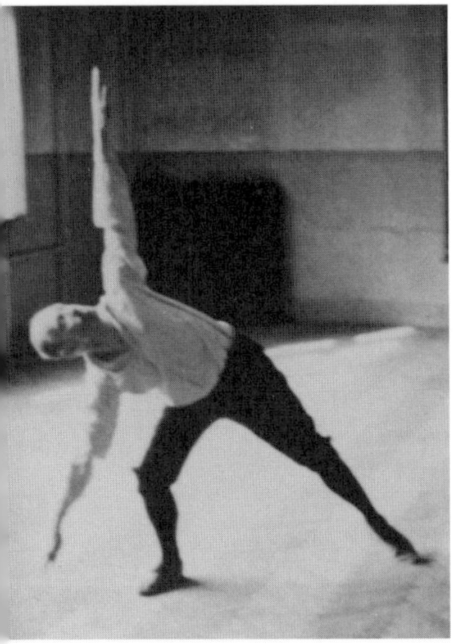
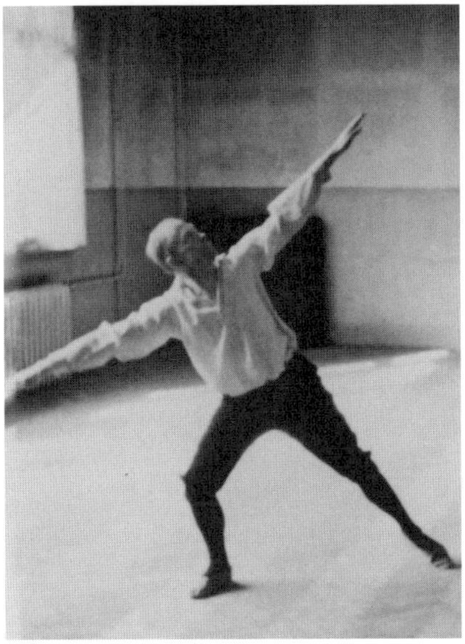
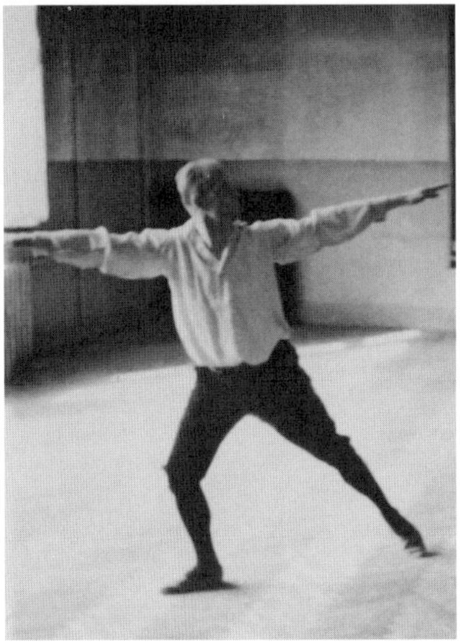
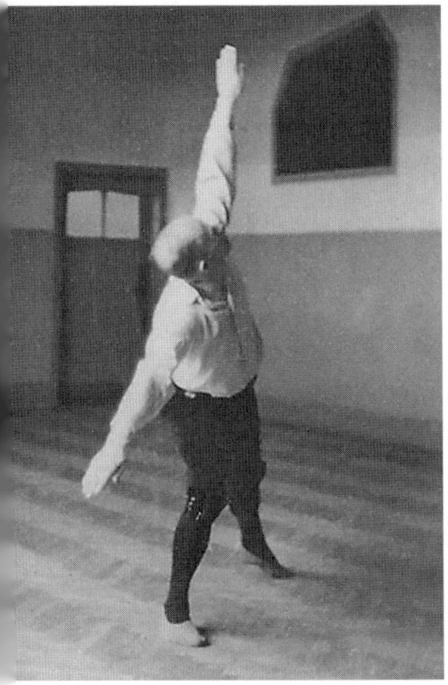
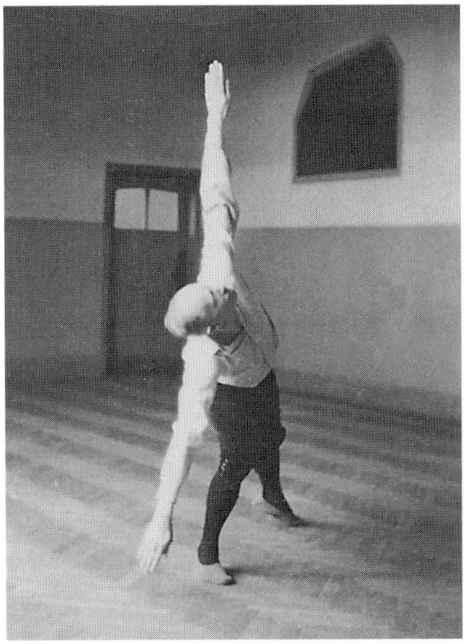
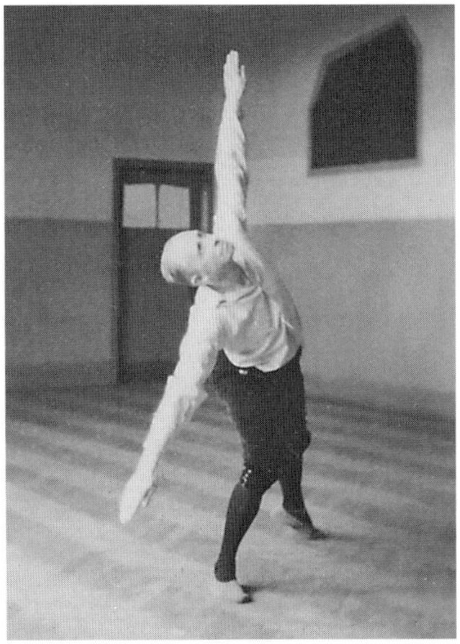

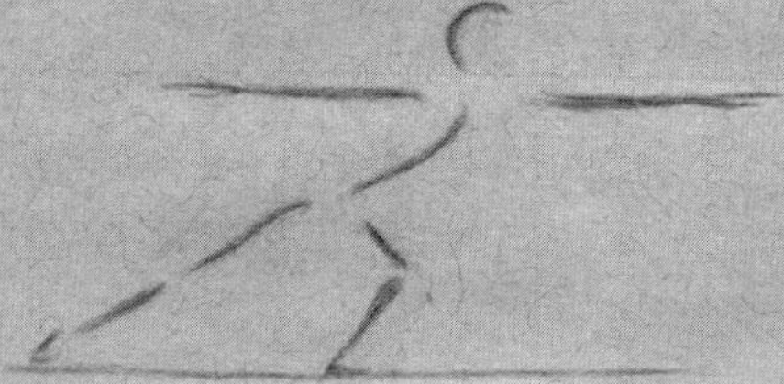

1

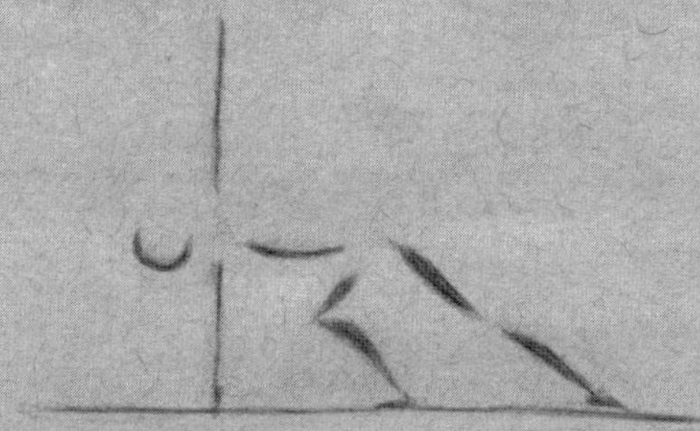

2

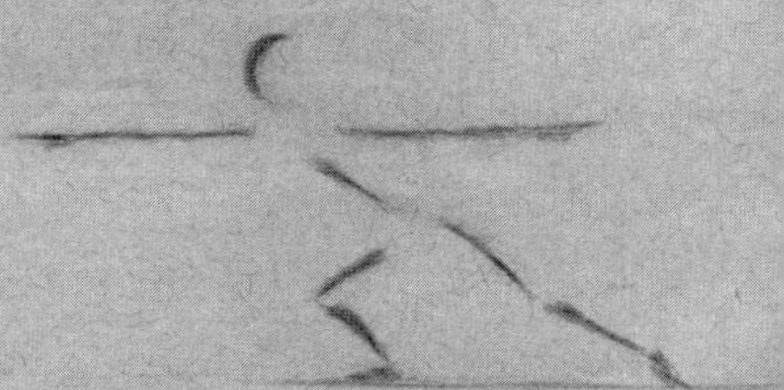

3

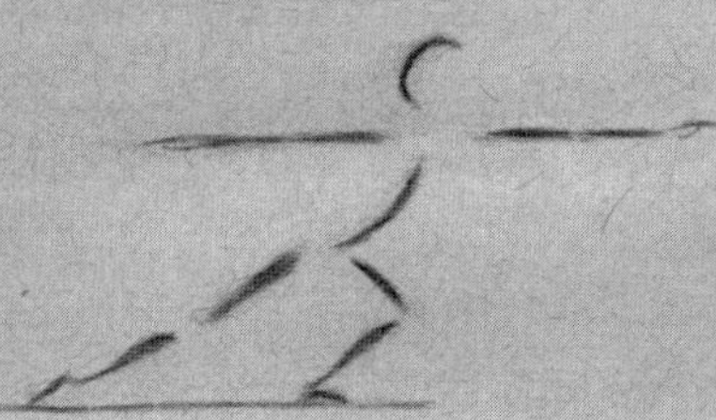

4

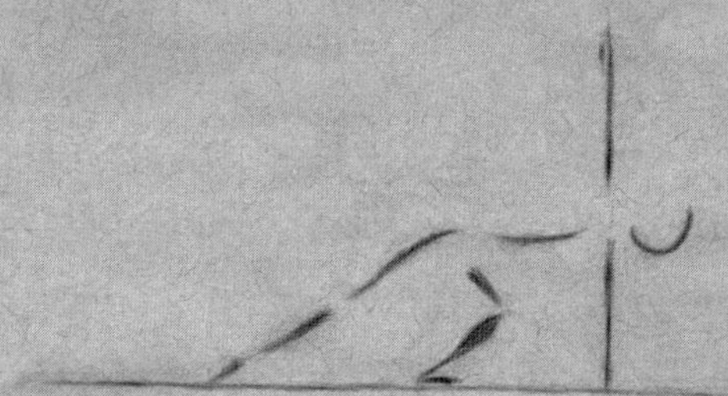

5

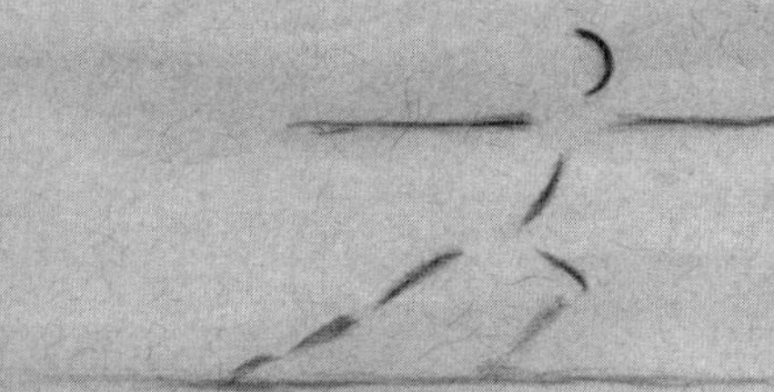

6

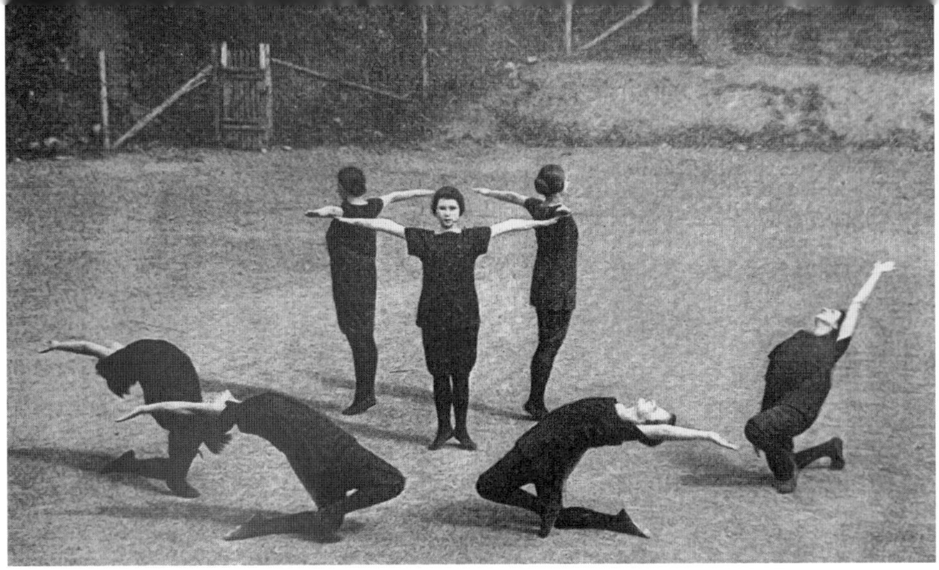

Die große Aufrechte, aufgeführt auf dem Turnplatz der ersten Waldorfschule.

Die große Aufrechte

Ein ganz anderes Bewegungsbild erscheint, wenn der Übende sich nicht von dem Ziel anziehen lässt, was zu einem triebhaft ausfallenden, übermäßigen Schritt geführt hat, sondern unter Betonung seiner aufrechten Gestalt, der Höhe, und der zielweisenden Kraft dem Ziel entgegenschreitet.

Im vorigen Bewegungsbild wurde der Körper zur Waage, die bis in die Senkrechte einschwang; jetzt wird er die bis in die Waagrechte einschwingende Höhe.

Der Übende setzt zum Schritt an und bewegt den einen Arm zielwärts und dann zur Höhe; gleichzeitig steigert er die Aufrechte zum Äußersten. Allmählich festen Fuß fassend führt er die Höhe in zunehmender Spannung wieder in die zielweisende Waagrechte. Der andere Arm weist nach unten[31] Dann wird die körperliche Spannung mit gleichzeitigem Vorbewegen des Spielbeines aufgelöst, der Arm gesenkt, um den Rhythmus von neuem zu beginnen.

Das Hereintragen der Höhe in die Zielrichtung findet eine Steigerung im Hereinwachsen der ganzen aufrechten Gestalt tief in die zielwärts weisende Waagrechte. Wie der Pfeil auf der gespannten Sehne liegt und ganz mit der Kraft der Richtung erfüllt ist, so hält sich der Übende in diesem Gleichgewicht auf dem tief gebeugten Standbein. Das Spielbein und der

Abb. S. 76: Die große Waagrechte

31 Der Arm hängt lose in natürlicher Haltung herunter.

nicht erhobene Arm weisen, gelöst, rückwärts; der Blick und die durch Arm und Rumpf gehende Gerade bohren sich ins Ziel.

Dann wird die Höhe wieder aufgerichtet. Sie beginnt dabei ihre langsame Entspannung und beendet sie im Senken des Armes zur Ruhe. Auch das Spielbein beendet den Schritt und setzt zum neuen an.[32]

In dieser ersten Steigerung hatte der Übende den Blick unentwegt vorwärts nach dem Ziel gerichtet. Lässt er im Wiederaufrichten aus der großen waagrechten Spannung das Ziel von vorne, dem Horizont, aufwärts zum Zenit wandern, und folgt er seiner gebogenen Bahn mit Blick und Körper, so kommt er in tiefer Beugung rückwärts zur Waagrechten[33] und durchmisst den ganzen Halbkreis.[34] Es entsteht dabei abermals eine große tragende Spannung, die nur auf Fußballen und Fußrücken ruht. Die Höhe wird durch die Waagrechte hindurchgetragen und wieder aufgerichtet.

Es ist die schwierigste Probe für das Gleichgewicht. Was den Übenden darin hält und trägt, soll der Blick nach dem Ziel und das unentwegte Bewusstsein der Höhe, das Vertrauen in deren Kraft, sein.

Die Gefahr, die Bewegung in der Form leerlaufen zu lassen, ist hier groß. Sie immer im rhythmischen Flusse zu halten, den Atem frei durch sie hindurchströmen zu lassen, mit dem Blick der Bewegung entschlossen voranzugehen, erfordern neben der Wahrung des Gleichgewichts stärkste Sammlung und ein im ganzen Körper lebendes Raum- und Richtungsgefühl.

Ein grundlegend Neues kennzeichnet diese Stufe gymnastischer Erziehung: Auf der unteren Stufe ist die Bewegung eins. Sie entfacht sich am Bewegungsinstinkt im natürlichen Rhythmus von Atem und Blut und wird vom Kopf im Bewusstsein gespiegelt. Der Körper lebt sich willenshaft aus. Auf der oberen Stufe wird das Bewusstsein führend. Die Gliedmaßennatur unterordnet sich seinen Zielen. Der Rhythmus, vorwiegend Atem-

---

32 Mit ihm wird der andere Arm in die Zielrichtung gelegt.

33 Der sonst unbeteiligte Arm wird dabei nach vorne erhoben, sodass beide Arme zusammen die Waage darstellen, die nach oben geöffneten Hände deren Schalen. Bothmer ließ dies oft auch ohne das Heben des ergänzenden Armes ausführen. Aus einer Skizze ist zu ersehen, dass er sich diese Waage auch durch die Mitwirkung beider Arme dachte.

34 Dies geschieht auf derselben Standgrundlage, ist nicht mit einem Schrittwechsel verbunden.

rhythmus, schwingt mehr und mehr frei über der Bewegung. Der Schritt wird das Maß der Bewegung.

Der geometrische Charakter der Übungen, auf der unteren Stufe deutlich erkennbar, tritt auf der mittleren Stufe zurück. Auf der oberen erscheint er wieder in neuer Form im nunmehr bewussten Erfassen des unbegrenzten Raumes durch die Dimensionen, in ihren Durchdringungen und in den großen sphärischen Bewegungen.

Bei den vorigen Übungen schwingen die Waagrechte in die Vertikale, die Aufrechte in die Horizontale ein, ohne ihre vom Übenden aus bestimmte Qualität als Weite und Höhe, Waagrechte und Aufrechte zu verlieren. Solche Durchdringungen wiederholen und steigern sich auf der obersten Stufe. Sie rufen das Bewusstsein zu starker Anspannung auf.

Das Schreiten kann auch Bewegungen dienen, die dem räumlich gestreckten Ziel nicht so sinnfällig untergeordnet sind, in denen es nur im entscheidenden Zeitpunkt aufleuchtet. Noch unauffällig geschieht dies in dem schon dargestellten Rhythmus der beiden Kreuzungen hinter dem Rücken; stärker schon im Wiederaufbäumen nach dem Sturz.

In den beiden folgenden, einander verwandten und doch grundverschiedenen Übungen ist es rhythmisch der gleiche und der entscheidende Zeitpunkt, in dem das Ziel für den Übenden von Bedeutung wird und mit vollem Bewusstsein erfasst sein will:

Die verzerrte Höhe / Die wachsende Höhe

S. 80: Die verzerrte Höhe;
Ansicht von vorn.
Beginn oben Mitte, Uhrzeigersinn

S. 81: Die verzerrte Höhe. Seitenansicht

Der Fuß setzt zum Schritt an, gleichzeitig wird die Höhe durch Erheben der Arme betont. Sie führen den Körper in fließender Bewegung so hoch als möglich, rollen ihn in weit ausholender Beugung nach vorne und unten in die Spirale ein und gewinnen in ihrem Zuge wieder die Höhenrichtung, während der Kopf in den Mittelpunkt der Spirale herabrückt. Die Hände übernehmen gewissermaßen die Stelle des Kopfes und schauen vorwärts: eine Verzerrung der Höhe im Verlust der menschlichen Gestalt, ein toter Punkt.

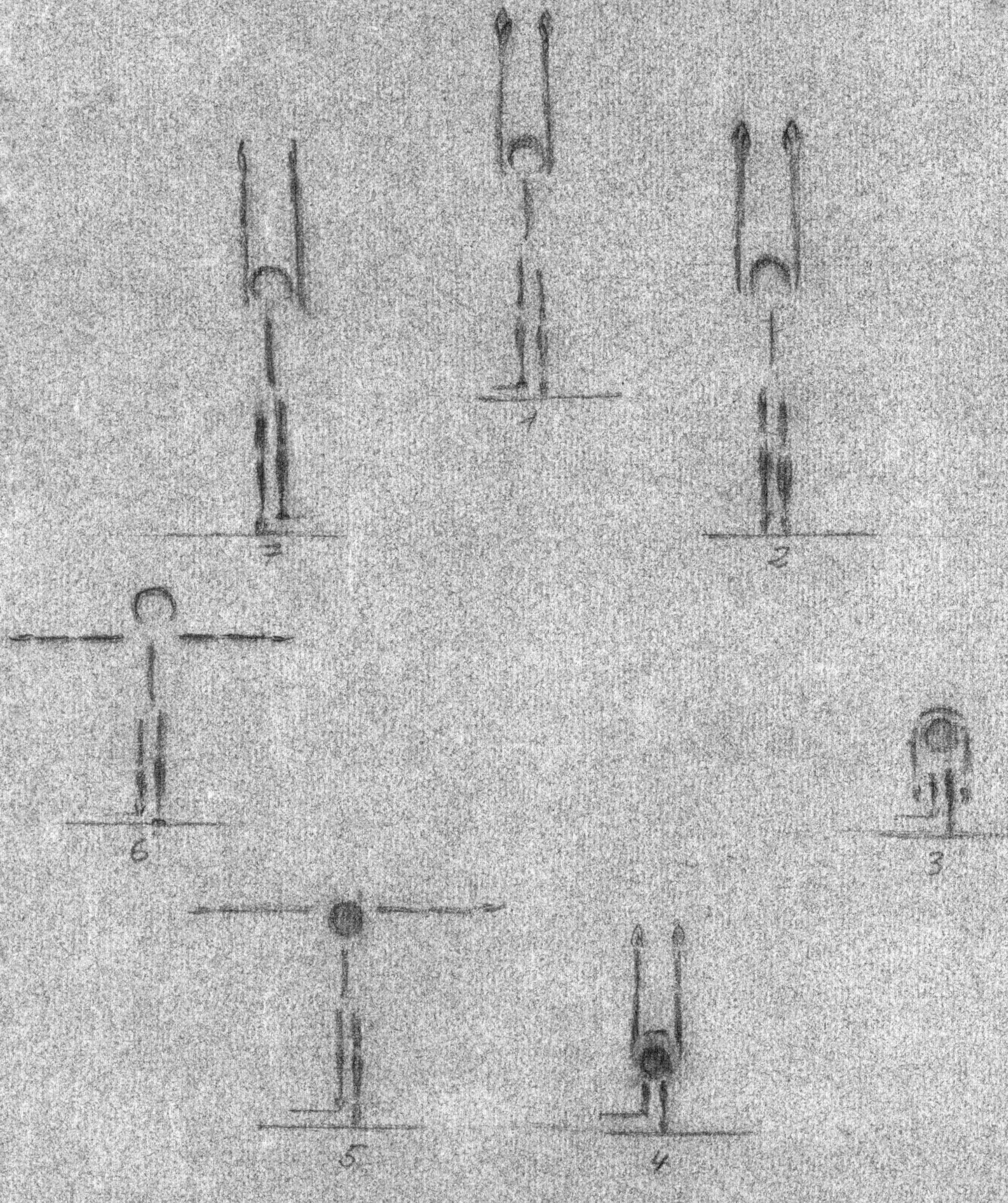

1
2
3
4
5
6
7

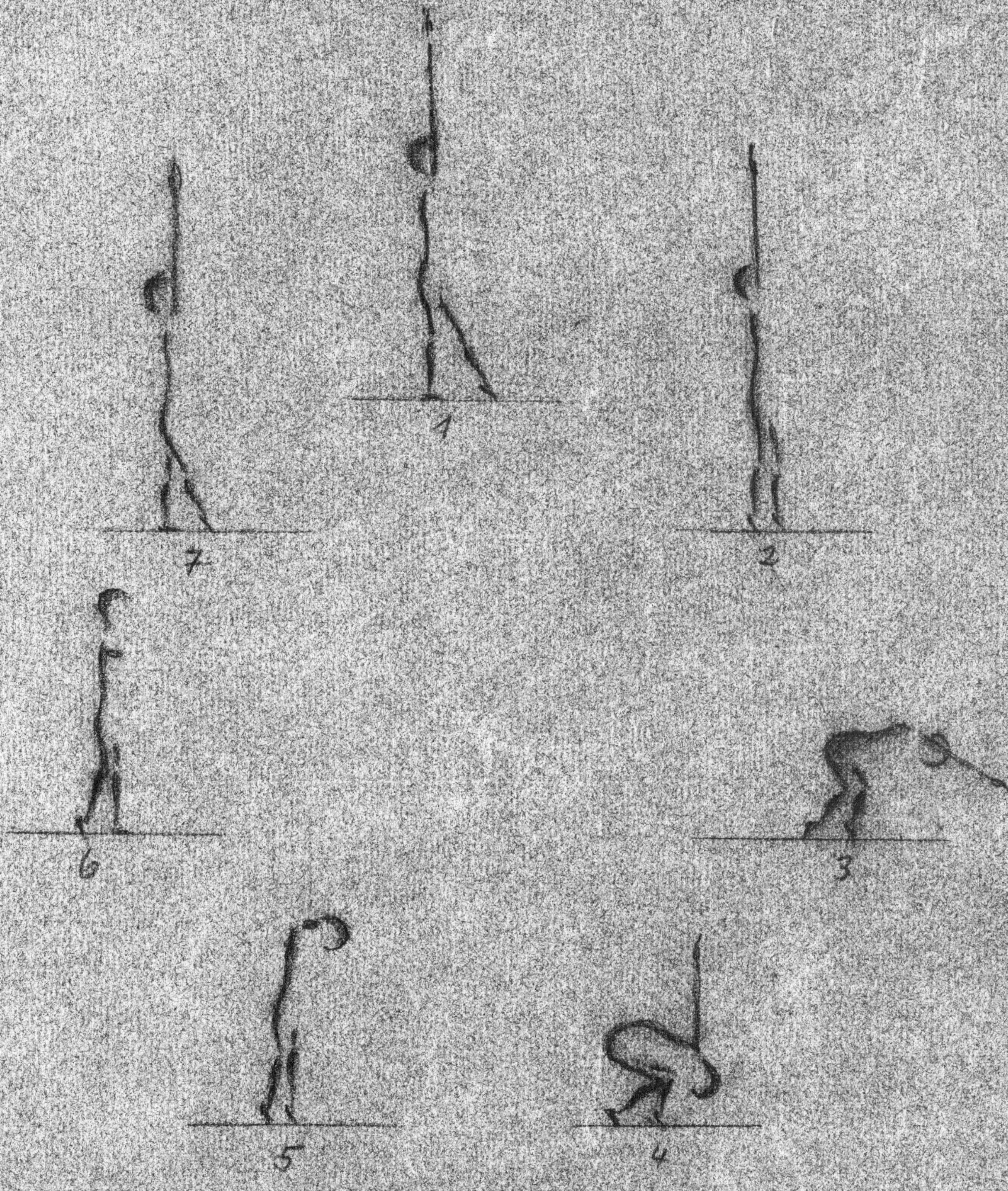
1
2
3
4
5
6
7

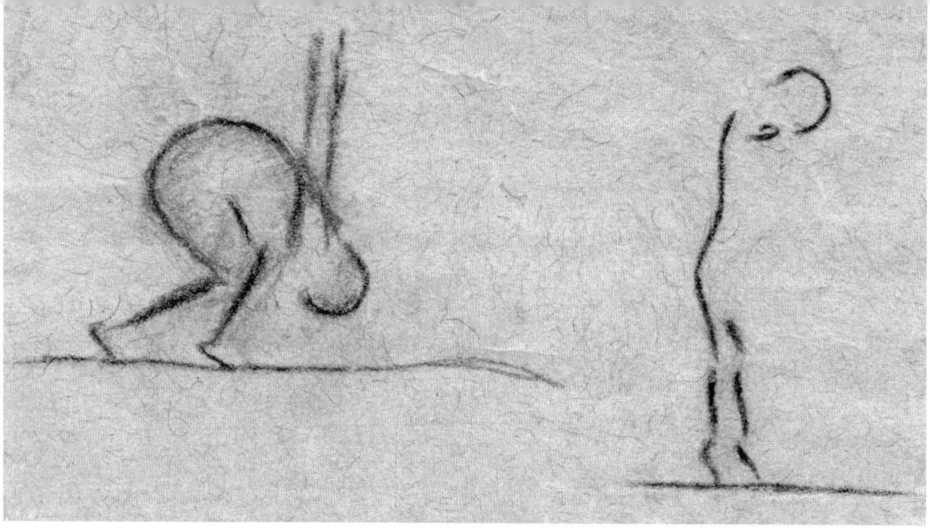

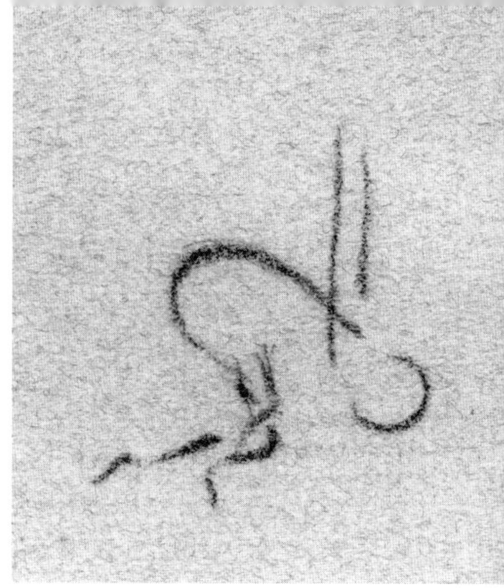

Der Übende folgt nun der aufwärts weisenden Kraft der Arme aus einem neuen Entschluss und beginnt, sich aufzurichten. Mit den Händen weiter den Weg nach oben tastend kommt er dabei von unten her an eine verzerrte Weite, die sich ihm wie ein Joch waagrecht auf den Nacken legt: wieder ein toter Punkt.

In dem Versuch, durch die Waagrechte durchzustoßen, wendet er sie mit neuem Entschluss um ihre eigene Achse: Nun kann er den Kopf erheben, der Blick erfasst das Ziel, das Standbein fasst festen Fuß, das Spielbein wird frei zum Schritt vorwärts, und die befreiten Arme richten den Übenden wieder zur Höhe auf.

In der erneuten Steigerung der Höhe[35] beginnt der Rhythmus sich zu wiederholen.

Es ist ein dramatisches, zeitweise atembeklemmendes Geschehen voll starker, die Menschengestalt beinahe verleugnender Spannungen und Stauungen, die an zwei tote Punkte führen. Zuerst wie in ein Schneckenhaus, aus dem nur noch die Fühler hervorstehen, dann durch die Spaltung der Höhe unter das Joch der Waagrechten. Um so erlösender ist die, durch die lineare Drehung der Waagrechten um 360°, der menschlichen Gestalt und Bewegung bis in den Schritt wiedergegebene Freiheit.

---

35 Die Handflächen, die beim Heben der Arme von der Weite zur Höhe einander zugewandt waren, werden während der erneuten Steigerung der Höhe nach vorne umgewendet.

Die verzerrte Weite / Die wachsende Weite

Wird frei der nach oben gewandte Querbalken des Kreuzes um 360° linear wieder zurückgedreht, so verändert sich das Bewegungsbild grundlegend. Es wird nicht etwa rücklaufend.

Die Drehung zwingt den Kopf wieder unter das Joch der Waagrechten, mit ihm die ganze Gestalt, durch die ein tiefes Krümmen geht, wobei die abwärts führenden Arme zu einem kleinen Kreis sich schließen, der in der Begegnung der Handrücken, in der von den Fingerknöcheln geschlossenen Naht beinahe zu einem organischen Ganzen sich formt. Dieser kleine, der Waagrechten entstammende Kreis schließt sich hart an der Fußspitze des Standbeins. Sein Mittelpunkt ist der tief gebeugte Kopf.

Das Spielbein weicht weit nach rückwärts aus. – Nun trägt der Übende den kleinen Kreis der Arme zur Höhe und richtet sich wieder auf. Das Spielbein holt den rückwärts beschriebenen Weg wieder auf.

Im Erheben des Kopfes, der letzten Stufe des Aufrichtens, erfasst der Blick das Ziel, der kleine Kreis wendet und öffnet sich nach oben und strahlt wieder aus zur Höhe und Weite. Das Spielbein fasst nach vorne Fuß, das Standbein wird frei und beginnt gleichzeitig mit dem erneuten Wenden der Waagrechten seine rückläufige Bewegung.

Ein zweiter und großer, unkörperlicher Kreis entsteht so. Er hat schon da begonnen, wo der kleine Kreis sich im Erreichen der Aufrechten geöffnet hat, nun stülpt er sich in der Waagrechten, der Weite, wieder um und schließt sich mit und in dem kleinen körperlichen Kreis, um gemeinsam mit ihm durch den tiefsten Punkt zu gehen.

Hier entlässt der große Kreis den kleinen, in dessen Mittelpunkt jetzt der Kopf steht, zu seinem Weg von der Tiefe zur Höhe. Dort wendet und öffnet sich der kleine Kreis im Erheben des Blickes in den großen Kreis und erreicht wieder die Weite in der Waagrechten. Im Öffnen nach oben strahlt der Mittelpunkt in den großen Kreis, im Schließen nach unten wird er nach außen zurückgestrahlt. Zwischen beiden liegt die sich wendende Weite wie ein großer Bruch. Umso erlösender das folgende Sich-Aufrichten und Wiederöffnen in den großen Kreis.

In der Dramatik dieses und des vorigen Bewegungsablaufes wie, richtig

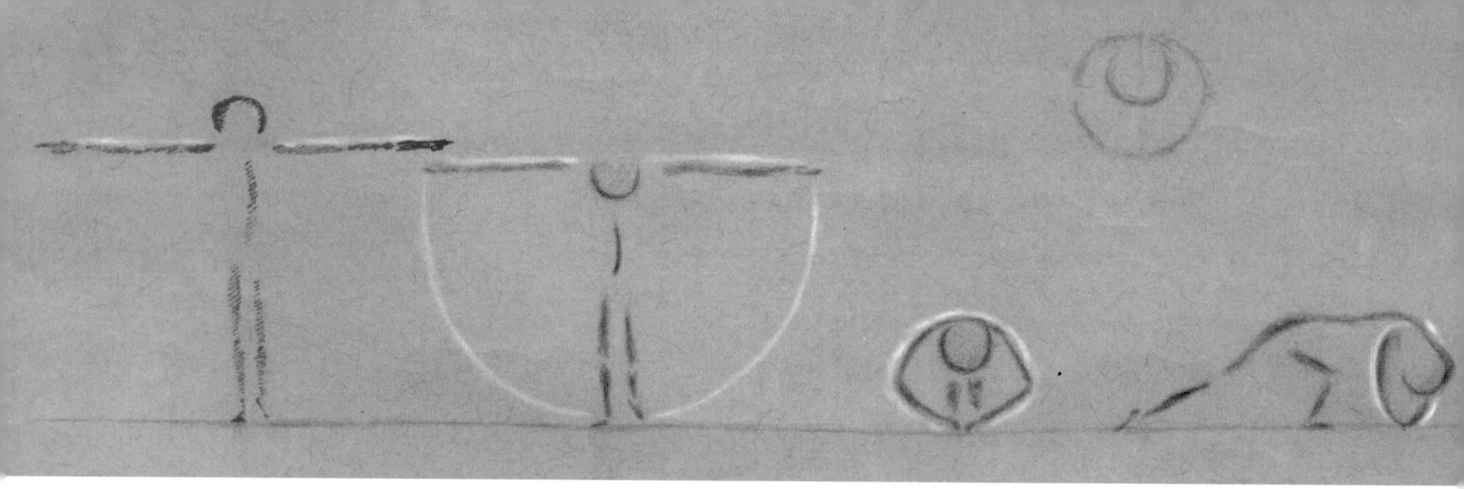

gesehen, in dem aller anderen dargestellten Übungen, die sich rein gymnastisch folgerichtig entwickeln, offenbart der Raum den Menschen, der Mensch den Raum.

In der unbegrenzten Bewegung, im Gegensatz zur begrenzten, gestauten, wird jener im Raum sich verkörpernde, größere Mensch erkennbar, in dessen Richtkräfte und Rhythmen sich hinein zu ordnen und zu formen der Weg dieses gymnastischen Übens ist.

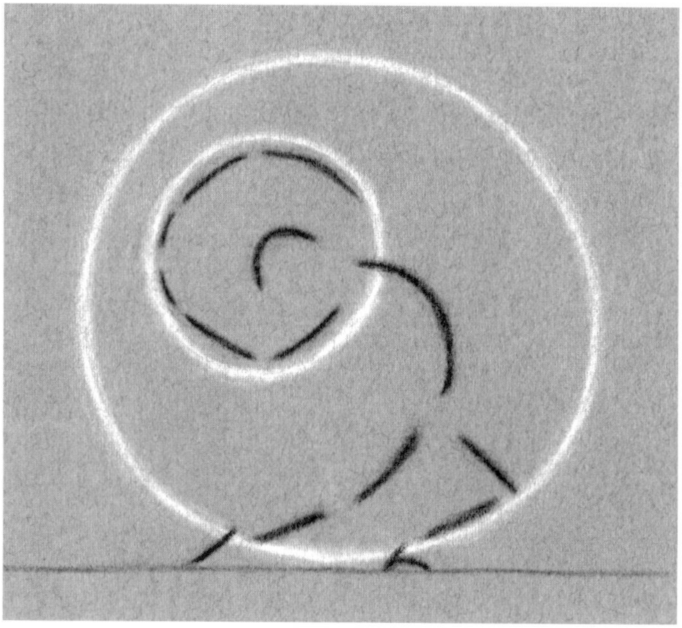

Die drei Kreise

Den Rhythmus dreier ineinander sich schließender und öffnender Kreise bewirkt eine letzte Steigerung und Abwandlung der früher dargestellten Kreisschlingen, die sich aus dem Rhythmus des Kreises entwickelt hatten.

Die rhythmische Folge nach der einen Seite geschwungener und geschlungener Kreise hatte ihren Ausklang in einer tiefen Beugung nach der Seite gefunden. Diese Beugung muss nicht immer ein Teil der ganzen Bewegungsfolge sein.

Sie kann als ein in sich geschlossener Rhythmus verlaufen, indem der Übende aus dem Stehen einen Fuß seitwärts setzend mit den Ar-

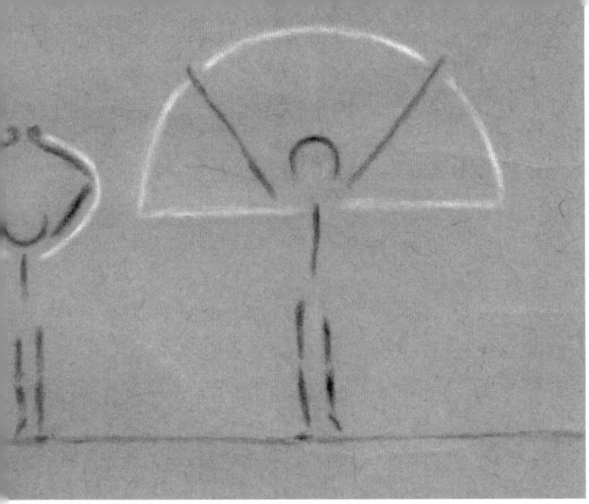

men weit nach beiden Seiten ausholt und sie in tiefer Beugung seitwärts über den Kopf zu einem kleinen Kreis schließt. Dann öffnet sich der kleine Kreis der Arme wieder im Aufrichten, und der Rhythmus wiederholt sich im Schritt nach der anderen Seite.

In der Beugung hat der ganze Körper, geführt von dem äußeren Arm, das Streben, sich nach einer Seite zum großen Kreis zu runden.

Das Gleichgewicht des großen Kreises hält sich auf dem seitwärts gestellten, äußeren Fuß in der Schwebe. Der innere trägt nur wie eine Strebe mit.

Der Kopf rückt in den Mittelpunkt.

Der große vom äußeren Arm geführte Kreis lässt den kleinen aus sich entstehen und trägt ihn. Ein dritter, mittlerer Kreis entsteht fast unbemerkt auf dem Wege vom großen zum kleinen Kreis und in ihrer Auflösung zum Stehen.

Der kleine Kreis tritt in körperliche Erscheinung, der große nur teilweise; der mittlere lebt nur in der Bewegung.

Das Kreisen um die schrägstehende Achse

Der Fall durch die Übersteigerung der Höhe hat sich, wie dargestellt wurde, in seiner Wiederholung gegabelt: Er nahm durch Stauung eine außerordentlich heftige, kraftgeladene Form und durch Betonung des schwingenden Elementes eine rhythmisch gemilderte Form an. Beide Spielarten wurden schließlich in einer gemeinsamen Form und einem ruhigen Rhythmus wieder verbunden.

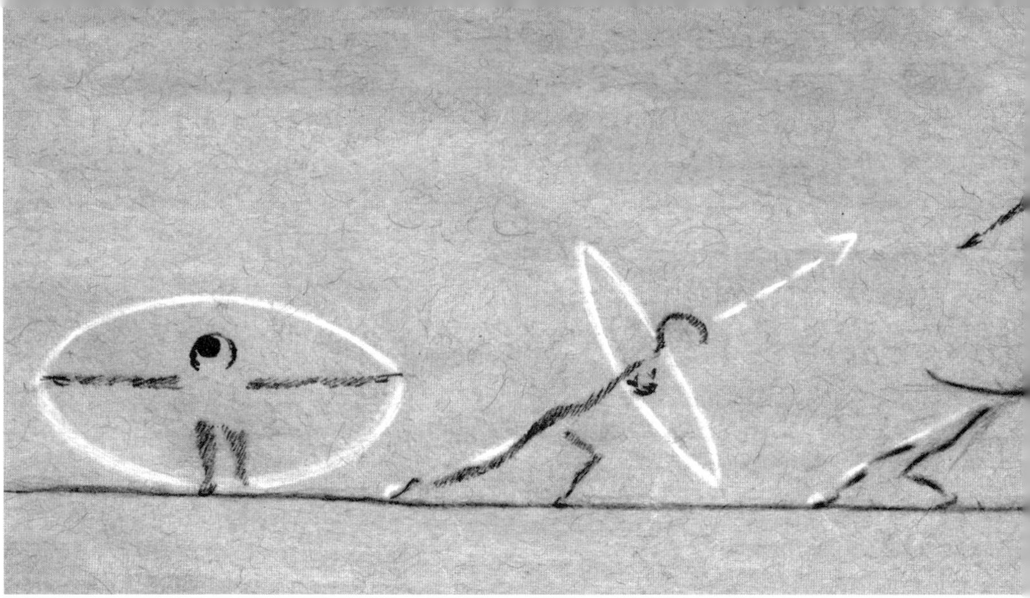

Noch einmal, auf der obersten Stufe, klingt dann das Motiv des Falles an und führt nun aus einer neuen Dynamik zu einer neuen Lösung. Ausgangspunkt ist wieder die Höhe, zu der sich der Übende nach der Umwendung im Angelpunkt erhoben hat. Er steht fest auf dem Standbein, das Spielbein hat im Aufrichten zum Schritt vorwärts angesetzt.

Nun federt er sich von vorne entschlossen ab, gibt die Höhe frei und schwingt sich auf dem Standbein breit und ruhig in das Kreuz der schiefen Ebene. Die Arme überkreuzen sich und schwingen durch die Tiefe nach der Weite aus. – Das Spielbein gibt der Bewegung nach rückwärts Raum. –

In dem ruhigen Fluss dieses Einschwingens in den Raum liegt kein Beweggrund mehr zu der jähen Umkehr, wie sie früher dem Falle folgte.

Ausgebreitet in das schrägstehende Achsenkreuz kommt der Schwung zur Ruhe. Der Blick ist zielwärts gerichtet.

Dann wendet der Übende aus neuem Entschluss das Kreuz. Er lässt die Querachse rechtwinklig um die schräge Längsachse kreisen, deren Pole er mit dem Blick und der rückwärts weisenden Fußspitze des Spielbeines bestimmt und festhält.

Das Kreuz liegt nun rücklings in der schiefen Ebene und schaut aufwärts.

Die Höhe in der Aufrechten wiederzugewinnen, beugt sich die Längsachse nach rückwärts wie zu einem Kreis durch und wird nun von den ausgebreiteten Armen durch die Tiefe wieder zur Höhe geführt.

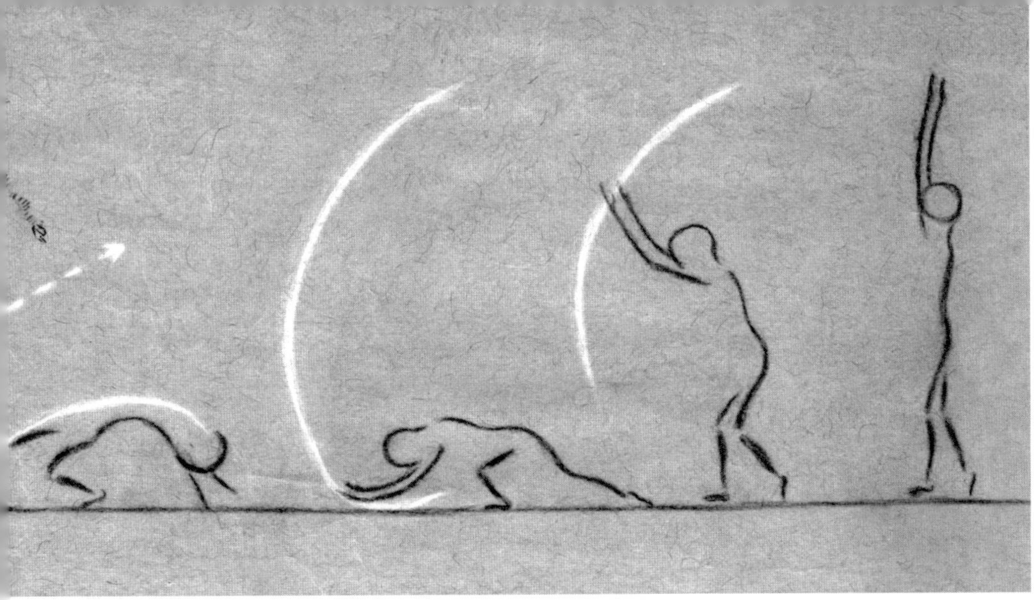

Der Übende hatte, noch aufgerichtet, zum Schritt angesetzt. Dann hatte das Kreisen auf dem Standbein stattgefunden. Das Spielbein war nach rückwärts ausgewichen und wird nun im Erheben nach dem Kreisen Standbein. Der große Schritt rückwärts wird dabei aufgeholt und die Höhe in der Vollendung des Schrittes gewonnen.[36]

Breit wie ein großes Atmen fließt der Rhythmus dieser Übung.

Die Schwierigkeiten des Gleichgewichts werden in der Hingabe an die unbegrenzte Weite und in ihrem mutigen Kreisen um die Höhe, die schräge Längsachse, gemeistert. Die Weite trägt.

Der Weg gymnastischer Erziehung durch die Schulzeit bis zum 18. Lebensjahr ist in einer Reihe von Übungen gegeben worden, deren jede eine Stufe für sich darstellt. Die Erfahrung hat gelehrt, dass keine fühlbare Lücke da ist. Keinem Schüler sind sie zu einfach gewesen.

Dem Springen wird noch ein besonderer Abschnitt dieser Schrift gewidmet.

Was nun noch kommt, ist dem äußeren Ablauf nach spotteinfach. Der Schüler kann daraus nichts und alles ihm Erreichbare machen.

In dem, was vorher war, hat sich die Willenskraft vorwiegend in der Ergreifung und Überwindung des körperlichen Widerstandes, der Schwe-

36 Diese Übung wird gleich der vorigen nur einmal wiederholt, was sich aus ihrem ganzen Aufbau ergibt. Bothmer ließ es so ausführen.

re, ausgewirkt. Nun muss die Willenskraft der höchsten Anspannung im Bewusstsein des Übenden fähig sein.

So wenig das Spiel der Uhrzeiger bedeuten würde, stünde dahinter für unser Bewusstsein nicht das ganze Wesen «Zeit», so wenig würde in den noch folgenden Übungen der obersten Stufe die Bewegung der Gliedmaßen bedeuten, stünde für das Bewusstsein des Übenden dahinter nicht das ganze Wesen «Raum». Auch die in der Zeit sich folgenden Bewegungen sind als unkörperliche Formen im Raume für das denkende Bewusstsein anwesend. Ihr Zeitmaß hat das hörende Bewusstsein gegenwärtig.

Der Schüler kann dies Wesen von Raum und Zeit nicht ganz zur sichtbaren Erscheinung bringen, aber er kann sich selbst zu immer stärkerem Erleben durchringen und eine Ahnung davon in der Bewegung vermitteln.

Die Kuppel als Kreuz der Bögen

Jedes Ausbreiten der Arme zur Höhe oder von der Höhe aus baut einen Halbkreis über dem Haupte und zeichnet die Schädelrundung nach.

Der Übende vermag diesen seine menschliche Gestalt überwölbenden Kräften noch besondere räumliche und rhythmische Formung zu geben:

Er baut über dem einfachen Kreuz von Aufrechter und Waagrechter Bögen auf, indem er die Arme zur Höhe erhebt und die Höhe vom Scheitelpunkt je in einer Rechts- und einer Linksdrehung in die Weite wachsen lässt. Über diese zwei Bögen spannt er, im Scheitelpunkt sich wieder vorwärts drehend, einen größten, dritten Bogen.

Die Füße halten die Zielrichtung fest und tragen den Körper in der Schwebe.

Die Halbkreise bauen eine weitgespannte Kuppel über der Ebene der ausgebreiteten Arme: ein Bogen höher geschwungen als der andere, einer aus dem anderen zu immer größerer Höhe und Weite hervorblühend. Nach der letzten und höchsten Spannung wendet der Schüler die waagrechten

Arme vorwärts und löst sich daraus zum Gleichgewicht des «Ich stehe aufrecht fest auf dem Boden im Bewusstsein der Richtungen des Raumes und seiner wölbenden Kräfte».

Der Rhythmus verschwindet fast ganz im Wachsen und Formen des Raumes. Der Raum atmet. Gelingt es dem Schüler, den Atemstrom trotz der großen Spannungen und scheinbar fehlenden Lösungen frei durch die Bewegung zu tragen, dann wird der Raum ein zweiter und größerer Atem. Die Spannungen werden nicht starr; der pulsierende Atem hält sie locker.

Die drei aufeinander senkrecht stehenden Ebenen des Raumes sind in den halbkreisförmigen Bögen, begleitet von dem Drehen des Körpers, entstanden:

eine: das Vorne und das Hinten trennende,
eine: das Rechts und das Links trennende,
eine: das Oben und das Unten trennende Ebene.

Die Grundrichtung nach dem Ziel wurde im Standpunkt festgehalten.

Das Kreuz

Auch dieser Punkt kann ein gewisses Maß von Freiheit erlangen, indem der Übende in vor- oder rückschreitender Bewegung die drei Grundebenen und die drei Grundrichtungen des Raumes durchmisst.

Er entrollt zuerst den dreidimensionalen Raum, dann nimmt er ihn wieder Zug um Zug zurück, eine Dimension in die andere hineintragend bis zur höchsten Durchdringung. Sie wird erreicht im aufgerichteten und weitgespannten Kreuz der menschlichen Gestalt, in das der Raum mit all seinen Kräften mündet.

In dem Punkt, in dem «Ich stehe», findet er schließlich seine größte Verdichtung. Im Punkt hebt er zu guter Letzt sich wieder auf.

An seiner Stelle steht der raumbewusste Mensch als lebendige Einheit in seiner Dreiheit von Denken, Fühlen und Wollen.

Der größere Mensch als das Maß aller Dinge.

Ich lege die Arme in die Richtung vorwärts und trete einen Schritt vor; ich wende die Hände nach oben und trete den Schritt wieder zurück.

Ich öffne die Arme zur Weite und trete abermals einen Schritt zurück; ich schließe die Arme zur Höhe[37] und beuge mich zur Tiefe, mit dem Spielbein weiten Raum nach rückwärts gebend; dann richte ich mich wieder auf zur Höhe, den weiten Schritt rückwärts wieder aufholend; ich trage die Höhe in die Weite. Das Spielbein fasst vortretend Fuß; ich wende die von Höhe durchdrungene Weite linear nach vorne, erfasse mit dem Blick mein Ziel und schließe den Schritt; ich stelle die vorwärtsschauende, von Höhe durchdrungene Weite in den Widerstand der Erde, in den Punkt, von dem ich ausgegangen bin; ich löse mich aus der räumlichen Spannung. Die sich und mich durchdringenden Raumesrichtungen lasse ich als Willenskräfte in meinem Bewusstsein weiterleben. – Ich stehe.

37 In der Höhe werden die Hände nach vorne umgewendet.

Gehen, Laufen und Springen

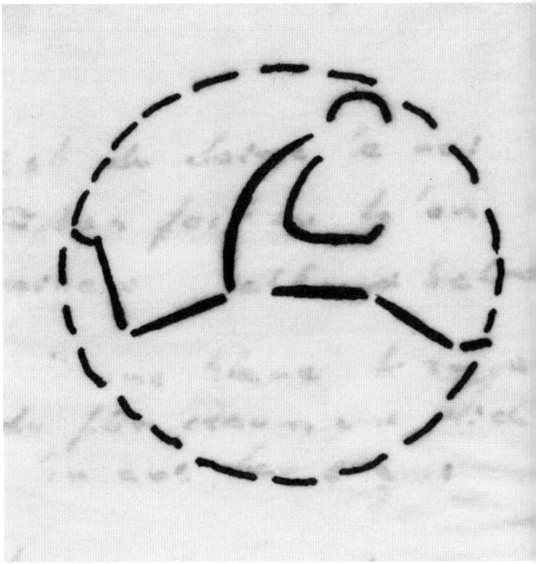

Wohl die beste Schule für das Gehen ist das Laufen, für das Laufen das Springen. Viel springen, in veränderten Rhythmen, in Paaren oder Ketten macht beweglich, befeuert den Willen und formt.

Die erste Schule des Gehens, Laufens und Springens auf dem Wege dieser gymnastischen Erziehung war der Reigen:

«Ich stehe
Ich gehe
Ich lauf meine Bahn –
Ich springe, ich springe, ich spring'
Und halt' an ...»

Es war der natürliche Übergang aus dem Stehen in die gesteigerte Bewegung vorwärts und schließlich ihre Verlangsamung bis zum Stehen. Das Kind erlebt dabei im Stehen die Aufrechte und den Widerstand im Stehen, die taktierende, gemessene Bewegung des Gehens; den Rhythmus des Laufens als fließende Bewegung im natürlichen Kräftespiel und die entschlossene Kraft des Sprunges.

Je spielender das Kind läuft, um so besser und anmutiger. Aber es ist gut, wenn es dabei einen bestimmten Rhythmus innehat, wie er etwa in den Worten gegeben ist: «Ich lauf meine Bahn», den es bei sich selbst sprechen kann.

Laufen nebeneinander in Ketten zu zwei oder drei ist eine richtige Gemeinschaftsübung und hat viel Werte in sich. Kinder lernen dabei von sich aus in gesunder Weise ihre Bewegung aufeinander abzustimmen.

Soll das Laufen eine Freude bleiben, so muss es ein freies Spiel der Kräfte sein. Damit der geweitete Atem frei durch das Laufen strömen kann, muss die Bewegung aus der Aufrechtheit des Gehens in eine Rundung übergehen, die den ganzen Organismus ergreift. Je weniger sich der obere Mensch (Brust, Arme, Kopf) der Bewegung entgegenstemmt, je mehr der

Kopf und die Arme sich der leisen, lockeren Beugung des Rumpfes anpassen, um so freier und freudiger wird das Laufen.

In den Redewendungen: «Ich gebe einer Sache freien Lauf» und «Ich lasse eine Sache laufen» liegt ebensoviel Beherzigenswertes für eine Schule des Laufens, wie in: «Ich gehe» oder «Ich lasse mich gehen» für die Schule des Gehens.

«Ich gehe»
«Ich lauf' meine Bahn.»

Das Laufen ist oft genug nur eine Art Vorfallens, dem die Beine nacheilen. Im gymnastischen Laufen wird bei aller Freiheit des Kräftespiels Schritt für Schritt vom Läufer geführt. Der Atem sorgt für die Einheit der Bewegung, indem er sie breit und tief durchströmt. Jeder Schritt soll mit der Zeit ein zielender Griff vorwärts werden. Der Fuß fasst tastend die Erde und fängt nicht etwa nur den Fall auf. Mit dem anderen Fuß schnellt sich der Läufer vom Widerstand der Erde ab und löst diese Spannung im freien Rückschwingen des Beines auf.

Die Bewegung des Laufens strebt nach Raumgewinn, das soll den Läufer innerlich erfüllen.

Der Lauf ist unten, im Schritt, vorwiegend strahlende, richtunggebende, oben ist er kreisende Kraft. Sie durchdringen sich gegenseitig. Der Schüler kann in seinem Bewusstsein bald mehr auf die eine, bald auf die andere gelenkt werden, bis er schließlich ihre Durchdringung wahrnimmt und meistert.

Der kreisende Rhythmus des Laufens kann im Lauf selbst erzeugt werden, er kann aber auch – das ist das Schwerere – aus dem Stehen entspringen. Aus einer ganz gelassenen Haltung trägt der Schüler die Arme bis in die Fingerspitzen gelöst nach vorne aufwärts und lässt sie dann, wie über die Oberfläche einer großen Kugel streichend, weiter kreisen. Er hüllt sich geradezu in diese kreisende Kraft ein, die einen Augenblick, etwa im Hinstreichen über die Schulterblätter und den Rücken, körperlich deutlich fühlbar wird, um gleich wieder in den Rhythmus einzutauchen.

In diesem Augenblick, wo von der Höhe her der kreisende Rhythmus den Körper ergreift, löst er wie in einer leisen Berührung die Bewegung zu einem spielend leichten Laufen aus. Während der Lauf spielt, schließt sich der Kreisrhythmus nach oben wieder. Damit verklingt die Bewegung zunächst wieder so allmählich, wie sie ausgelöst wurde.

Diese Art des Laufens entzündet im Üben eine besondere Kraft rhythmischen Laufens, die sich schließlich auf alles Laufen überträgt. Aus dem Gehen ist sie leichter zu gewinnen als aus dem Stehen.

Es ist wohl das Höchstmaß an Leichtigkeit, Überwindung der Schwere, die im Laufen aufgebracht werden kann. Hier erlebt der Schüler den Impuls der Vorwärtsbewegung. Der Lauf – ein Rhythmus.

Reife des denkenden, fühlenden und wollenden Menschen gibt erst die Voraussetzung für solches Üben. Bis dahin genügt im allgemeinen das Beispiel des Lehrers.

Diese Art zu laufen ist vielleicht am nächsten wieder verwandt dem des kleinen, seiner Bewegung noch unbewussten Kindes, dessen spielende Anmut uns noch überirdisch anmuten kann.

1. Sprung

Der Lauf kann von Zeit zu Zeit zu einem weit und hoch geschwungenen Sprung gesteigert werden und dadurch die raumgewinnende Bewegung immer neu befeuern. Dieser Sprung ist zunächst nur ein gesteigerter, beschwingter Lauf-Schritt, wie er in dem zweiten Kinderreigen erscheint.

«Ich sprin – ge, ich sprin – ge, ich spring' ...» Er bedeutet eine besonders gute Schule für jene nach vorwärts zielende und den Boden wie mit der Hand ertastende Achtsamkeit des Fußes, die dem Lauf des erwachsenen Menschen Anmut und Feuer gibt.

Dieser Sprung kann rhythmisch wiederholt werden. Dann lautet er gesprochen:

«Schritt, Schritt, Sprung, Schritt, Schritt, Sprung ...»

oder «Kurz, kurz, lang ...»
oder «Ta ta tam, ta ta tam ...»

In diesem Rhythmus kommt dieser Sprung erst richtig zu seinem Wesen: Er wird Freudensprung. Er eignet sich gut zu Sprüngen in Paaren und ganzen Ketten. – Einzeln gesprungen verlangt er seiner Eigenart entsprechend die feurige Kraft des ganzen Menschen. Dies kann gesteigert werden durch senkrechtes Hochstoßen und Auffangen eines im Schwerpunkt gehaltenen waagrechten Stabes. Indem der Schüler mit langem Arm dem aufwärts geschwungenen Stab nachspringt, betont er die vorwärts und aufwärts führende Kraft des Sprunges.

Eine schwierige Steigerung und Bereicherung dieses Rhythmus bedeutet es, wenn der Sprung getragen und beflügelt wird durch ein Hochschwingen beider Arme von der Weite zur Höhe und wieder aufgefangen wird von einem Ausbreiten der Arme.

In beiden Formen ist dieser Sprung ganz strahlende Kraft.

Das einzelne Glied des Rhythmus «∪ ∪ –» ist eine Sprungstudie von großem und selbständigem Wert. Wird sie für sich geübt, so fangen die kreisenden, wie über die Oberfläche einer Kugel streichenden Arme den Niedersprung auf und führen die Bewegung zur Höhe zurück, bis im Stehen auf dem vorgeschwungenen Bein das Gleichgewicht wiedergefunden ist. Dies Auffangen des Niedersprunges und Wiederaufrichten hat viel Ähnlichkeit mit dem sich Erheben, das der Umdrehung nach dem Fall in die schiefe Ebene folgt.

2. Sprung

Wirkt der Rhythmus «∪∪ –» im Sinne der Vorwärtsbewegung, so bedeutet «∪ –» ihre Stauung und Aufsteilung zur Höhe.

«Ga – lopp – Ga – lopp – Ga – lopp ...»

Der Körper wird im Sprung geballt, wird selbst Kugel. Im Niedersprung löst sich diese Spannung wieder zur Aufrechten im Zwischenschritt.

Der Sprung wird am besten aus dem Stehen durch ein Rückwärtstreten eingeleitet, dann entweder, wie es schon im Klang des Wortes «Ga-lopp» liegt, leicht und schnell entwickelt oder durch kreisendes Schleudern der gestreckten Arme mit geballten Fäusten bis zur höchsten Kraft gesteigert.

Das Galopp-Springen sollte immer in das Laufen ausklingen, um Atmung und Puls allmählich zu beruhigen. Im Übergang vom Galopp zum Laufen wird eindringlich erlebbar, was es gegenüber der Stauung bedeutet, der Bewegung wieder freien Lauf, die Zügel schießen zu lassen. Dieser Sprung ist ganz sich rundende Kraft. – Auch der einzelne Sprung «∪ –» ohne rhythmische Wiederholung kann auf zwei Arten geübt werden Entweder wird er, stark geballt, von den aufwärts geschleuderten, kreisenden Armen begleitet, die den Niedersprung mit starkem Aufsetzen der Füße betonen und den Körper wieder aufrichten, der dabei eintretenden Überstreckung muss die sofortige Entspannung folgen, sonst wirkt sie sich im Fall nach der schiefen Ebene aus. Oder der Sprung erfolgt leicht aufgerichtet mit ausgebreiteten Armen, dann halten diese nur das Gleichgewicht, und der Niedersprung wird im tief durchfedernden, leichten Schritt aufgefangen.

Diese Spielart kann auch rückwärts gesprungen werden, wobei sich der Absprung aus dem Vortreten ergibt.

Der Einzel-Galoppsprung lautet: «ta – ta'm – tata»

Das «ta» ist die Stauung zum Absprung.

3. Sprung

Der Rhythmus dieser Einzelübung zum Galoppsprung kann zwar für sich bestehen. Mit innerer Dynamik steilt sich aber aus diesem Rhythmus noch einmal ein zweiter Sprung auf, sodass der neue Rhythmus zwei Sprünge mit wechselndem Absprung umfasst.[38] Der letzte Sprung mündet unmittelbar in den Punkt, in dem der Rhythmus zur Ruhe, der

---

38 Bei diesem Sprung wies Bothmer darauf hin, dass es sich um eine Vereinigung beider vorhergehender Einzel-Rhythmen handelt: ∪ –', ∪ ∪ –', danach folgt das abschließende Auffangen.

Springer zum Gleichgewicht kommt. Der Sprung lautet: «ta – ta'm – tata – ta'm – ta.»

Der Springer steht zum Schluss auf einem Bein, das Spielbein frei, die Arme ausgebreitet, die Augen auf das Ziel gerichtet.

Es ist eigenartig, dass dieser Rhythmus sich nur mit der Weite verbindet, nur mit waagrechten oder nahe um die Waagrechte kreisenden Armen gesprungen werden kann.

Der erste Sprung «∪ ∪ – ∪ ∪ – ...» war begleitet von einem Schwingen der Arme aus der Weite zur Höhe und wieder zur Weite; der zweite «∪ – ∪ – ∪ – ...» von einem Kreisen der Arme von der Tiefe zur Höhe und wieder zur Tiefe; der dritte «∪ – ∪ – –» wird mit waagrechten Armen gesprungen.

Darin spricht sich vernehmlich die Wesensart der 3 Sprünge aus: Der erste ist der Höhe zugeordnet, ganz strahlende Kraft; der zweite der Tiefe, ganz rundende, kreisende Kraft; der dritte der Mitte, dem Gleichgewicht zwischen Höhe und Tiefe. Er wird aufrecht gesprungen, ist oben strahlende, unten sich rundende Kraft. Dieser dritte Rhythmus kann sogar rückwärts gesprungen werden. Daraus folgt die Möglichkeit, dass zwei einander gegenüberstehend sich die Hände geben und miteinander im Kreis der Arme, der eine vorwärts, der andere rückwärts, diesen Rhythmus springen können.

Wie im ersten Kinderreigen stehen sich Ich und Du wieder gegenüber. Die allmähliche Steigerung dieses Sprunges, wie sie dargestellt wurde:

«ta – ta'm – tata,
ta – ta'm – tata,
ta – ta'm – tata – ta'm – ta»

die wiederholt, vorwärts oder rückwärts oder beides im Wechsel, zu einem oder zu zweien gesprungen werden kann, ist eine gute rhythmische Schule und wie ein Schlussakkord des Springens.

Es empfiehlt sich weder für Lehrer noch Schüler, die Rhythmen etwa zu zählen, sie sollen vom musikalischen Ohr aufgenommen, geführt und geprüft werden bis in die feinsten Einzelheiten der Bewegung hinein. Die dargestellten Sprungarten umfassen, wie oben dargestellt wurde, den ganzen Menschen; sie vermeiden Überschwänglichkeiten, die ungymnastisch sind und das Bild des Menschen verzerren.

Auch aus der Schule des Gehens, Laufens, Springens muss zu guter Letzt die Gestalt des Menschen im Gleichmaß der Kräfte hervorgehen. Diese Schule als Teil der gymnastischen Erziehung führt im letzten Sprung auch in den Punkt, in welchem der nach Weite, Höhe und Ziel gerichtete Mensch das Gleichgewicht findet. Dann löst er die nach außen gewandte Spannung auf, lässt aber Raum und Sprungkraft in sich weiter wirken. «Ich stehe in den Raum gerichtet, im Gleichgewicht, im Bewusstsein meiner Sprungkraft.» Das Laufen und Springen findet in Stab und Speer Bereicherung und Steigerung, das Springen in der Unterstützung mit Tamburin und den Zimbeln seine stärkere Betonung. Der Akzent liegt dabei jeweils auf dem Höhepunkt des Sprunges.

Stab und Speer werden beim Lauf, waagrecht vorwärts gerichtet, von leicht gebeugtem Arm hochgehalten. Sie ruhen dabei in der Handfläche. Der Speer kann auch im Lauf waagrecht hochgestoßen und wieder aufgefangen werden.

Dies kann sich bis zum Sprung steigern und wiederholt sich in dem Rhythmus «ta – ta – ta'm – ta – ta – ta'm», sodass in einem Sprung der Speer waagrecht hochgestoßen, im nächsten wieder aufgefangen wird.

In dem Rhythmus: «ta ta'm tata ta'm – ta» findet auch diese Art des Speerstoßens ihre Krönung. Der Übende stößt den Speer im ersten Sprung waagrecht hoch, fängt den von der Höhe zurückkehrenden im zweiten Sprung wieder auf und kommt gleichzeitig zum Stehen: den vorwärts gerichteten Speer hoch in einer Hand, den anderen Arm seitwärts gehoben, das Gleichgewicht auf einem Beine haltend.

Reigen

Gebt euch die Hände:
Schwingender Kreis
Beugt sich zur Tiefe,
Richtet sich auf –

Wendet nach außen
Sein Gefüge.

Stützend vertraue
Einer dem andern.

Schwingender Kreis
Spannt weite Bögen,
Trägt sie empor –

Wendet nach innen
Sein Gefüge;

Waget das Schwerste,
Fest verbunden.

Auf richtet sich,
Weit gespannt,
Fest geschmiedeter Kreis.

Es teilt sich der Reigen:

Bewegendem Leben
Verbündet zur Wehr sich
Kraftvoller Glieder
Wuchtender Trutz.

Steifet den Nacken
Und spannet die Sehnen,
Löset die Fesseln,
Steht frei und stark.

So eint dem Wechsel sich
Kraftvolle Ruhe –
Freude ist bei der Kraft,
Kraft bei der Freude.

Höhe zur Tiefe
Zur Weite,
Mitte
Strahle zum Kreis,
Tiefe zur Höhe.

Schwinget zur Weite.

Es schließt sich der Reigen:

Geschlossen die Kette –
    Spanne jeder die Kraft,
    Dass kein Glied erschlafft.

Vorwärts! –
    Kette rückwärts gespannt,
    Blick bleibt vorwärts gewandt.

Ohne Rast!
Wechsel halte euch wach,
Keiner tu es euch nach.

Noch ein Schritt!
    Fasst an!

Und nun frei
    Die Bahn –

Tam-ta-ra-la, tam-ta-ra-la ...

Reigenbeschreibung

Folgende Übungen kommen hier zur Ausführung:

«Rhythmische Weiterführung der ersten Fallübung»

«Das gestaute Dreieck»

«Der Rhythmus»

«Bewegung nach dem Ziel»

Die Schüler stehen im Kreis, nach innen gewandt, abwechselnd Buben und Mädchen. Sie fassen sich zu Beginn des Reigens an den Händen. Die danach folgenden Worte müssen stark rhythmisch gesprochen werden. Zu ihnen gehören die Bewegungen der «rhythmischen Weiterführung der ersten Fallübung». Es beginnt mit dem Erheben der gefassten Hände auf die erste Silbe; dieser folgen die leicht beschwingten Schritte der genannten Übung bis zu dem weiten Zurückschwingen des Spielbeines. «Beugt sich zur Tiefe»: Die festgehaltenen Hände werden von hoch oben, begleitet von einer Beugung des Oberkörpers, bis zum Boden geführt. «Richtet sich auf»: Wieder zurück zur Höhe. Das «nach außen wenden» erfolgt durch rasches Loslassen, Umdrehen und wieder Anfassen, wobei das Körpergewicht auf den äußeren Fuß verlagert wird. Bei «sein Gefüge» gehen alle auf die Knie. Dem folgt «stützend und vertrauend» eine Beugung aller nach rückwärts und ein Wiederaufrichten. Aus der knienden Haltung werden die erhobenen Arme im Bogen – zurück-abwärts-vorwärts-aufwärts – geführt. Mit den schwingenden Armen erheben sich die Kinder und kommen wieder in die rhythmisch beschwingte Schrittführung des Anfangs hinein. Es wiederholt sich alles in umgekehrter Richtung, das Umwenden nach innen, die Beugung nach außen. Beim wiederholten Aufrichten aus der knienden Haltung werden die Hände losgelassen und ganz zur Höhe geführt. Bei «weitgespannt» kommen alle zur Weite weisenden Arme (Handflächen unten) übereinander zu liegen. Noch sind die Schüler, gemäß dem Weiteerleben, der Höhe mit erhobenen Fersen zugewendet. Diese werden gesenkt bei dem Worte «fest geschmiedeter Kreis». Beim letzten Wort werden die Arme zur Grundstellung gesenkt.

Danach teilt sich der Reigen in zwei, indem die Buben zwei Schritte zurücktreten. Während der folgenden drei Strophen führen die Mädchen die «rhythmische Weiterführung der ersten Fallübung» aus. Den stark rhythmisch gesprochenen Worten gesellt sich im Kreis der Buben die Übung des sogenannten «gestauten Dreiecks» zu, welche dem Takt der Worte angepasst ist. Sie setzen etwas später ein. Bei dem Worte «Wehr» wenden sie sich nach außen und beginnen bei «kraftvoller Glieder» mit den Stoß-Wucht-Druck-Bewegungen. «Löset die Fessel» ist Aufspringen der Hände und Arme zur Kreisbewegung. «Steht frei und stark» ist Grundstellung. Bei der Wiederholung dieser Übung sind die Buben im Kreis nach innen gewendet. Das zweite Hereinspringen in das «gestaute Dreieck» erfolgt mit einer Drehung um 180 Grad. Das Aufrichten und Lösen wird während der zweiten Strophe im Tempo zusammengerafft, sodass diese Übung zweimal ganz durchgeführt wird.

Die Worte der nächsten Strophe sind bekannt als zur Übung «Rhythmus» gehörend. Diese Übung wird nun gemeinsam ausgeführt. Sie wird nach Belieben wiederholt, ohne dass dabei jedesmal der Text mitgesprochen wird. Beendet wird sie, wenn alle Schüler einander zugewendet sind. «Schwinget zur Weite» ist noch einmal der Beginn der Übung. In der Weite – Arme rechts-links, auf erhobenen Fersen – wird angehalten. «Es schließt sich der Reigen» bringt die Grundstellung. Dieser abschließenden Bewegung fügen alle einen Schritt vorwärts hinzu. Die Mädchen wenden sich dabei um eine Vierteldrehung nach links, die Buben nach rechts, sodass sie alle in einer Richtung im Kreise stehen.

Im weiteren werden die großen Ausfallschritte der «Bewegung nach dem Ziel» ausgeführt. Der erste auf «geschlossen die Kette» mit dem rechten Fuß. Jeder ergreift die zurückgestreckte Hand des vor ihm Stehenden, ohne den Blick vom Ziele abzuwenden. Beim «Spannen der Kraft» wird das Körpergewicht auf den rückwärtigen Fuß verlagert, dann wieder auf den vorderen. «Vorwärts» heißt nach vorne aufspringen, Hände loslassen.

Mit dem nächsten Ausfallschritt links wird das Beschriebene wiederholt, und dann noch ein drittes Mal. Beim vierten Mal bleibt es beim Aufspringen und neuen Ausfallschritt mit Anfassen. Bei «und nun frei» werden die Hände losgelassen, der rückwärtige Arm nach unten und vorne zum vorderen durchgeführt. Das Aufrichten erfolgt zu gleicher Zeit. Beim Worte «frei» werden die Arme nach rechts und links ausgebreitet und dann zur Grundstellung gesenkt.

Zum Schluss laufen die Schüler in leicht beschwingten Schritten im Kreis, einer führt dann aus dem Kreis hinaus, bei Aufführungen von der Bühne ab.

Elisabeth Dessecker

Nachwort

Die dargestellte gymnastische Erziehung ist eine strenge Schule, die den vollen Einsatz des Menschen fordert. Für den Lehrer ist sie unerschöpfliche Quelle und reiches Feld der Tätigkeit.

Aus der Ganzheit jedes Bewegungsbildes, der Idee der Übung, kann der Lehrer wie der Schüler in eigener Arbeit auf die einzelnen Bewegungselemente schließen und an ihnen, und durch sie sich selbst formen. Das hält die Anteilnahme des inneren Menschen an dem äußeren körperlichen Geschehen wach, dass sich jeder Teil folgerichtig und sinngemäß in die Ganzheit der gymnastischen Idee einordnen muss oder aus ihrer Ganzheit abgeleitet werden kann. Diese Art gymnastischen Übens wird in dem dargestellten Weg, im einzelnen wie im Ganzen, den Anfang eines Neuaufbaues der Leibesübungen sehen und sich zu sinngemäßer Weiterentwicklung angeregt fühlen.

Diese gymnastische Erziehung ist an der Waldorfschule in Stuttgart Hand in Hand gegangen mit der von Dr. Rudolf Steiner gegebenen eurythmischen Erziehung, die das Wesen des gesprochenen Wortes und der Musik als «sichtbare Sprache» und «sichtbaren Gesang» in der Körperbewegung zur Erscheinung bringt. Die Bewegungsschule der Eurythmie wirkt vorwiegend vom Seelischen her auf die menschliche Entwicklung, die Gymnastik vorwiegend vom Körperlichen her.

Die Gleichzeitigkeit beider Wege in der gemeinsamen Erziehung von Knaben und Mädchen erscheint dem Verfasser dieser Schrift als ein Ideal. Sie beugen den schon im jugendlichen Alter gefährlichen seelischen und leiblichen Verkrampfungen vor, lösen sie auf, machen den jungen Menschen gesund und kräftig und geben ihm das beglückende Bewusstsein der Bildung an Leib und Seele aus den geistigen Ursprungskräften.

II. Teil: Aufsätze und Stenogramme aus den Jahren 1923 bis 1939

Editorische Anmerkung

Dieser zweite Teil muss das Buch ersetzen, das Graf Bothmer nicht mehr schreiben konnte, da er nach der Ausarbeitung der Übungsdarstellungen verstarb. Es hätte die Wirksamkeit der Übungen und ihren Zusammenhang mit der Entwicklung des Menschen beschrieben.

Gesammelt wurden hier die Ansprachen Bothmers vor Gymnastikaufführungen sowie seine Vorträge und Aufsätze. Dadurch, dass diese Texte an verschiedenen Orten und für jeweils andere Menschen verfasst wurden, wiederholen sich manche Inhalte, andere kommen hinzu, Vertiefungen werden sichtbar. Eine chronologische Reihenfolge wurde gewählt, damit die Entwicklung der Gymnastik, aber auch die von Bothmers Forschungen sichtbar werden kann.

Am Anfang steht eine Lehrerkonferenz der ersten Waldorfschule, in die Bothmer Ausführungen zum Sportunterricht einbringt. Wesentlich für die weitere Entwicklung des Waldorf-Turnunterrichts sind die Ausführungen Rudolf Steiners, denn er bestätigt und stärkt Bothmer weitgehend, doch korrigiert er ihn auch. In dieser Auflage neu hinzugekommen sind diese Äußerungen Steiners, aber auch die Ausführungen von Hanns Strauss auf S. 139. Dieser war schon lange mit Fritz von Bothmer befreundet, kam 1923 als sein Kollege an die Waldorfschule, unterrichtete ebenfalls Sport und entwickelte die Gymnastik mit.

Für Menschen, welche die früheren Ausgaben vorliegen haben, sind neue und erweiterte Beiträge mit einem * markiert. So wurde etwa der Beitrag zu Bothmers Arbeit mit den Schauspielern in Dornach neu aufgenommen, der die Wirksamkeit von Bewegung auf die Sprachentwicklung erläutert. Zudem wird deutlich: «Eine Schauspielerschule sollte mit einer Gymnastikschule beginnen.»

Jan Uwe Gösch

Lehrerkonferenz[1] vom Donnerstag, 1. März 1923, 18.30 bis 20 Uhr*

Zu Beginn hält Graf Bothmer ein Referat über den Turnunterricht, etwa folgenden Inhaltes (nach Notizen).

1. Freiübungen: Bewusstes Durchdringen des Körpers mit den im Kinde sich regenden Lebenskräften. Nahe Berührung mit der Eurythmie. Eurythmie belebt, Turnen trägt durch den Willen diese Kräfte bis in die äußersten Gliedmaßen. Eurythmie wird nicht so bewusst gemacht. Es gibt Bewegungen, die den Eindruck des Toten oder aber des Lebendigen machen. Verhältnis des Turnens zum Erleben des Wachsens, zum Sich-Öffnen des Körpers. Der Turnlehrer steht dem Kinde gegenüber wie der Plastiker seinem Kunstwerk. Anleitung zum Sich-Hineinstellen in den Raum. Der turnende Mensch fühlt sich in den Raum hinein. Man soll mit den Dimensionen des Raumes in einen starken innerlichen Kontakt treten. Zur Erde sich zusammenhocken oder im Sprung sich von der Erde lösen. Erleben von Aus- und Einatmen. Ich sage den Kindern: Traget euren Kopf, traget euren Oberkörper, eure Schultern, weil die Neigung besteht, den Körper hängen zu lassen. Ich weiß nicht, ob man so etwas sagen kann. Beim Turnen hat man es in besonderem Maße mit dem Willen zu tun.

2. Geräteübungen: Die Geräte sind heute meist etwas Totes. Manche sind ganz abstrakt, zum Beispiel die Barren. Kletterstangen haben wir Gottseidank nicht; sie sind völlig tot, etwa gegenüber den Seilen. Das Geräteturnen ist heute sehr stark eine Sache der bloßen Routine. Die Kinder sind bei diesem Toten nicht mit dem ganzen Wesen dabei. Man kann aber, um den ganzen Körper zu erfassen, zwei Geräte miteinander kombinieren, zum Beispiel Reck und Bock. Wenn zwei verschiedene Bewegungen des Körpers zu gleicher Zeit oder unmittelbar hintereinander sich vereinen, wird es viel lebendiger, besonders beim angewandten Turnen im Freien. Das Schönste wäre Springen über Gräben und Hecken. Es fehlt unseren Schülern die Gelegenheit, sich auszutoben.

---

1 Rudolf Steiner: *Konferenzen ...*, (GA 300b), Dornach 1975, S. 292–301.

3. Spielen und Sport: Dr. Steiner habe gesagt, zu vieles Spielen verweichliche. – Dazu haben wir keine Zeit. Solche Sportarten wie Schwimmen, Kugelstoßen, Diskuswerfen, Speerwerfen müsste man herausheben aus dem völlig veräußerlichten Sportbetrieb. Schönheit der Bewegung, nicht das bloß Rekordmäßige.

4. Soll man Buben und Mädchen untereinander stellen, oder sollen sie zwar im gleichen Raum turnen, aber gesondert? Die Mädchen halten die Buben auf. Soll man die Kinder nach Temperamenten gruppieren? Das wäre das Ideale.

Dr. Steiner: Vielleicht können wir im Allgemeinen einiges über das Turnen sprechen und dann später bei der nächsten Gelegenheit vor Beginn des neuen Schuljahres eingehen darauf, wie sich die einzelnen Turnübungen nach dem Lebensalter des Kindes doch auch für einen bestimmten Lehrplan gliedern lassen. Das wollen wir machen. Heute möchte ich anknüpfen an dasjenige, was Sie hingestellt haben, wobei ich Sie bitte, dasjenige, was ich nicht sagen werde, so zu betrachten, dass ich mit dem, was Sie gesagt haben, einverstanden bin. Ich werde das nicht hervorheben, womit ich einverstanden bin.

Über die Beziehungen des Turnens zur Eurythmie. Eine Kollision zwischen Turnen und Eurythmie kann es im eigentlichen Sinne nicht geben. Im Allgemeinen liegt die Sache so, dass die Turnübungen, die Gestaltung der Turnübungen, sich ausnehmen werden, natürlich gilt das nur im Allgemeinen, als eine Fortsetzung der Eurythmieübung. Ich will also sagen: Nehmen wir eine Armbewegung der Eurythmie und eine entsprechende Armbewegung beim Turnen, so wird man bei der Eurythmie zu bemerken haben, dass die hervorgerufene Gestaltung näher dem Körperzentrum liegt als beim Turnen. Aber eine Kollision kann nicht zustande kommen.

Das wird am besten einzusehen sein, wenn ich darauf hinweise, dass man es bei der Eurythmie im Wesentlichen zu tun hat mit demjenigen im menschlichen Organismus, das sich in unmittelbarer Angliederung an den inneren Atmungsprozess abspielt. Also: dasjenige, was ein Arm oder Bein oder ein Finger oder Zehe bei der Eurythmie ausführt, ist in unmittelbarer Berührung mit dem, was innerlich sich als Atmungsprozess, als innerer Prozess abspielt, der beim Übergang der Luft ins Blut geschieht, während das Turnen im Wesentlichen derjenige Vorgang ist, dem zugrunde liegt im menschlichen Organismus der Übergang des Blutes in den Muskel. Das ist im Wesentlichen das Physiologische; das gibt zu gleicher Zeit ein völliges Licht über dasjenige, was ausgebildet werden soll. Sobald man zum Verständnis kommt – instinktiv, intuitiv muss das gemacht werden –, wie man es zu tun hat bei jeder Turnbewegung mit dem Starkwerden, Wachsen, dem Elastischwerden des Muskels durch das Hineinschießen des Blutes in den Muskel, desto mehr wird man diese Erfindung der Freiübungen in sich selbst ermöglichen. Nun, dieselbe Sache kann man auch von einer anderen Seite sagen. Die Eurythmie ist im Wesentlichen eine plastische Gestaltung des Organismus, plastische Gestaltung, oder besser gesagt: die Eurythmie lebt in plastischer Gestaltung des Organismus; das Turnen lebt in Statik und Dynamik des Organismus. Sie haben das dadurch gefühlt, indem Sie gesagt haben: eigentlich wird beim Turnen der Raum gefühlt. Man kommt am besten darauf, wenn man sich die Hilfsvorstellung bildet, wie sich der Arm oder das Bein in die Raumrichtungen oder in die Schwereverhältnisse im Raum hineinlegt.

Dass hier keine Kollision mit der Eurythmie hervorgerufen wird, das wird dann eingesehen werden, wenn auch noch Rücksicht genommen wird bei der pädagogischen Eurythmie – was viel zu wenig geschehen ist, weil es bei der künstlerischen Darstellung weniger in Betracht kommt, dagegen beim Pädagogischen ganz besonders in Betracht kommen würde – auf den «Charakter». Wenn Sie die Eurythmiefiguren gesehen haben, so werden Sie bemerkt haben, dass wir unterscheiden zwischen «Bewegung», «Gefühl» und «Charakter». Mit Bewegung und Gefühl, was bis jetzt fast allein beachtet wird, geht es ganz gut, dagegen was Charakter ist in der eurythmischen Bewegung, das ist noch nicht durchdrungen. Es ist auch natürlich, dass es noch nicht durchdrungen ist, weil es beim künstlerischen Auswirken der Eurythmie, wo es von anderen geschaut wird, von so großer Bedeutung nicht ist.

Dagegen muss der Charakter einer Bewegung ein wesentliches Element bilden beim Didaktischen. Es muss der Eurythmisierende dabei fühlen das Zurückströmen irgendeiner Bewegung oder Haltung in seine eigene Empfindung. Also es muss zum Beispiel der Eurythmisierende bei den eurythmischen Bewegungen fühlen den Druck des einen Gliedes auf dem anderen und das Zurückströmen des Druckes ins Körperzentrum. Ich habe einen Farbenauftrag gemacht in den Figuren, damit dies deutlich wird. Sie sehen überall drei Farbgebungen in den Eurythmiefiguren, die eine ist für Bewegung, die andere für das Gefühl – das geht dann in den Schleier über – und die dritte für den Charakter, das heißt für dasjenige, wo der Eurythmisierende an einer bestimmten Stelle seines Körpers den Muskel besonders anspannen muss, und das Gefühl dieser Anspannung des Muskels haben muss, der Richtung nach. Das gehört zum Leben des Eurythmischen in der inneren Körperplastik.

Es ist ohnedies von den Studenten gebeten worden, dass bei der pädagogischen Woche zu Ostern die Figuren da sein sollen. Ich werde eine Serie herüber schaffen. Es muss eine solche Serie da sein. Weil es auch wichtig ist für eine mehr psychologische Physiologie, müssten sich mit diesen Figuren die Waldorflehrer überhaupt befassen; für die Erkenntnis des menschlichen Organismus müssten sich die Waldorflehrer damit befassen. Es ist zugleich eine Grundlage für allgemeines künstlerisches Empfinden, für eine Erkenntnis des inneren menschlichen Organismus, was man daran lernen kann, an diesen Figuren. Sodass man sagen muss, der Turnlehrer hat im Wesentlichen zu sein derjenige, dem vorschwebt in geistiger Beziehung Statik und Dynamik des menschlichen Organismus, der ein scharfes Bild davon hat, was es heißt, das Bein hochheben, den Arm senken, heben, alles im Verhältnis zur Schwerkraft, während der Eurythmisierende ein starkes Gefühl haben muss: so will der Körper seine Glieder plastisch ausformen. Das ist nicht richtig, wenn man sagt, dass der Turnlehrer wie der Plastiker gegenüber dem Bildwerk steht. Das würde für den Eurythmielehrer gelten. Der Turnlehrer hat die Aufgabe, einen Idealmenschen vor sich zu haben, der aus Linien, Formen und Bewegungsgestaltungen besteht, in den er diesen wirklich verschlamperten, verzerrten, verrenkten Menschen, den er vor sich hat, hineingestalten muss. Sie haben das richtig ausgesprochen, wenn Sie hingewiesen haben, dass die Kinder ihren Körper tragen sollen. Während der Eurythmist danach streben muss, dass der Muskel sich fühlt, dass er sein in Sich-Verdichten als den Charakter der Bewegung fühlt, muss der Turnlehrer fühlen, ob der Mensch das Schwere oder Leichte eines Gliedes richtig empfindet. Das Kind muss, nicht verstandesmäßig, sondern instinktiv, jedes Heben des Armes, jedes Heben des Beines auch schwerkraftmäßig empfinden, muss zum Beispiel eine Empfindung dafür bekommen, wie der Fuß schwer wird, wenn man mit einem Beine steht und ein anderes aufhebt.

Also der Turnlehrer hat den in dynamischer Beziehung idealischen Menschen in seiner Seele und will in diesen Idealmenschen den Menschen, den er vor sich hat, hineinstellen. Natürlich muss dabei das Künstlerische insoferne mitspielen, als man eine menschliche Statik und Dynamik nur herausbekommt mit künstlerischem Empfinden. Während das künstlerische Empfinden eine große Rolle spielt bei der eurythmischen Plastik, muss das künstlerische Empfinden beim Turnlehrer vorausgehen den Gestaltungen, die er in Statik und Dynamik hervorruft.

Was die Frage des Atems betrifft, so handelt es sich darum, dass Eurythmie näher dem Atem liegt, während Turnen näher dem Blutprozess liegt. Das für das Turnen Wesentliche ist, dass mit Ausnahme der Beschleunigung des Atems im Verlauf des Turnens, was ein physiologischer Prozess ist, das Turnen im Wesentlichen eigentlich methodisch so gestaltet werden muss, dass der Atmungsprozess nicht davon tangiert wird. Eine Turnübung kann man als unrichtig bezeichnen, wenn sie den Atmungsprozess bei richtiger Körperhaltung beeinträchtigt. Es müssten Turnübungen ausgeschlossen werden, wenn man sehen würde, dass der Atmungsprozess gestört würde bei richtiger Körperhaltung. Aber im Wesentlichen scheint mir, wenn ich alles gesehen habe, was vorhanden ist, dass alle die Atemübungen, die registriert werden in den neuen Turnmethoden, dass die alle im Wesentlichen darauf beruhen, dass man die richtige Körperhaltung hervorrufen will, dass man das Atmen wie eine Reaktion behandelt. Ich habe bemerkt, dass dasjenige, was angegeben ist, im Wesentlichen Herstellung der richtigen Körperhaltung ist, insoferne es sich durch den Atmungsprozess ausdrückt. Das ist das, worauf beim schwedischen Turnen eine große Rücksicht genommen worden ist. Das wären die Bemerkungen, die ich berühren möchte.

Es ist richtig, dass im Turnen der Wille in Betracht kommt, und unmittelbar daher ein instinktives, intuitives Sich-Einleben in den Zusammenhang zwischen Körperbewegung und einer Willensäußerung beim Turnlehrer da sein muss. Er muss das Gefühl haben, so und so hängt eine Bewegung mit dem Willen zusammen. Bei der Eurythmie ist auch eine Willenskultur da, aber auf dem Umwege des inneren Gefühles, auf einem anderen Niveau, wie sich ein Wille durch das Gefühl äußert. Das gerade, was ich als Charakter bezeichnet habe, das ist das Erleben des Gefühles bei einem Willensakte. Der Turnlehrer hat es unmittelbar mit dem Willensakt zu tun, der Eurythmielehrer mit dem Erleben des Gefühles beim Willensakte. Überall kann man eine strenge Trennung haben. Darauf wird man sehen müssen, wenn wir den Lehrplan ausarbeiten. Vielleicht wird es sich nicht gleich so machen lassen, dass man gleich höchste Ideale verwirklichen kann. Dann wird man doch auch auf diese beiden Dinge sehen, dass freilich leichter bei Mädchen das Eurythmische ins Turnen hineingeht als bei Knaben. Bei Knaben sind die Dinge mehr differenziert. Daher wird es dazu kommen müssen, dass man tatsächlich Knaben und Mädchen im selben Räume turnen lässt, aber doch in verschiedenen Riegen, sodass die Mädchen für sich eine Riege bilden, und die Freiübungen eine gegenseitige Beziehung herstellen. Dass man solche Übungen macht, die modifiziert bei den Knaben und Mädchen auftreten, dadurch wird die Freude erhöht.

Nun, ich meine, das wird sich erst ergeben, wenn der Lehrplan im Speziellen besprochen werden kann. Das ist auch mit den Lebensaltern verschieden. Was das Geräteturnen betrifft, so möchte ich die Bemerkung machen, dass die Form der Geräte modifiziert und vervollkommnet werden könnte, dass aber im Allgemeinen, annähernd wenigstens, die gebräuchlichen Geräte nicht so fürchterlich schlecht sind, dass man doch mit ihnen etwas anfangen kann. Ich möchte auch nicht, obwohl ich nicht fanatisch dafür eintreten wollte, dass wir Kletterstangen haben, ich möchte doch die Kletterstangen nicht so schimpfieren.

Derjenige wird auch die Kletterstangen zu schätzen wissen, der beobachtet hat, was die Jungen in den Dörfern davon haben, wenn bei einem Kirchtag ein Waldbaum geholt wird aus dem Wald und aufgestellt wird. Oben ist ein bisschen geblieben von dem Reisig, da ist ein

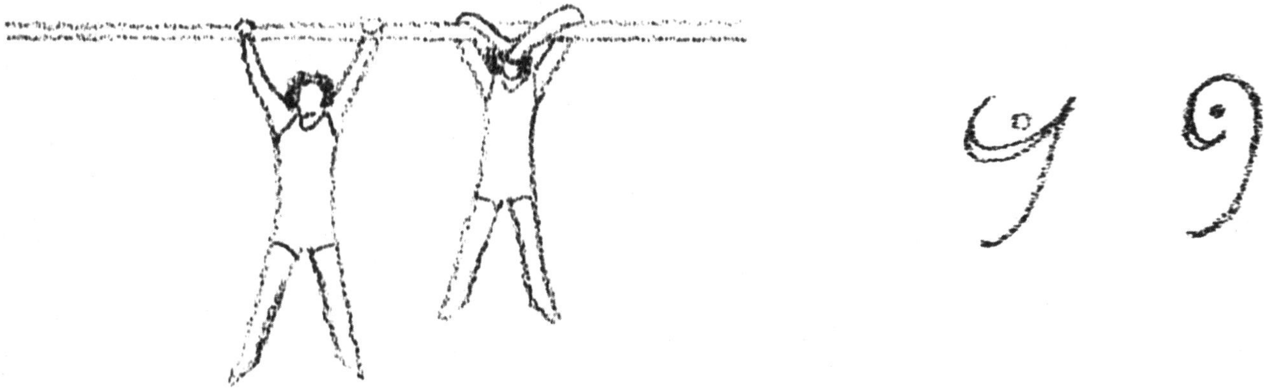

Zeichnung Rudolf Steiners aus GA 300b, S. 297.

Tüchlein oben und eine Schleckware und ein Flascherl Wein, und nun müssen die Buben sich bemühen, an dem von der Rinde geschälten Baum sich hinaufzuarbeiten. Derjenige ist der Sieger, der dies herunterbringt. Das ist etwas, was mit dem Wirken des Willens auf die Körpernatur sehr stark zusammenwirkt. Das ist etwas, was auf Kletterstangen künstlerisch geübt werden kann. Gewiss, es hat etwas voraus, wenn die Kinder am Strick klettern müssen. Die Stange ist, ich möchte sagen, ein Turngerät von eingeschränkter Bedeutung. Aber so ganz möchte ich nicht die Kletterstangen ausschalten. Barren und Reck, Bock und so weiter, wenn man sie richtig verwendet, so kann man immerhin aus ihnen etwas machen.

Ich bin einverstanden damit, dass man die Übungen gewissermaßen durch Kombinierungen der Geräte vermannigfaltigt, weil dadurch tatsächlich dasjenige mehr in Betracht kommt, was beim Geräteturnen ausgeführt werden muss: die Geistesgegenwart. Was auch zurückwirkt; das macht die Muskeln stark. Sie bekommen so die richtige Stärke und Elastizität.

Also ich bin einverstanden, glaube aber doch, dass auch das Reck eine größere Bedeutung noch gewinnt, wenn man auf dieses schnelle und zweckmäßige Beobachten – nicht Beobachten mit den Augen, sondern mit dem Körpergefühle –, wenn man auf dieses einen größeren Wert legt. Schon dies eine ist nützlich: man lässt das Kind sich schwingen, sodass es das Reck erfangen muss. Es muss sich in der Luft halten. Diese Übung nur, um die Richtung anzugeben. Es kann mit den Händen gemacht werden, aber auch mit dem ganzen Arm.

Die Bewegung bekommt erst Bedeutung, wenn es mit dem Arm geschieht. Man kann es mit den Händen beginnen lassen. Also diese Dinge, die eigentlich dazu führen, dass das Kind das Gerät empfinden muss mit seinem ganzen Körper, die sind etwas, was dazu führt, dass die Geräte sympathischer werden, als sie von Anfang sind. Dann kommt beim Reck in erster Linie in Betracht, dass das Kind lernt, mit den Beinen am Reck zu arbeiten. Dann kann man auch die Übung dadurch kombinieren, dass man es am Reck etwas gehen lässt mit den Beinen, mit den hängenden Beinen.

Das soll nur den Geist und die Richtung angeben. Ich glaube, dass man nicht gerade unbedingt nötig hat, von toten Geräten zu sprechen und von einer bloßen Routine. Das ist so geworden. Es braucht nicht Routine zu sein, wenn man dieses Erleben des Gerätes hervorruft. Am Barren können die Beine in einer ganz wunderbaren Weise verwendet werden.

Nun, was Sie in Bezug auf Spiel und Sport gesagt haben, damit bin ich einverstanden. Da muss unser Turnen zu dem führen, was Sie angedeutet haben. Bei der nächsten Gelegenheit wollen wir auf den Lehrplan eingehen. Die Temperamente kommen dann bei den Lebensaltern zur Geltung.

Der Schularzt: Es ergibt sich öfter bei blutarmen älteren Mädchen, dass sie leicht sehr müde werden.

Dr. Steiner: Hier beginnt die Pathologie und Therapie des Turnens. Was Sie Turnschmerzen nennen, beruht darauf, dass jener Prozess zwischen Blut und Muskeln bei solchen Kindern dazu führt, dass sich Harnsäurekristalle ablagern, und da handelt es sich darum, dass man diesen ins Anorganische hineingehenden Stoffwechsel bekämpft, medizinisch oder durch Diät. An sich kann das nur da die Aufgabe sein, wo man sieht, dass das Turnen nicht bloß bis zu einem gewissen Grade ermüdet, sondern über den Grad hinaus. Da muss man versuchen, ins Therapeutische hinüberzugehen. Das Turnen zeigt am meisten im Leben, ob ein Kind gesund ist oder nicht. Wenn man prüfen will, ob einer in drei Jahren die Gicht kriegt, so könnte man das so machen, dass man ihn sich anstrengen lässt, und wenn er da zunächst funktionell gichtische Empfindungen zeigt, dann bekommt er in drei Jahren die Gicht. In unserer jetzigen Zeit, wo die Kinder unterernährt sind, weil dieser Prozess zwischen Blut und Muskeln nicht mehr funktioniert, in unserer Zeit werden die Kinder im höchsten Maße sich so zeigen.

Bei dieser Gelegenheit darf ich bitten, dies zu übernehmen. Frau R. hat mir eine Spende gegeben. Ich habe mit ihr besprochen, dass diese Million als der Anfangsfonds verwendet werden möge, dass irgendwie etwas für die Ernährung getan werden kann. Für die Aufbesserung der Gesundheitsverfassung der Kinder möchte ich diese Million gestiftet haben. Es soll ein solcher Fonds gemacht werden, und das soll die Grundlage sein.

Es wird gefragt wegen der Beschäftigung der Kinder bei Rasten und Ausflügen.

Dr. Steiner: Das Spiel ist bei dieser Gelegenheit wohl am Platze. Das Spiel soll man nicht übertreiben, weil es sonst verweichlicht. Das kann man einwenden, wenn man sagt, zum Spielen haben wir keine Zeit. Aber bei dieser Gelegenheit kann es angewendet werden. Dennoch möchte ich sagen, dass es nicht genügt, wenn man bloß vom Spielen spricht. Es handelt sich darum, wenn man eine Rast zu machen hat, dass es darauf ankommt, dass man die Kinder sitzen lässt. Zuerst müssen sie sitzen und essen. Sie müssen sich damit beschäftigen können, jetzt ganz bewusst und mit vollem Appetit sich mit dem Essen beschäftigen. Wenn sie gründlich gegessen haben – man muss dabei versuchen, wenn man so etwas zu führen hat, dass man die Kinder veranlasst, möglichst langsam zu essen, sodass sie lange Zeit damit zubringen, es muss jeder Bissen ausgekostet werden –, dann kann man Spiele machen, wie Sie sie gemacht haben. Solche Spiele sind nicht deshalb gut, weil man dabei herumkriecht, sondern sie sind dann gut, wenn sie möglichst so gestaltet werden, dass sie die Aufmerksamkeit fördern und Unterhaltung geben. Es muss viel Unterhaltung gegeben werden. Das, was Sie geschildert haben, dabei wird die Unterhaltung herbeigerufen durch die Spannung. Dieses unterhaltende Element, das ist dasjenige, was bei diesen Spielen gemacht werden muss. Dann muss man darauf sehen, dass die Kinder trinken, sodass sie Flüssigkeit in den Körper hineinkriegen, bevor die weitere Tour angetreten wird. Also es schadet nichts, wenn man sie einen Schluck trinken lässt beim Niedersetzen der Rast. Das Essen am Anfang der Rast, das Trinken am Ende, in der Mitte soll es amüsant sein, sodass die Seele beschäftigt wird in Spannung, Lösung, Aufregung, Enttäuschung; da muss das unterhaltliche Element hineinkommen. Dasjenige, was jetzt auftritt, ist langweilig. Sportmäßige Spiele sind nicht anregend. Sie sind eigentlich langweilig. Da muss man sich hüten vor dem Engländertum beim Spielen. Da darf gar nichts Westliches in unser Spielen hinein. Es müssen gesunde, unterhaltliche Spiele sein.

Nicht wahr, ich will nicht sagen, dass heute noch immer die alten Spiele gut sind, weil sie aus der Tantenzeit herrühren; die müssen ersetzt werden. Aber «Blinde-Kuh»-Spiel, oder solche Dinge, die sind das Richtige. Oder «Schaut euch nicht um, der Plumpsack geht rum!» Wo also nicht wiederum eine Anstrengung da ist, sondern wo Unterhaltung da ist. Wo das Kind sich unterhaltend ausruht; zuerst muss es sich gründlich essend ausgeruht haben. Ich würde sie systematisch sich hinstrecken lassen. Singen würde ich sie auch lassen. Singen würde ich sie lassen; wenn sie unterhaltend gespielt haben, nachher noch singen lassen, dann trinken und dann aufbrechen.

Es wird gefragt wegen Marschieren und Singen.

Dr. Steiner: Diese militärischen, strategischen Dinge, Kampfspiele, die können dann gesund gestaltet werden, wenn sie artistisch gemacht werden. Es ist ein Unfug, was insbesondere in der Gegend sehr häufig gemacht worden ist, wo ich meine Jugend zugebracht habe. Man hat Sätze erdichtet, die zwei ersten hat man einen bestimmten Satz heulen lassen. Dann haben diejenigen, die sich weiter weg gestellt haben, nicht mehr die Laute unterscheiden können. Das muss wegbleiben, diese Dinge müssen wegbleiben. Aber wirklich Künstlerisch-Rhythmisches verbinden mit dem Gehen in der Gemeinschaft, mit dem Marschieren, das ist etwas, was richtig ist. Wenn das Künstlerische mit eine Rolle spielen kann, dann kann man auch die Menschen in Gemeinschaft etwas machen lassen, etwas zusammen denken oder dergleichen. Es kommt darauf an, dass die Lausbübereien wegbleiben. Das Indianerspiel mit Überfällen und so weiter ist etwas Gesundes, wenn es geistreich gemacht wird. Bei alldem kann man unterscheiden: gesundes Spielen am rechten Ort, und Sport. Gesundes Spielen ist, sich so beschäftigen, dass man Freude hat in der

Bewegung am gesunden Denken und Fühlen. Sport ist deshalb schlecht, weil man sich bloß bewegt ohne jegliches Denken, sodass man dabei empfindungsfaul werden kann. Die Leute wollen sich so beschäftigen, dass sie sich ersparen, ihr Denken in Bewegung zu bringen oder ihr Empfinden. Da wird das Gute, das im Körperlichen noch ist in der englischen Nation, durch den Sportglauben ausgetrieben.

Es wird gefragt wegen Abkochen im Freien.

Dr. Steiner: Das ist schon deshalb gut, weil dadurch die Essenszeit verlängert wird, die Zeit, die auf das Essen verwendet wird. Es ist nichts besser; sobald man die Kinder hinausbringt, muss man bei der Rast die Essenszeit so sehr wie möglich verlängern. Wenn man ihnen dies so unbequem wie möglich macht, dass sie sich mühen müssen dabei, sich anstrengen, das ist das Allerbeste.

X: Sollten wir das Baden und Schwimmen von der Schule aus pflegen?

Dr. Steiner: Das kann nicht schaden, das kann ganz gut sein. Ich glaube, es wird vor allen Dingen aus zeitlich-technischen Gründen nicht gehen. Man muss alles so arrangieren, wie es möglich ist unter den sozialen Verhältnissen.

Der Turnlehrer: Könnte man Duschen einrichten und ein Bad?

Dr. Steiner: Gut wäre es. Nur kommt da in Betracht, dass solch ein Kind, von dem das bekannt wird, eigentlich etwas Makelhaftes bekommt. Es entsteht das Urteil: Der muss erst gebadet werden. – Das muss berücksichtigt werden, dass dies Odium vermieden werden könnte. Da ist es natürlich immer sehr schwierig, etwas zu machen. Wenn man ein Internat hat, kann man alles mögliche machen. Es wäre schon wünschenswert. Ich habe noch nicht das Mittel herausgefunden, dieses Odium zu vermeiden. Es sollte darauf gesehen werden, dass die Kinder ordentlich gewaschen in die Schule kommen. Dadurch wird das Odium nicht hervorgerufen, wenn den Kindern gesagt wird, sie müssen gewaschen in die Schule kommen. In einem solchen Falle, da liegt manchmal etwas Pathologisches vor. Es gibt Menschen, die können sich auch durch das Waschen nicht davor behüten, dass sie schmierig aussehen und übel riechen. Ich wäre ganz einverstanden damit, aber es muss herausgefunden werden, wie man es mit der moralischen Seite verbinden kann.

Aus dem Gebiet der Körperübungen[2] (1924)

In Körperübungen sich außerhalb des Körpers fühlen, klingt paradox. Sich im Raume fühlen, Raumeskräfte erleben, deren Brennpunkt der Körper ist, die ihn durchziehen und formen – das scheint ein Weg zu sein, um das Abstrakte, Mechanische in der Körperübung zu überwinden und wieder zu Geistigem aufzusteigen.

Der menschliche Wille, nicht im selbstischen Sinne auf Rekord gestellt und dadurch den Körpermechanismus wie einen Motor aufpeitschend, sondern als rein geistige Kraft in und durch den Menschen wirkend, in ihm das Tote der mechanischen Gesetze durchdringend und Raum und Zeit in künstlerischer Gestaltung zusammenfassend, führt den Menschen in dies Erleben. Dies ist der Weg zur Gymnastik.

Sport ist ein Symptom westlicher Zivilisation. Er entseelt, entgeistet den Menschen und spannt selbst seinen Körper in den Mechanismus der Gegenwart ein. Dass man die Sportplätze in den Wald hinaus legt, ändert daran nichts, sondern zeigt erst recht, wie fremd die Natur dem Menschen geworden ist.

Überall, wo sich der Übende in das eigene Körperliche versenkt, sei es in der mechanistischen Auffassung des Sportmenschen oder in der physiologisch-meditativen Art gewisser Schulen oder in der Form der Ausdrucksgymnastik, überall schließt sich der Mensch vom Geistigen ab. Er erlebt sich in verstärktem Maße im Körperlichen und wird Geschöpf seiner erdgebundenen Kräfte, oft bis ins Dämonische hinein.

Anders, wenn der gymnastisch Übende sich draußen im Raume erlebt, wenn er nicht die Begrenzung seiner Bewegung in den Grenzen seines Körperlichen findet, sondern sie durch den Willen erweitert; immer mehr, bis er den Körper nicht mehr als Masse, sondern als Brennpunkt von Kräfteströmen fühlt, die hinaus- und hereinstrahlen in den Raum. Bewusste Hingabe des Körpers an den Raum, an den Makrokosmos in umspannender, gestaltender, durchmessender Bewegung!

---

2 Aus: *Die Freie Waldorfschule*, Heft 4/5, Juli 1924. Als dieser erste Aufsatz geschrieben wurde, hatte Bothmer anderthalb Jahre an der Entwicklung der Gymnastik gearbeitet.

Im Stehen erlebt der Mensch Horizontale und Vertikale, die Grundrichtungen des Raumes. In der Aufrichtekraft und in der besonders in den Schultern geformten Breitekraft seines Körpers leben sie in ihm als das Kreuz. Herausgehoben aus diesen Ebenen aber ruht das menschliche Haupt als Kugel, in sich abgeschlossen, spiegelnd, was aus dem Brust- und Gliedmaßenmenschen zu ihm hinaufstrahlt, empfangend das innere Bild der Bewegungen des Körpers und es vergleichend dem idealen Menschenbilde, das in der Seele lebt. Vor diesem Bilde bleiben Arme und Beine nicht einfach Gliedmaßen, die aus ihrer besonderen Dynamik heraus bewegt werden können, sondern ihre im ganzen Menschenwesen begründete Art tritt in ihre Rechte.

Sie beginnen die Sprache des physischen Leibes zu sprechen; dienend tragen die Beine den Körper; sie betonen in ihrer im Vergleich zu den Armen eng begrenzten, immer taktierenden Bewegung das Metrische, Willensmäßige, das im Aufsetzen des Fußes sich stark ausspricht. Füße und Hände zeigen – in der Ruhelage – ihren organischen Teil, den Rücken, während sie den physiognomischen, Fußsohle und Handfläche, der Erde zuwenden.

Die Arme sind frei zu menschenwürdigem Gebrauche. Durch sie kommen die drei Dimensionen des Raumes am Menschen in lebendige Erscheinung als die «Aufrichte», die «Umfassende», die «Wirkende», eben als Grundkräfte des Menschen, nicht als reine Begriffe wie «Höhe», «Breite», «Länge». Sie vermögen auch die Sphäre nachzubilden, sei es deren Formen zeichnend, sei es deren Radien in Streckung und Beugung durchmessend. Und welch lebendige Sprache sprechen dabei die Hände mit, deren Form und Züge so vielsagend sind, die, nicht durch Gesten, sondern mit ihrem Antlitz weisend das «Vorne» und «Hinten», «Oben» und «Unten», «Außen» und «Innen», «Rechts» und «Links» bestimmen. Die Hände geben der gymnastischen Übung Gesicht und Sprache, frei von Mimik, erfüllt vom Geist, der sie geschaffen hat.

Herb, streng steht neben der Eurythmie die Gymnastik. Sie offenbart nichts von Seele; ihr Element ist das Geistige, das den Körper geschaffen hat und als Wille aus ihm spricht. Verwandt der Mathematik scheint richtige Gymnastik ihre Formen dem Makrokosmos zu entnehmen und wieder in den Raum hineinzubilden.

Aus dieser lebendigen Wechselwirkung schafft Gymnastik auch harmonisierend und belebend am unentwickelten und verbildeten menschlichen Körper, nicht aus materialistischer Menschenanschauung nach physikalisch-mechanischen Regeln, sondern aus der lebendigen, willenerzeugenden Kraft des Menschenbildes, das der Lehrer in seiner Seele tragen muss.

Gymnastik als Geometrie im Raume[3] (1925)

Sehr verehrte Anwesende! Wer von Ihnen den Vortrag von Herrn Dr. Kolisko[4] über die Entwicklung des Kindes im Lichte der anthroposophischen Menschenkunde gehört hat, wer vernommen hat, wie sich das Geistig-Seelische des Kindes schrittweise seinen Leib erobern muss, wer von Ihnen die Ausführungen des Herrn Dr. v. Baravalle gehört hat, aus denen das gleiche Motiv anschaulich wurde, wie das Kind von einem gewissen Zeitpunkte an sich den Raum erobern muss, der mag heute mit Recht diesen Eroberungszug des Kindes im Bilde, von der physischen Seite her betrachtet, erwarten. Das wäre ja, wenn es schon gelänge, sehr schön. Aber auch diese Dinge müssen wachsen. Und die Zeit von zweieinhalb Jahren, seit denen in der Waldorfschule Turnunterricht erteilt wird, waren dafür noch zu kurz. Wenn wir trotzdem mit dem bisher Erreichten zum ersten Mal an die Öffentlichkeit treten, so geschieht es deshalb, um in dem Gesamtbild dessen, was unsere Pädagogik erstrebt, nicht diese eine Lücke zu lassen, und um Ihnen wenigstens zu zeigen den Weg, den wir gehen.

Vom Anbeginn unserer Arbeit an hatten wir mit zwei Gegebenheiten zu rechnen. Die erste war, dass Knaben und Mädchen in der Gymnastik gemeinsam unterrichtet werden; die zweite war, dass neben dem Turnen, das erst in der dritten Klasse einsetzt, schon seit Schulgründung, und zwar von der ersten Klasse an betrieben, die Kunst der Eurythmie steht. Die

---

3 Einleitende Worte zu einer Gymnastikaufführung auf der dritten Erziehungstagung an der Freien Waldorfschule Stuttgart vom 2. bis 6. April 1925 (Stenogramm).

4 Zu Eugen Kolisko siehe: *Der Lehrerkreis um Rudolf Steiner*; Stuttgart 1979.

Eurythmie bedient sich als Werkzeug desselben Körpers, an dessen Entwicklung und Gestaltung auch im Turnunterricht gearbeitet wird. Wenn Sie unsere Schülereurythmie am Freitag gesehen haben, so werden Sie vielleicht dabei den.Eindruck gewonnen haben, dass in einer Schule, in der Eurythmie gelehrt und geübt wird, sich die hergebrachten Systeme der Gymnastik schwer oder gar nicht halten können, am wenigsten die heute so beliebte Ausdrucksgymnastik. So handelt es sich denn für uns beide, für meinen Freund und Kollegen, der bildender Künstler ist[5], und für mich darum, einmal hinabzutauchen in das Meer der Bewegungsmöglichkeiten des menschlichen Körpers; nicht verstandesmäßig oder gefühlsselig, sondern übend in nüchterner Beobachtung der Bewegungsmöglichkeiten in Beziehung zur Totalität des Menschen. Nicht viel konnte vor diesem Bilde des Menschen, wie es unserer Pädagogik vorschwebt, bestehen. Gerade das nicht, was im ersten Augenblick als besonders geeignet erscheinen mag für die Kräftigung einzelner Körperteile oder Muskelgruppen.

So wurde dann das spärlich Vorhandene zunächst einmal aufgegriffen. Es wurde geübt, abgewandelt, verworfen wieder, wieder nach längerer Zeit einmal aufgegriffen, bis es schließlich – und ich rede jetzt von den ersten Zeiten unserer Arbeit – seinem allgemeinen Charakter nach als tauglich für den Unterricht gelten konnte. Letzter Prüfstein war natürlich immer das übende Kind. Ihm galt es im Unterricht abzusehen, ob eine Übung tauglich war und für welche Entwicklungsstufe des Kindes sie geeignet war, bei Mädchen wie bei Buben. Schließlich traten unter diesen einzelnen Erscheinungen auf dem Gebiete der Körperübungen, der Gymnastik, doch gewisse Zusammenhänge auf, die auf innere Gesetzmäßigkeiten schließen ließen. Und wir hatten das große Glück, auch auf unserem Übungsfelde vom Physischen her das bestätigt zu finden, was Dr. Rudolf Steiner, unser verehrter Lehrer, uns als die Entwicklungsstufen des Kindes für das ganze große Feld der Pädagogik gekennzeichnet hat. Vom Körperlichen aus genommen charakterisierten sie sich, diese Entwicklungsstufen, als Körperentwicklung vorherrschend nur im ersten Jahrsiebt, als Körpergestaltung vorherrschend im Allgemeinen im zwei-

5 Zu Hanns Strauss siehe a.a.O.

ten Jahrsiebt, Körperbeherrschung eintretend etwa im dritten Jahrsiebt. Körperentwicklung, Körpergestaltung, Körperbeherrschung, in dieser Dreiheit eine Totalität, wie der Mensch in seiner Einheit von Leib, Seele und Geist.

Schritt für Schritt, sagte ich am Anfange, muss sich das Kind seinen Leib erobern, bis hinein in sein Knochengerüst. In dem Chaos des kleinen Kindes, wie es zur Schule kommt, in dem Denken, Fühlen und Wollen noch eins sind, gilt es zunächst im Rhythmus die entweder noch schwachen, manchmal unbändigen Kräfte des Kindes in den menschlichen Dienst zu stellen. Das geschieht in der ganzen Erziehung der ersten Schuljahre in allem Unterricht, vor allem in der Eurythmie. Gymnastik in ihren Anfängen hat erst etwa (und ich muss da immer einen Durchschnitt nehmen, denn die Kinder sind in ihrer Entwicklung ja sehr verschieden) um das neunte Jahr herum einen Sinn. Es ist die Zeit, wo das gesunde Kind, belebt oder gebändigt durch den Rhythmus, anfängt, seine zarten Muskeln zu straffen, um dann langsam mit diesen gestrafften Muskeln nach seinem Knochengerüst zu greifen. Auch hier in dieser Zeit sind rhythmische Übungen, gesteigert etwa in der Form rhythmisierter Arbeitsbewegungen, eine gute Hilfe. Erst um das zwölfte Jahr herum gelingt dem Kinde dieses Greifen, mit gerafften Muskeln, nach seinem Knochengerüst so weit, dass es sich nun vermittels dieses Knochengerüstes fest auf die Erde stellen kann. Es ist die Zeit, in der das Kind anfängt, sich im Raume, den Raum um sich, bewusst zu erleben; die Zeit, in der das Kind auch anfängt, Sinn zu entwickeln für Geometrie, wie Sie gehört haben.[6] Und Gymnastik ist ja, von einer gewissen Seite gesehen, Geometrie im Raume.

Auch die Möglichkeit, nun anzufangen, den Schritt des Kindes zu schulen, kennzeichnet diese Epoche, etwa beginnend von dem zwölften Jahre an. Wie notwendig das ist, weiß ja jeder, der die flegelhaften Arm- und besonders Beinbewegungen eines gesunden Jungen in diesem Alter kennt. Es ist keine geringe Mühe, aber sie ist, das weiß man ja, sehr nötig. Bei den Mädchen hält diese Entwicklung nicht gleichen Schritt.

---

6 Nimmt Bezug auf den Unterricht bei dem anfangs zitierten Hermann von Baravalle.

Der Griff nach dem Knochengerüst, dem Skelett, der bei den Buben in diesem Alter so ausgeprägt ist, tritt bei den Mädchen sehr wenig in Erscheinung gegenüber den Vorgängen, die sich in seiner rhythmischen Organisation, in seinem Blute abspielen. Während der gesunde Bub in diesem Jahr aus dem erwachenden Kraftgefühl heraus nach energischer, beherzter Betätigung verlangt, nach Übungen, die, buchstäblich gesagt, «auf die Knochen gehen», tritt bei dem Mädchen in diesem Alter leicht eine körperliche Erschlaffung ein, die nur durch angespanntes rhythmisches Üben, sei es im Sinne der Eurythmie oder im Sinne der Gymnastik, vielleicht am besten in beiden, überwunden werden kann, sonst besteht die Gefahr, dass dieser Zustand ein dauernder wird. Es ist die Zeit der schroffsten Gegensätze, die Zeit auf der einen Seite zur Neigung, oder mehr als das, zur Brutalität, auf der andren Seite zur Sentimentalität. Herr Dr. Steiner hat uns einmal gesagt für dieses Alter: Nicht durch Aufstachelung seines Egoismus lässt sich eine heilende Wirkung auf Buben dieses Alters erzielen. Aber es muss (sagt er) in Anlehnung an das Gute, Religiöse, Schöne ein Durchgöttlichtsein in ihm rege gemacht werden. – Dieses Wort hat, glaube ich, auch seine Gültigkeit für Körperübungen, sonst wird aus dem Flegel der Rüpel. Werden aber soll ja aus ihm ein Mensch, der seine Arme, Hände, Füße im Dienste des Guten zu regen gewillt ist. Dem kommt ja unsere Pädagogik auf allen Gebieten vom Tage des ersten Unterrichts in der Menschenkunde, vom ersten Schultage an, können wir auch sagen, entgegen in den Bemühungen, dieses Bewusstsein vom Durchgöttlichtsein des Menschen im Kinde lebendig zu erhalten. Mit ihm verbindet sich das Erleben einer geisterfüllten Wirklichkeit im Raume, in der uns umgebenden Welt. Das Wesen des Raumes ist bestimmend für alle gymnastischen Übungen.

In seinen Hauptrichtungen ist der Raum als Vertikale gestellt in der menschlichen Wirbelsäule durch seine Aufrichtekraft; als Horizontale in den menschlichen Schultern durch die Breitekraft. Die Arme vermögen, aufwärts gehoben, sich in die Vertikale, in die Aufrechte einzustellen; seitwärts gehoben in die Horizontale, die Umfassende. Vorwärtsgehoben weisen sie in die Richtung des Schrittes, des wirkenden Willens, der Tat. Rückwärtsgehoben zwingen sie den Menschen unter das Joch; sie weisen ihn in das Gebiet des Tierischen, das sein Haupt nicht frei erheben kann. Über der Horizontalen bewegt gestalten die Arme die Sphäre nach; die Sphäre, als deren Abbild das Haupt des Menschen über seinen Schultern steht. Unter der Horizontalen fallen die Arme in den Bereich der Schwere zurück, mit ihnen der ganze Mensch, wenn er sein Wesentliches, sein Eigenstes, nämlich seine Aufrichtekraft preisgibt. Anders, wenn sich der Mensch zur Erde neigt, zu der Erde, die ihn stützt, die er schreitend mit seinen Füßen abtastet, von der er sich springend abstößt, um im beherrschten Falle sich wieder zu ihr niederzuschwingen. Zwischen der Schwere, die den Menschen nach unten ziehen will, und der Sphäre, die er über seinen Schultern trägt, steht der Mensch im Gleichmaß seiner Kräfte, aufgerichtet in die Vertikale, gebreitet und geweitet in die Horizontale. Der junge Mensch, hereingeführt in dieses Gleichmaß seiner Kräfte, nicht von außen geformt, sondern im Innern erlebend die Kräfte, die ihn zur Erde ziehen, die Kräfte, die die Schwere überwinden, sodass er sich mit vollem Bewusstsein sagen kann: ich richte mich auf, ich erhebe mein Haupt, ich trage meine Schultern, ich bewege meinen Körper, ich schreite, – kurzum zur vollen Körperbeherrschung geführt, gewillt, alle seine Kräfte zu regen im Dienste des Wahren, Guten und Schönen, das ist das Ziel der Gymnastik.

Sie werden die Vorführungen heute teilweise musikalisch begleitet hören. Es ist das ein erster Versuch, das Musikalische aus dem Wesen der Gymnastikübungen herauswachsen zu lassen. In der Gymnastik darf nicht die Musik führen; führen muss der bewegte menschliche Körper. Das musikalische Element ist ja in den Übungen, die wir hier betreiben, doch so weit erkennbar, dass man bei manchen Übungen, die gemeinsam von Mädchen und Buben ausgeführt werden, von einer – es sei in Bescheidenheit gesagt – kontrapunktischen Führung sprechen könnte; aber vielleicht wird Ihnen dieses Wort den Sinn am klarsten machen. Eine musikalische Führung, die zurückweist auf verhältnismäßig einfache Grundmotive, die dann später variiert werden, eben kontrapunktiert, um auf einer höheren Stufe wieder als Einheit in schwierigerer Folge nun zu erscheinen.

(Es folgte eine Demonstration)

Herr im eignen Körper werden
Gymnastik aus der Menschenkunde entwickelt[7] (1925)*

Als ein kleines Chaos kommt das Kind in die Schule, noch ganz erfüllt von den mächtigen plastizierenden Kräften, deren letzter und stärkster Zeuge der Zahnwechsel ist. Bis dahin bewegt sich das Kind gewissermaßen am Gängelband, teils aus Nachahmung heraus, teils geleitet von der Anziehung oder Abstoßung (angesogen oder abgestoßen) seiner Umgebung. Man betrachte nur den Gang eines Kindes noch in seiner ersten Schulzeit.

Um das neunte Jahr tut das Kind den ersten Griff nach seinem Knochengerüst, es beginnt leise, sich als ein kleines Persönchen in die Welt hineinzustellen. Dieser erste Griff nach dem Knochengerüst äußert sich in der Straffung der Sehne vom Muskel zum Knochen. Möglichst aus dem Rhythmischen heraus, in dem das Kind in diesen Jahren webt und lebt, wird es zu Bewegungen geführt, die auf das Straffen und Lockern der Sehnen gehen. Langsam und behutsam muss hier vorgegangen werden. Rhythmisierte Arbeitsbewegungen, bei denen die kindliche Phantasie mitarbeitet, steigern allmählich die Leistung. Erst um das zwölfte Jahr ist dieser Griff so weit gelungen, dass das Kind sich hinstellen kann auf die Erde, sich selbst haltend durch die eigene Kraft. Langsam muss es jetzt erst das Gehen, das Setzen des Fußes im Schreiten als Willensakt lernen (das Kind wiederholt: von innen heraus die Entwicklungsstufe seiner ersten sieben Jahre, nicht mehr aus der Nachahmung an seinem Körper formend, sondern aus dem erwachenden Ichbewusstsein [Erkenntnis] den Körper als Werkzeug tragend und bewegend, zunächst allzu mechanisch). Bis zu dieser Stufe verläuft die Entwicklung bei Buben und Mädchen parallel, Von jetzt an gehen die Buben, fallend aus dem Rhythmus, mehr in die Kraft, während die Mädchen im Rhythmischen verbleiben, ja das Rhythmische sogar besonders starke Betonung verlangt, da es wohl einzig die in diesem Alter eintretende körperliche Abspannung überwindet.

Sie sollen heute ein Bild bekommen, wie sich Gymnastik – das Turnen

7 Entwurf eines Vortrags auf der dritten Erziehungstagung in Stuttgart im April 1925.

ohne Gerät – im Laufe der zwei Jahre seit Einführung des Turnunterrichts in der Waldorfschule in den Rahmen anthroposophischer Pädagogik hineinzustellen sucht. Vom Turnen am Gerät, das seine besonderen Aufgaben hat, soll heute nicht die Rede sein. Was Sie sehen werden, ist kein ausgesonnenes System, es ist eine Reihe gymnastischer Übungen, die in eigener Arbeit entstanden sind, ich möchte sagen aufgetaucht sind aus dem Meere der Bewegungsmöglichkeiten des menschlichen Körpers, aufgetaucht sind, oft wieder verworfen, wieder aufgegriffen, abgewandelt wurden, bis sie im Unterricht als brauchbar anerkannt wurden, für bestimmte Altersstufen für Mädchen oder Buben. Schließlich traten gewisse Zusammenhänge unter diesen Einzelerscheinungen auf, die Gesetzmäßigkeiten ahnen ließen; und wir hatten das große Glück, auch auf unserem Arbeitsfelde vollauf bestätigt zu finden, was Dr. Steiner uns für das ganze große Feld der Pädagogik als Entwicklungsstufen des Kindes gekennzeichnet hat, im besonderen wie der heranwachsende Mensch Schritt für Schritt Besitz ergreift von seinem Körper bis hinein in sein Knochengerüst, wie in dem Chaos des kleinen Kindes durch den Rhythmus die turbulenten Willenskräfte eingefangen werden, die dann um das neunte Jahr die Muskeln zu Sehnen straffen, um das zwölfte Jahr mit den Sehnen nach dem Skelett zu greifen beginnen, um Herr im Körper zu werden.

Rhythmische Übungen z.B. als rhythmisierte Arbeitsbewegungen sind die erste Stufe (9./11. Jahr); die zweite Stufe Übungen, die den Körper straffen: hier beginnen die Übungen für Buben und Mädchen sich zu differenzieren (12./14. Jahr); dritte Stufe (14./16. Jahr) die Übungen gehen «auf die Knochen», d.h. schwierigere statische Aufgaben treten heran, vor allem wird der Schritt gebändigt und harmonisiert; bei den Buben gilt es, die mehr oder minder ungestüme Kraft mit straffen Sehnen nach dem eigenen Knochenbau greifen zu lassen, sodass aus den Flegeln – d.h. Dreschflegeln – menschliche Arme und Beine werden. Ist dies die rein physiologische Stufenfolge, so kommt hinzu, dass Gymnastik immer den Menschen als geistiges, physisches und seelisches Wesen im Auge behalten und darum, Todfeind jeder materialistisch-mechanistischen Auffassung, sich zu einer Kunst entfalten muss.

Bestimmend für alle gymnastischen Übungen ist das Wesen des Raumes, der in seinen Hauptrichtungen als Vertikale in der menschlichen Wirbelsäule, als Horizontale in den menschlichen Schultern gestaltet ist. Die Form des menschlichen Hauptes bildet die Kugel (den Kosmos) nach. Die Arme vermögen sich, aufwärts gehoben, in die Vertikale, seitwärts gebogen, in die Horizontale einzustellen, über dem Haupt bewegt, gestalten sie die Sphäre. Vorwärts gehoben, weisen sie in die Richtung des menschlichen Schrittes, des wirkenden Willens, der Tat. Rückwärts gehoben, zwingen sie den Menschen unters Joch, weisen sie ins Gebiet des Tierischen, das sein Haupt noch nicht frei erheben kann. Unter der Horizontalen fallen die Arme in das Bereich der Schwere zurück, mit ihnen der ganze Mensch, wenn er sein Eigenstes, die Aufrichtekraft, preisgibt.

«Ich trage meinen Körper ...»
nicht: «Mein Körper hängt an mir».
«Ich fühle meinen Körper im Raum ...»
nicht: «Ich fühle mich in meinem Körper».
«Mein Körper gehorcht meinem Willen ...»
nicht: «Mein Körper ist ein Mechanismus».

Wenn es auch unter den Kindern nie ausgesprochen wird, so lebt es doch in jeder Bewegung mit: das Erleben einer geisterfüllten Wirklichkeit, die im Oben und Unten, Vorne und Hinten des Raumes uns umgibt, zu der wir in immer neue Beziehung treten. Die Erde unter den Füßen, die uns trägt, die wir schreitend abtasten, von der wir uns springend abstoßen, um im beherrschten Fall wieder zu ihr nieder zu schwingen.

Der Himmel uns zu Häupten als die gewaltige Sphäre, die wir, die Arme hebend oder kreisend nachbilden können, zu der wir uns aufrichten. Zwischen der Sphäre, die der Mensch über der Schulterlinie trägt und der Schwere, die ihn nach unten ziehen will, steht der Mensch im Gleichmaß seiner Kräfte aufgerichtet in die Vertikale, gebreitet und geweitet in die Horizontale. In dieses Gleichmaß der Kräfte den heranwachsenden jungen Menschen hereinzuführen, ihn nicht nur äußerlich dazu zu formen, sondern aus dem ganzen Erleben der zur Erde führenden Kräfte und der die Schwere überwindenden Kräfte, darin liegt der Weg der Gymnastik vorgezeichnet.

Von der Gymnastik beim Sprachkurs für Schauspieler[8] (1925)*

«Eine Schauspielerschule sollte mit einer Gymnastikschule beginnen.»[9] – Eingedenk dieses Wortes Rudolf Steiners traten die in den letzten Wochen zu einem Sprachkurs um Frau Marie Steiner versammelten Schauspieler von Beruf zum ersten Mal in die «Palästra», die von ihren Dornacher Freunden mit großen Opfern an Zeit und Kraft vorbereitet worden war.

Laufen, Springen, Ringen, Diskuswerfen, Speerwerfen – diese fünf nannte Rudolf Steiner im dramatischen Kurs vom September 1924 die Grundübungen der griechischen Gymnastik. Jede Bewegung eines Schauspielers auf der Bühne müsse sein eine «Abschattung» einer dieser fünf Tätigkeiten; und «im Speerwerfen lernt man das Sprechen».[10]

Nur im Vertrauen auf die helfende Kraft des Geistes der uns solche Offenbarung geschenkt hat, konnte überhaupt der Anfang gewagt werden.

Denn durch die Schicht von Technik, welche der Sport über diese hohe Kunst der Griechen gelagert hat, müssen wir wieder durchdringen zu dem Wesen der Gymnastik, die einstmals ‚«eine Totalsprache innerhalb des Griechentums»[11] war. Nur der Geist dieser Kunst, niemals eine Technik des Laufens, Springens usw. vermag dem heutigen Schauspieler das zu geben, was Rudolf Steiner ihm als ihr Geschenk zugedacht hat.

Ihm sei es auch gedankt, dass der strebende, suchende Mensch an der geweihten Stätte Dornachs sich den Musen wieder nahen darf. Kein Intellekt vermag heute den Geist griechischer Gymnastik wieder lebendig zu machen. Aber wer sein Herz erfüllen darf mit der Schönheit eurhythmischer Kunst, mit den Wundern des Wortes, wie sie ja einzig Dornach zu spenden vermag, der kann etwas wie die griechische Seele erleben, die schönheitstrunken, gotterfüllt wie Lynkeus der Türmer, aufjubelt:

---

8 Aus: *Was in der Anthroposophischen Gesellschaft vorgeht. Nachrichten für die Mitglieder* vom 20. September 1925.

9 Vgl. Rudolf Steiner: *Sprachgestaltung und Dramatische Kunst* (GA 282), Dornach 1981, S. 189.

10 Vgl. a.a.O., S. 192.

11 A.a.O., S. 72.

«So seh' ich in Allem
Die ewige Zier ...»

Sie fand der Grieche in jeder Bewegung seines Körpers.

Auf den Bahnen der Schönheit ihm folgend wollen wir die Wahrheit suchen.

Rudolf Steiner sagt: «Im kunstvollen Laufen lernt man das Gehen auf der Bühne so, dass das Gehen das Wort artikuliert.»[12]

Noch einmal so schwer als sonst schienen uns unsre Füße.

Das Wort, das auf dem Atem den Lippen entströmt, das sollte artikuliert werden durch unser Gehen! Wie unachtsam hatten wir bisher unsere Füße gesetzt! Da galt es als erstes, den Schritt der Schwere, dem Fall zu entwinden. Das Hintreten auf die Erde gewann neuen Sinn. Wir lernten es im Laufen.

«Im Laufen kommt der Mensch in eine Dynamik. Das Gleichgewicht zwischen ihm und der Anziehungskraft der Erde wird gebildet durch eine Mechanik»[13] – durch die wundervolle Mechanik der Gelenke, ihr munteres Spiel mit unserer Erdenschwere. Mehr und mehr versuchen wir von diesem Leichterwerden, von diesem Kräftespiel ins Gehen einfließen zu lassen, das Gehen in der aller verschiedensten Weise gestaltend, mit besonderem Bedacht Anfang und Ende eines Ganges oder Laufes, Pausen, Steigerung, Höhepunkt bestimmend.

(Ob Rudolf Steiner unser Laufen wohl «kunstvoll» genannt hätte?)

«Im Springen lernt man das modifizierte Gehen in Anpassung an den Charakter des Wortes», ob es nun «schneidend oder voll, langsam-gezogen oder kurz abgemessen, hart oder sanft»[14] ist.

In jedem Sprung geht der Mensch mehr oder weniger aus sich heraus, er bedeutet eine Lockerung in seinem Gefüge, die bis zur Ekstase gehen kann. In dieser Skala ist Raum für die Temperamente stark ausdrücken, in ihr liegen auch die Charaktere, die dem Worte seine Prägung geben. Wir sprangen zur großen Belustigung unserer gebetenen und ungebe-

---

12 Vgl. a.a.O., S. 190.
13 Vgl. a.a.O., S. 72.
14 Vgl. a.a.O., S. 191.

tenen Gäste die mannigfachsten bis zu den tollsten Sprüngen, die einem Bacchantenzug möchten Ehre gemacht haben, Luftsprünge oder über Hindernisse, und wir erfanden uns voll Phantasie den Text dazu, um bis in die Gliedmassen den Charakter des Wortes zu erfassen. Noch mehr als beim Lauf hieß es aufpassen, dass der Sprung nicht mit einem Fall in die eigene Schwere endete, sondern die aufgebotene Kraft nach Prägung des Wortes dankbar der Erde zurückgegeben wurde.

Bis hierher, im Laufen und Springen, war der Mensch nur in Beziehung zur Erde. Sie war ihm Stütze, er befand sich mit ihr im «vertikalen Gleichgewicht». Nun tritt ihm ein Objekt gegenüber, das seinen eigenen Willen hat: der andere Mensch. Im vertikalen Gleichgewicht[15] mit der Erde sucht er nun seinem Objekt gegenüber das «Gleichgewicht in der Horizontalen». Er bedarf dazu seiner Arme. Es entsteht das Ringen.

«Sie sehen, die Dynamik geht ihren bestimmten Weg.»[16]

«Im Ringen lernt man am besten instinktiv, was man für Armbewegungen und Handbewegungen während des Sprechens machen soll.»[17]

War der Ringkampf schon manchem vom starken Geschlecht ein ungewohntes Vergnügen, so bereitete die Aussicht auf ihn dem schönen Geschlecht erhebliche Bedenken.

Ein ernster Kampf musste es sein, sonst wären die Bewegungen der Arme und Hände Phrase geworden. Rudolf Steiners Wort vom «Gleichgewicht in der Horizontalen» schien uns darauf hinzudeuten, dass es sich nicht um «Überlegenheit» und «Unterliegen» handeln müsse, sondern dass ein Kampf bis zur Aufgabe des Widerstandes oder um eine Position bis zu deren Verlust dem Zweck der Sache genüge. So kämpften wir uns denn im Ring der gegenseitig verschränkten Arme aus einer z.B. durch einen Kreis begrenzten Festung heraus, die ganze Kraft des Angriffs und der Abwehr im «Ring» der Arme und Schultern, also im oberen Menschen, nicht in den Hüften und Beinen suchend.

Gerade diese Art des Ringkampfes bürgerte sich schnell bei uns ein, hatte sie doch alle Eigenschaften eines ehrlichen Kampfes. Sie gab den

---

15 Vgl. a.a.O., S. 72.
16 A.a.O., S. 72.
17 A.a.O., S. 191.

Armen freie, rein dem Brustmenschen dienende, mit der Atmung, dem Sprachzentrum, nah verbundene Beweglichkeit.

Gewiss verdient das Ringen Körper an Körper auch Pflege, gerade für den Schauspieler, um ein recht starkes Erlebnis von «Überlegenheit» und «Unterliegen» zu haben; aber seine Bedeutung für die Arm- und Handbewegungen beim Sprechen dürfte gering, vielleicht sogar nachteilig sein.

«Bringt man das Objekt noch näher an den Menschen heran als beim Ringen, gibt man's ihm in die Hand, so entsteht das Diskuswerfen.» Wir haben da «die Dynamik des schweren Körpers».[18]

«Im Diskuswerfen, bei dem sich das Gesicht übt, nachzuschauen, sich anzupassen an die Zielrichtung und an den ganzen Weg desjenigen, was man wirft, sich anzupassen auch an die Handbewegung selber, im Diskuswerfen, so paradox es klingt, lernt man das Mienenspiel; geläufiges Mienenspiel, Beherrschen der Muskeln zum Mienenspiel; man lernt es im Werfen.»[19]

War damit nur der Sinn unseres Strebens bezeichnet, so lag doch darin auch ein Fingerzeig für die Art unseres Suchens. Das war für uns die schwierigste Frage: Was bedeutete für den Griechen der Diskuswurf? Scheint er doch keinem unmittelbaren Zweck zu dienen, wie man ihn den vier anderen Grundübungen beilegen könnte. Nur wenn wir dieser Seite griechischer Gymnastik näher kamen, konnten uns diese Übungen auch zu unserem Ziele führen.

Unser Diskuswurf würde vielleicht von einem Sportsmann belächelt. Aber wir erlebten an ihm vielleicht am stärksten das Wesen griechischer Gymnastik. War der Wurf auch nicht weit, wir konnten doch auch an seiner Bahn reine Freude empfinden, wenn der Diskus richtig unserer Hand entflog; ein wirklich beglückendes Gefühl aber gab das vorausgehende Schwingen der Scheibe, wie sie Kraft ihrer Schwere immer weitere Kurven zog, in herrlichem Rhythmus den ganz an sie hingegebenen Körper mitbewegend. Und wenn dann der Diskus sich aus der ihm vorgezeichneten Bahn löste und mit Eigendrehung flach durch die Luft sausend seinen Weg nahm, dann mag nicht nur äußerlich das Mienenspiel des Werfers

18 A.a.O., S. 72,
19 A.a.O., S. 191.

sich zu freudigem, lebenerfülltem Ausdruck bewegt haben («schuckelte» der Diskus, so ließ das Mienenspiel übrigens auch nichts zu wünschen übrig!), dann dämmerte wohl auch in manch einem etwas von dem, was Rudolf Steiner gedacht haben mag, als er sagte:

«Die fünf Grundübungen der griechischen Gymnastik waren so gut als es irgend geht, den Verhältnissen des Kosmos angepasst.»[20]

Und ein Ahnen tiefster Zusammenhänge regt sich in uns nach diesem Erlebnis beim Diskuswerfen, wenn wir Rudolf Steiner weiter vernehmen:

«Fügt man dem Diskuswerfen, in dem man bloß die Dynamik des schweren Körpers hat, noch die Dynamik der Richtung hinzu, so hat man das Speerwerfen.»[21]

«Im Speerwerfen lernt man sprechen, das heißt, es erfährt die Sprache im Speerwerfen jene Selbstverständlichkeit, dass sie als Sprache, nicht als Ausdruck des Gedankens wirkt. Daher muss der Schauspieler auch im Werfen von solchen Gegenständen erzogen werden, die eben Stöcke oder Speere sind. Denn wie man da innerlich achtgeben muss, das zieht die Sprache aus dem bloßen Intellekt heraus eben in die Sprachorgane und ihre Gestaltung.»[22]

Ob Stock oder Speer, darauf kommt es gar nicht an; die messbare Leistung ist nicht die Hauptsache, sondern das «innerlich Achtgeben».[23] Der Grieche hatte das wohl gar nicht nötig, ihm schenkten die Götter noch die Kunst – uns schenken sie sie nicht mehr, wir müssen sie erobern, indem wir innerlich achtgebend ihnen wieder zu nahen suchen, hineinhörend in unseren Körper, sei es, dass wir dem großen Rhythmus hingegeben den Diskus schwingen, sei es, dass wir zielbewusst den Speer schleudern oder ringen, springen, laufen.

Im Diskuswurf führt das Objekt, vermöge seiner Masse und Form, noch bis zu einem hohen Grade die Bewegung des Menschen; den Speer meistert der Mensch. Nicht aus Rhythmen heraus holt sich der Speer Kraft und Schönheit des Fluges wie der Diskus, sondern der zielsichere Wille

20 Vgl. a.a.O., S. 73.
21 Vgl. a.a.O., S. 72.
22 Vgl. a.a.O., S. 192.
23 Vgl. a.a.O., S. 192.

des Menschen verleiht sie ihm, gleich dem Bogenschützen aber im eigenen Körper – die biegsame Kraft des Bogens und die Straffung der Sehne in einem Punkt und in der Richtung auf das Ziel zusammenfassend und plötzlich lösend. Das gibt dem Speerwurf seine Selbstverständlichkeit und triumphierende Schönheit.

Das innerlich Achtgeben auf diese Reihe feinster, kaum beschreibbarer Vorgänge und das Streben, sie in Einklang zu bringen zu wahrhaft schöner, willendurchglühter Tat-, da liegt dann vielleicht der Punkt, von dem aus Gymnastik mitschaffen kann an der Befreiung der Sprache aus den Fesseln des Intellekts.

So möge mit der Zeit auch Gymnastik werden eine Dienerin des Wortes.

Einst, in Hellas, war sie eine Totalsprache innerhalb eines Volkes; diese Aufgabe wird ihr nicht mehr beschieden sein.

Sie war damals «eine Offenbarung des ganzen Menschen».[24] Heute erleben wir das in der Eurythmie.

Kann Gymnastik selber aber nicht mehr Sprache sein, so darf sie doch dem Wort die Tempel bauen, darf Menschen bilden, die ihm dienen wollen.

Einleitung zu einer Gymnastikdemonstration[25] (1926)

Gymnastik im eigentlichen Sinne gibt es als Unterricht erst von dem Lebensalter an, wo der Mensch zum Raumgefühl erwacht; wo er sich im Raume draußen, den Raum bis in seine härtesten Äußerungen, das Mineralische, in sich erlebt. Es ist das das Alter etwa um das zwölfte, dreizehnte Jahr herum. Es ist das gleiche Alter, in dem wir auch beginnen, die Kinder Geometrie zu lehren. Diese zwei Dinge gehören zusammen. Was vor dieser Zeit liegt, hat nur die Bedeutung von Vorbereitungen für die Gymnastik; so wie das, was wir in der Geometrie schon in den unteren Klassen treiben, eben vorbereitende Arbeit ist. Sie erinnern sich vielleicht,

---

24 Vgl. a.a.O., S. 223.

25 Vierte Erziehungstagung an der Freien Waldorfschule Stuttgart vom 25. bis 30. März 1926 (Stenogramm).

wie bei mehreren Gelegenheiten während dieser Tagung schon ausgesprochen wurde, dass ja der Stoff so behandelt werden soll, dass er mit den Kindern wachsen kann.

Erst um das bezeichnete Alter kann man im eigentlichen Sinne von Gymnastik reden. Es ist das Alter, wo das menschliche Ich, das bei der Geburt in den Körper heruntergestiegen ist, bis in die dichteste Substanz des Körpers hinein von diesem Körper Besitz ergriffen hat, wo es anfängt Herr zu werden über diesen Körper, in ihm seine Bewegungen zu führen, mit dem Willen ihn zu durchdringen, ihn mit Bewusstsein zu erfüllen.

Dr. Steiner charakterisierte das Wesen der Gymnastik: dass der Mensch sich mit dem Raum verbindet, dass er sich hingibt an den Raum, dass er den Raum bestimmt, dass er die Raumesachsen mit seiner Kraft ausfüllt. Studiert man diesen Raum, so findet man die gesunden Bewegungen. Eine solche Aufgabe kann eben wirklich zu einer Lebensaufgabe werden.

Was ist das Verhältnis von Eurythmie und Gymnastik? Während in der Eurythmie der Charakter der Bewegungen ganz von innen aus dem Organismus des Menschen nach außen getragen wird, ein Inneres nach außen getragen wird, so schlägt umgekehrt in der Gymnastik das Äußere von außen in den Menschen herein. Das, was der Charakter der gymnastischen Übung ist, das ist nicht etwas, was der Mensch aus seinem Innern heraussetzt in irgend eine Bewegung, sondern es ist das, was hereinschlägt in den Menschen. Es ist das Geistige und zwar nicht ein abstrakt Geistiges, sondern das konkret Geistige, mit dem der Mensch sich in der Gymnastik verbindet. Allerdings nur dann verbindet, wenn er sich mit der ganzen Anspannung seines Willens dem Raum hingibt. Hier ist dann vielleicht eben auch der Punkt, wo sich der Mensch wieder nähern kann den schaffenden Kräften der Welt, aus denen ja auch sein Leib aufgebaut ist.

Herr Baumann[26] hat zu den gymnastischen Gruppen (im 2. Teil), die Sie sehen werden, die Musik komponiert. Sie werden bald sehen, dass diese Musik nicht im eigentlichen Sinne eine Begleitung der Gymnastik ist. Sie geht ziemlich ihre eigenen Wege. Sie greift eigentlich nur das Dynamische der gymnastischen Übungen auf, wie ein Motiv, und nun behandelt sie

---

26 Zu Paul Baumann siehe: *Der Lehrerkreis um Rudolf Steiner.*

dieses Motiv ziemlich frei, sodass für die Übenden eigentlich die Aufgabe entsteht, sich gegen die Musik zu behaupten und nicht sich der Musik anzuvertrauen. Und das ist gut so. Denn – und damit möchte ich die einleitenden Worte hier schließen – in der Gymnastik soll der Mensch zum bewusst denkenden, fühlenden und wollenden Ergreifen seines Körpers geführt werden. Die Gymnastik soll eben sein die körperliche Schule des Ich.

Über die Waldorfschulgymnastik[27] (1927)

Diese bisher nur an der Freien Waldorfschule geübte Gymnastik bildet kein ausgedachtes System. Sie ist in bunter Folge entstanden aus dem eigenen Üben, lange ehe sie sich in ihrem Wesen von der geistigen Seite her zu offenbaren begann. Die Übungen sind in der pädagogischen Arbeit und aus dem pädagogischen Bedürfnis entsprungen, haben mannigfache Wandlungen durchgemacht und wurden erst vor knapp einem Jahr ihren inneren Zusammenhängen nach gruppiert.

Meiner Überzeugung nach bilden sie heute schon ein Ganzes, was ja nicht ausschließt, dass manches noch weiter ausgebaut werden, manche Änderung in der Gruppierung noch vorgenommen werden kann. Vor allem erhoffe ich mir, dass tiefere Einblicke in ihr Wesen, als sie mir bis jetzt möglich waren, ihre Richtigkeit mehr und mehr erweisen werden.

Schon nach kurzem Üben stand fest, dass in der Gymnastik der Mensch zum realen Erleben des Raumes vordringen müsse, nicht nur des im Menschen Gestalt gewordenen, sondern ebenso des ihn umgebenden, makrokosmischen, Raumes. In der Gymnastik strebt das Ich über die Brücke des menschlichen Körpers die Verbindung mit dem Raume an. Was das Ich vom Geistigen des Raumes durch den Intellekt in abstrakten Begriffen oder geometrisch erstarrten Formen zu fassen sucht, das soll ihm in der Gymnastik als Raumeskräfte zu Bewusstsein kommen. Nachschaffend soll es sie erleben.

27 Aus: *Das Goetheanum* Nr. 12, 1927.

Diese Idee blieb richtunggebend für die weitere Arbeit.

Sie findet ihren stärksten Ausdruck in dem, was sich als Richtübungen kennzeichnen lässt. Diese waren auch der Ausgangspunkt der Arbeit. Die Übungen offenbaren in neuer Art die Dreigliedrigkeit des menschlichen Organismus und umfassen immer den ganzen Menschen.

1. Gruppe: «Richtübungen». Sie lassen sich hauptsächlich zuordnen dem Nerven-Sinnes-Menschen. Sie bilden offenbar äußere, sinnlich wahrnehmbare Raumverhältnisse nach, indem der Mensch seine Arme und Hände durchkraftet in die verschiedenen Raumesrichtungen legt. Diese werden, namentlich in ihren gegenseitigen Beziehungen, am Menschen als Raumeskräfte erkennbar.

Die gymnastische Bewegung bei diesen Übungen ist eine gleichmäßig ruhige, messende oder «gemessene», beschreibende, ohne hervortretende Rhythmen oder Akzente.

In diesen Richtungen tritt der Mensch am stärksten aus sich heraus, er geht in den Raum und gestaltet gewissermaßen von außen an seinem Körper. Sie verlangen Selbstentäußerung bis ins Physische. Alles ist darin Befreiung von der Schwere. Der Mensch wird Höhe und Weite. Sie sind die einfachsten und schwersten Übungen.

2. Gruppe: Übungen, die hauptsächlich dem rhythmischen Menschen zuzuordnen sind.

Sie bilden offenbar innere, sinnlich wahrnehmbare Vorgänge im rhythmischen System des Menschen nach. Ihre Eigenart ist das Spiel mit der Schwere in Spannung und Lösung. Der Mensch tritt bald aus sich heraus, bald zieht er sich in sich zurück.

Die gymnastische Bewegung ist eine selbstverständlich – d.h. ungewollt rhythmische.

3. Gruppe: Übungen, die hauptsächlich dem Gliedmaßenmenschen zuzuordnen sind.

Sie bilden keine äußeren, sinnlich wahrnehmbaren Verhältnisse des Raumes nach oder innere Vorgänge im Menschen. Sie haben aber offenbar besonders nahe Beziehungen zum moralischen Wesen der Welt und des Menschen. Ihre Eigenart ist Kampf mit der Schwere, am stärksten ausgeprägt in Sturz, Fall und Aufrichten. Der Mensch stößt den Körper von innen. Er schließt sich in mancher Beziehung vom Raume sogar ab, in überstarker Betonung des Ich.

Die Rhythmen sind freie, d.h. ohne bisher erkannte Beziehung zu menschlichen Rhythmen.

4. Gruppe: Rhythmisches Springen:

1. Rhythmus: ∪ ∪ – ∪ ∪ – ∪ ∪ – ... kennzeichnet sich in der ganzen Art der Bewegung als ein Rhythmus des «Oben». Er trägt den Menschen.

2. Rhythmus: ∪ – ∪ – ∪ – ... Rhythmus des «Unten»; er stößt den Menschen.

3. Rhythmus: ∪ – ∪ ∪ – | ∪ – ∪ ∪ – | ... Rhythmus der «Mitte». Der Mensch bestimmt (schafft) ihn selbst. Freier Rhythmus. Äußerlich betrachtet ist er aus dem ersten und zweiten Rhythmus zusammengesetzt.

Jede gymnastische Übung mündet in eine Richtung aus.

Dieser der anthroposophischen Menschenanschauung überall entsprechende Charakter der Übungen, in denen sich auch das Ich in seiner alles durchdringenden Bedeutung bis zum starken physischen Ausdruck durchzusetzen vermag, verbürgt mir die Richtigkeit dieser Übungen.

Ich glaube, hier sogar aussprechen zu dürfen, dass sich in dieser Gymnastik bedeutsame Tatsachen der menschheitlichen Evolution spiegeln. Dies lässt sich zunächst nur andeuten.

Die Übungen werden von Knaben und Mädchen gemeinsam geübt, mit gewissen Variationen, sodass sie für die Knaben sich stärker im Willenshaften, für die Mädchen im Rhythmischen bewegen.

Das Streben, verschiedenartige Übungen von Knaben und Mädchen gleichzeitig in einer räumlichen Gruppe ausführen zu lassen, hat bestimmte Formen dieser Gruppen in Anordnung und Bewegung gefordert. Hierbei ergaben sich Formen, die dem Wesen der einzelnen Übungen so nahe zu stehen scheinen, dass ich auch sie zu dem Ganzen dieser Gymnastik zählen muss.

Auf die in Dornach im Sommer 1925 beim Sprachkurs für Schauspieler nach den Angaben Dr. Rudolf Steiners entstandenen und betriebenen Übungen im Sinne der griechischen Gymnastik sei hier nur hingewiesen. Sie sind bisher pädagogisch nur in beschränktem Umfang angewendet worden.

Diese Arbeit vermag nicht mehr als die Grundlagen für das Verständnis einer neuen Art von Gymnastik zu geben. Die einzelnen Übungen sprechen dann für sich selbst. Auch ihre pädagogische Anwendung geht unmittelbar aus dem Anschauen hervor. Ich glaube, dass sie auch heilpädagogisch anwendbar sind, nämlich aus der Voraussetzung heraus, dass eine geistige Realität hinter ihnen steht.

Diese Frage konnte ich an Dr. Rudolf Steiner nicht mehr stellen, da ich ihm auch die Übungen nicht mehr zeigen konnte.

Diese Frage aber nun doch zu stellen, ist für mich die Bedeutung dieser Arbeit.

Wege – Rudolf Steiner als Mensch. Begegnungen[28] (1927)

Rudolf Steiner, der Zweiundsechzigjährige, kehrte eines Tages von einem Besuch der Waldorfschule in seine Wohnung in der Landhausstraße zurück. Wir gingen einige 30 Schritt hinter ihm. Da ging er, aufrechten, festen, sicheren Schrittes und doch so ganz ohne Erdenschwere seinen Weg, den Blick schweifen lassend zu den nahen und fernen Höhen: ein Jugendlicher, ein freier Mensch vom Scheitel bis zur Sohle. Wir wussten, wie müde er sein konnte bei den langen Sitzungen – und hier zog er so froh dahin! Oder zog mit ihm, mit seinem so schwer erschöpften Körper das ganze Geisterheer seiner Schulkinder, bei denen er eben war, ihn auf ihren Händen tragend, Blüten vor ihm streuend? – Ja, so war es.

Er saß in einer Lehrerkonferenz. Ein Lehrer berichtete. Rudolf Steiner hörte, das Ohr dem Sprechenden zugewandt. Kein Ton konnte diesem andächtigen Ohr entgehen. Das Mienenspiel verriet nichts. Den Kopf leicht in eine Hand gestützt, das unbewegte Antlitz ganz nach der Seite gekehrt, sah er stillen, unergründlichen Blickes lange, lange einem der Menschen ins Auge, suchend, lesend, so ganz offen, hie und da etwas aufleuchtend oder sich beschattend wie zu einer Frage – die Zeit schien für ihn stille zu

28 Aus: *Rudolf Steiner in der Waldorfschule*, Stuttgart 1927.

stehen. Sein Geist hatte sich über sie erhoben und Unendlichkeiten klangen aus diesem Blick. Wer in ihm sich finden durfte, wusste, dass für ihn eine entscheidende Stunde geschlagen hatte. – Und nun antwortete Rudolf Steiner dem Vortragenden auf seine Ausführungen, so sachlich, klar und warm, als hätte er nichts getan, als ihm mit innerster Aufmerksamkeit zugehört. Auch so erzog Rudolf Steiner seine Lehrer.

Man musste sich sehr anstrengen, in der Schule einen ruhigen Augenblick zu einem Gespräch mit Rudolf Steiner zu finden. Ich legte mich geradezu auf die Lauer, um ihn zu bitten, zu uns in den Turnsaal, wo wir für uns übten, zu kommen. «Vielleicht später, ich muss jetzt in die zehnte Klasse.» Traurig kehrte ich in den Turnsaal zurück und übte. Kurz darauf ging die Tür auf und Rudolf Steiner trat ein, Hut in der Hand, Mantel am Arm. Man sah, er war in Eile. – «Nun?» – In diesem Augenblick wäre man gern in den Erdboden versunken. Wo und was war denn das alles, was man ihn seit Monaten fragen wollte? Es sank in nichts zusammen. Ich dachte nur: Arbeite, übe, dann wirst du es schon selbst finden. «Nun?» – Mein Freund und ich zeigten Dr. Steiner ein paar erste gymnastische Versuche. – «Und nun übertragen Sie das ins Schreiten.» So einfach das Wort war, es erschloss uns ein weites neues Feld der Arbeit. «Kann man da auch Formen schreiten lassen wie in der Eurythmie?» Er zeichnete auf ein Blatt zwei Formen; so einfach die eine, so rätselvoll die andere. Wir nahmen sie hin, ohne nach dem Sinn der Formen zu fragen. War's recht so getan oder nicht? Das Rätsel jener Form hat sich mir bis heute nicht gelöst. Das weiß ich: Seine Lösung setzt in der Gymnastik ein Neues, noch nicht Erkanntes voraus.

So führte eben und erzog Rudolf Steiner die Menschen. – Es war aber auch unser letztes Gespräch mit Rudolf Steiner.

Ein paarmal war er in den Jahren 1922-24 zum Turnen der Kinder gekommen. Er sah sehr genau zu, sprach aber nicht in den Unterricht herein. Er ließ alles gelten und gab dem Lehrer noch ein freundliches Wort der Ermunterung zum Abschluss. Hatte man die Kinder zum Beispiel auf der hohen waagrechten Leiter frei gehen lassen, und frug man ihn dann, ob er damit einverstanden sei, so sagte er: «Ja, das fördert die moralische Haltung der Kinder.» Eine Übung zeigte er uns selbst an der steilen Leiter.

Er fasste die beiden Holme mit den Händen und zog sich aufwärts, mit den die Holme umklammernden Knien sich nacharbeitend. «Die Beine sollen die gleiche Bewegung machen wie die Arme.» Solch ein Wort aus seinem Munde wog schwer. Und wer dabei den zweiundsechzigjährigen Mann mit dem langen schwarzen Gehrock an der Leiter hängen sah, der wurde vor ihm klein wie ein Kind.

Begleitende Worte zu den gymnastischen Vorführungen von Graf Bothmer und Herrn Strauss[29] (10. April 1927)*

Graf Bothmer: Sehr verehrte Anwesende!
Die gymnastischen Vorführungen des heutigen Nachmittags werden begonnen mit einer Reihe kleiner Proben aus dem Gymnastik-Unterricht der ganz kleinen und mittleren Klassen. Dann wird Herr Strauss aus dem Unterricht seiner mittleren Klassen einige Beispiele geben. Als dritten Teil wird dann eine Vorführung der Gymnastik der obersten Stufen folgen. Ich darf dies vorausschicken und gleich mit den Kleinen den Reigen eröffnen:

Bevor wir weiterschreiten, möchte ich noch einige Worte zu Ihnen sprechen.

Die Übungen der Kleinen, wie Sie sie hier gesehen haben, haben sich ganz natürlich aus dem Reigen entwickelt. Ungewollt kam dabei auch dieses «Ich-und-Du»-Spiel herein, das ja auch in der Eurythmie, wenn auch in anderer Form, gegeben ist. Die Gymnastik muss ja an die Eurythmie anknüpfen, schon insofern als die Kinder im ersten und zweiten Schuljahr nur Eurythmie treiben und erst im dritten Schuljahr in das Turnen kommen. Die Kleinsten, die Sie gesehen haben, standen im ersten Jahr ihres Turnens. Auch in der Gymnastik oder im Turnen, wenn wir es im weiteren Sinne nehmen, verlangt die Phantasie der Kinder eine gewisse Nahrung. Körperbewegung allein befriedigt sie in diesem Alter nicht. Das ändert sich

29 Fünfte Erziehungstagung der Freien Waldorfschule Stuttgart 10. April 1927 (Stenogramm).

dann langsam in dem Maße, als mit der herannahenden physiologischen Reife sich in dem Kinde der Knochenmensch meldet. Nicht mit Geigenton, wie Fräulein Dr. Heydebrand[30] es vorgestern Abend sagte, sondern mit Trommelwirbel und Beckenschlag wird er sich heute vor Ihnen repräsentieren, und ich hoffe, es wird ihm verziehen sein. Es ist das Alter, in dem die Wege der Kinder scheinbar auseinandergehen. Vom Mädchen reißt sich stolz der Knabe. Das Ich und Du, das Paradies der Kindheit ist zu Ende. Das Wir in dem höheren sozialen Sinne ist noch nicht in dem Kinde erwacht, aber es kündigt sich schon an. Und mit diesem Wir kann man die Kinder in die eigentliche Gymnastik langsam einführen, auf dem Wege etwa, wie Sie ihn jetzt ja zum Schlusse, bei der Übung der letzten Klasse, es war eine achte Klasse, also 14-jährige Kinder, gesehen haben. Die Gemeinschaft, das Gefühl der Zusammengehörigkeit, das Aufeinander-angewiesen-Sein trägt das einzelne Kind. Auf sich selbst gestellt vermag es noch wenig. Trotzdem muss auch dieses Auf-sich-selbst-gestellt-Sein des Ich frühzeitig angebahnt werden bei den Kindern. Wie das etwa geschehen soll, das haben Sie vielleicht aus den Übungen der ganz Kleinen entnommen.

Herr Strauss: Ich empfinde die Bewegungen der Kinder wie eine gesunde Fortsetzung der Säftebewegungen im Körper selber. Daher mache ich gewisse Übungen, die den Kindern auch ein Wohlgefallen des Körpers vermitteln.

Stabübungen: 7 A

Vielleicht darf ich wieder eine kleine Erklärung geben. Ich bezwecke mit diesen Übungen, wie Sie gesehen haben können, dass die Kinder unbewusst in das Schreiten hereinkommen. Sie gehen ziemlich stark im Rhythmus auf, und ich gebe ihnen die Stäbe, damit durch das Gewicht, das das Kind spürt in den Fingern, durch den Druck, dass es ihn halten muss, appelliert wird an das Tastgefühl. Das soll hingeführt werden bis zum Körperende, um dann in den Raum hinauszuführen.

Dann gehe ich darauf aus, den Kindern zu zeigen, wie Winkelstellungen, z.B. die Stellung des Beckens zum gedrehten Oberkörper, die Winkelstellung der Arme mit dem Stab zusammen, den Übungen ihren Charakter

---

30 Zu Caroline von Heydebrand siehe: *Der Lehrerkreis um Rudolf Steiner.*

geben. Die Orientierung geschieht am äußeren Anhalten im Raume; die Kinder werden aus dem Rhythmus in den äußeren Raum geführt.

(Übung von Karl Wörnle)

Nun muss er schon schauen, dass er den Stab waagerecht hält. Genau den Oberkörper gegen das Becken im rechten Winkel, das Ohr über den vorderen Fuss.

(Stabübung)

9. und 10. Klasse.

Jetzt kommt eine Übung, die nicht gemacht werden kann, wenn der Körper nicht vollkommen gelockert werden kann.

(Stabübungen).

Die Stabübungen, die ich zeigte, stellen eine Linie dar. Eine andere ist die folgende. Ich möchte diese beiden Mädels den Körper aufbauen lassen, sodass der statisch auf der Erde steht. Jetzt ist der Körper ganz in der Spannung. Was zur Erde orientiert ist, verbindet sich jetzt willenhaft mit der Erde.

Die Übungen, die jetzt folgen von Kindern der 9. Klasse, die bauen sich darauf auf, dass sie erleben zuerst eine Art von statischem Schreiten.

Starke Strebung in die Vertikale, und dabei die Bewegung von unten nach oben. Der Rhythmus des statischen Schreitens teilt sich dem oberen Menschen mit.

Die zweite Übung: Dabei lernen die Kinder, dass die Pendelbewegung immer eine Lockerung des Körpers voraussetzt, und diese Lockerung hat die Tendenz der Beugung in sich. Diese fangen wir nun aber ab und gehen mit dem Brustmenschen voraus, stellen uns wieder in die Vertikale hinein.

Die dritte Übung: Wir geben der Tendenz zum Fallen nach, beherrschen ihn aber, sodass er zur Beugung wird.

Zum Schluss einen Schwung aus der Hüfte, der dem gleich ist, was das Handgelenk tut, wenn es diese Bewegung macht, also in der Lemniskate schwingt.

10. Klasse: Nun kommen noch Arbeitsbewegungen von den Buben. Horizontaler Schlag. Vertikaler Schlag und Schwingen.

Graf Bothmer: Nun stehen wir vor der obersten Stufe der Schule, der 11. und 12. Klasse. Erst in diesem Alter kann eigentlich der Mensch ganz das Wesen der Gymnastik erfassen, denn sie wendet sich an sein Ich. Über die Brücke des menschlichen Leibes sucht das Ich den Raum, das geistige Kräftewesen des Raumes zu erfassen.

(...)

Der Mensch, der auf der Erde aufrecht steht, ist der Schauplatz eines Kampfes; eines Kampfes zwischen der Schwere, die ihn zu Boden ziehen will, und der Aufrichtekraft, in der das Ich wirkt, das die Schwere überwinden will. Der Mensch löse sich einmal einen Augenblick aus dieser Kraft.

Er schlägt zu Boden; er wird, man könnte beinahe sagen, ein Ungeheuer. Er bleibt nicht mehr Mensch. Nur aus der gesammelten Willenskraft heraus vermag er sich wieder emporzuraffen und wieder nach der Hand der Gottheit zu greifen, die er losgelassen hat.

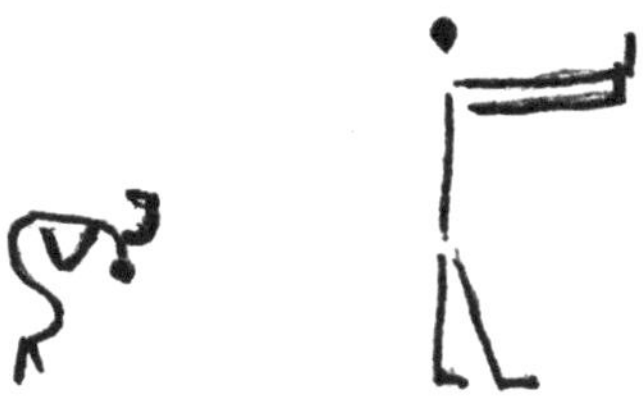

Lasten in der Bewegung. Nach dem Boden zustreben in der Bewegung nach rückwärts. Das sind die zwei Pole, zwischen denen sich die Übung hält. Raumlosigkeit, die in der Gebundenheit des Schrittes ihren stärksten Ausdruck findet, ist die allgemeine Signatur dieser Bewegung. Der Mensch hat noch keinen Platz in ihr.

Lasten und Streben, sagte ich; das andere Gesicht dieser Bewegung ist: Lasten und Stützen (dieselbe Bewegung nach rückwärts). Auch in ihr ist noch nicht Raum, noch kein Raum für den Menschen, in dem er sich entfalten kann. Er ist Löwe im Sprung. Er ist Stier in dem Widerstandsuchen auf der Erde. Ein Schritt weiter: Die Schwere soll nun nicht in dem Maße an ihm wirken wie bei der vorigen Übung. Sie sehen, er hat der Schwere schon etwas entgegenzusetzen. Nun tritt der Mensch in die Übung herein. Er öffnet sich dem Raum.

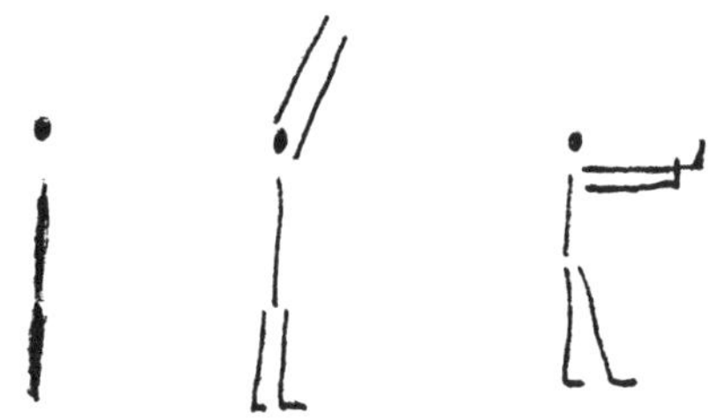

Immer noch ist der Schritt gebunden, aber die Starrheit, die er ursprünglich hatte, löst sich langsam. Es tut sich gewissermaßen vor dem Menschen eine neue Dimension auf: «vorwärts».

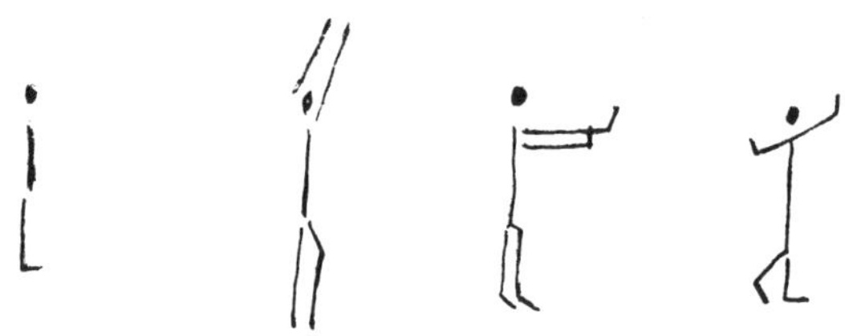

Der Mensch vertraut sich nun ganz dem Raume an, gibt sich ganz dem Raume hin.

Hingabe an den Raum. Widerstand suchen auf der Erde. Raumöffnen. Immer noch nicht ist der Schritt frei geworden, immer noch haftet er.

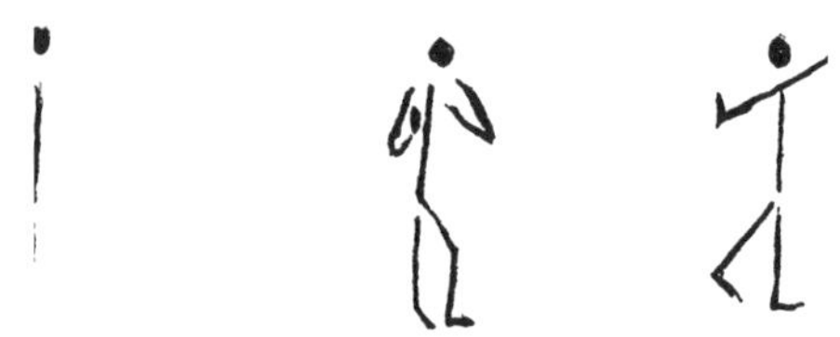

Wenn ich das vorhin gebrauchte Bild fortführen will, so könnte man sagen: Löwe im Sprung, Adler in der Hingabe an den Raum, Stier im Widerstand suchen auf der Erde, Mensch im Gleichgewicht dieser Kräfte im Schreiten. Nun tritt der Mensch in den Raum.

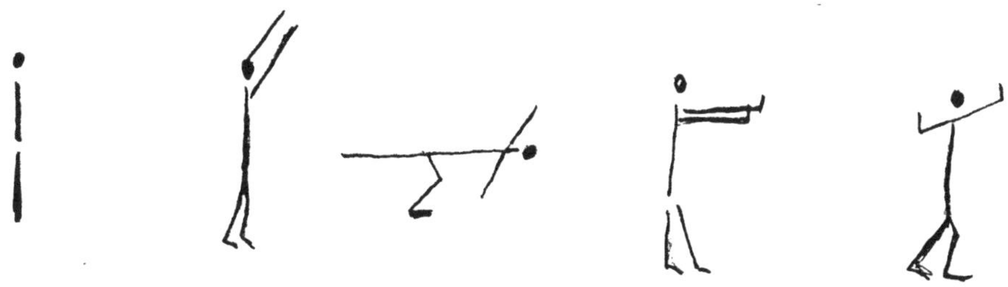

Er schreitet durch den Raum vorwärts. Der Schritt löst sich vollkommen aus seiner ursprünglichen Gebundenheit. Aber er kämpft sich noch durch den Raum, er muss sich Raum schaffen. Er ahnt seine Freiheit, indem er sich von der Stelle im Schreiten loszulösen vermag.

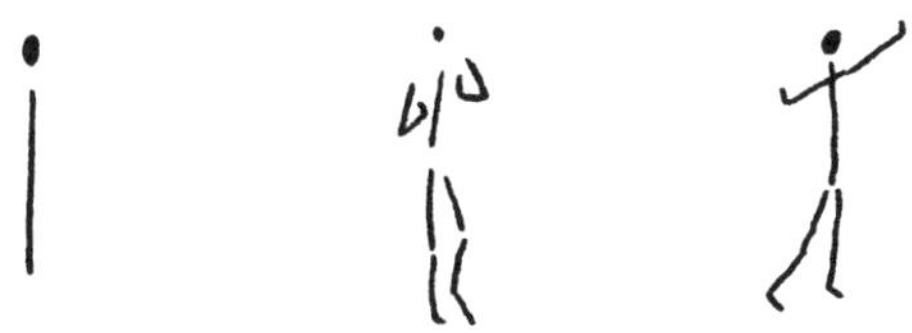

Er sucht weiter. Er sucht die Grenze des Raumes zu durchbrechen, nach der Höhe, nach vorwärts, nach der Breite. In der Überstreckung nach oben gewissermaßen entreißt er sich wieder dem Fall, in den er geführt wurde.

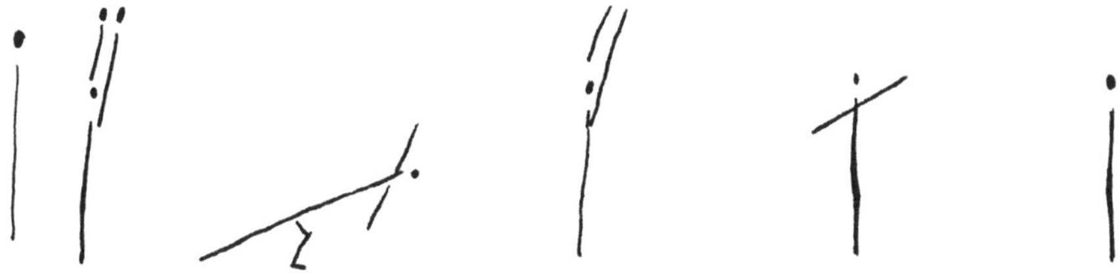

Er überwindet diesen Fall, indem er sich in der Überstreckung nach oben wieder dem Rhythmus zuwendet. Er findet ihn in der Umkehr.

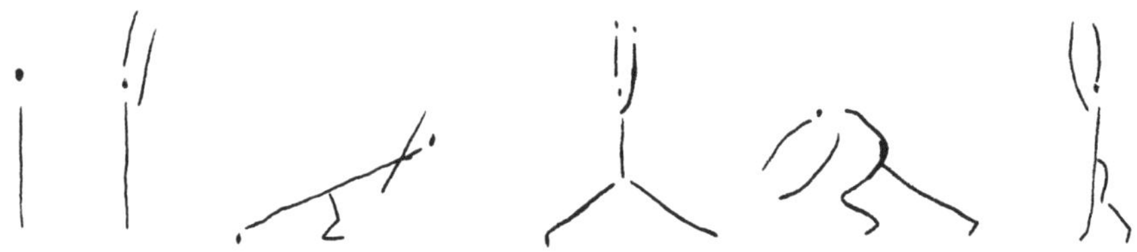

Er geht weiter. Er versucht, den Raum aufzulösen, ihn zu zertrümmern. Er tobt im Raum. Er sucht den Raum in Rhythmen aufzulösen.

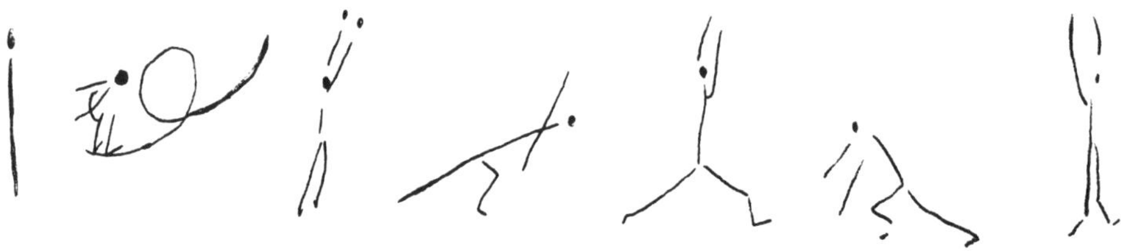

Nach oben findet er seine Grenze. Er erhebt sein Haupt aus der Bewegung. Er sucht nach dem freien Blick, im Streben nach der Höhe wölbt er eine Sphäre über sich. Hier bescheidet er sich. Nun hat er die Grenze seiner Körperlichkeit im Raume gefunden. Er vermochte ihn nicht zu zertrümmern. Auch nicht ihn in Rhythmen aufzulösen. So sucht er nun, ihn neu zusammenzufassen, zusammenzufassen in sich selbst in neuen Rhythmen.

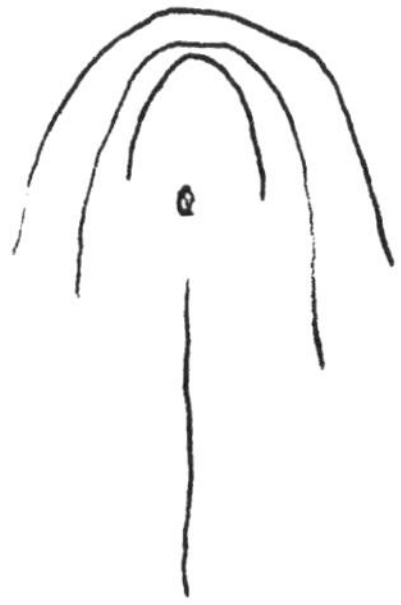

Das bewusste Denken ist mit dem Erheben des Hauptes im Menschen erwacht. Der Kopf, bisher der Bewegung des Körpers untertan, erhebt sich nun über die Bewegung. Der freie Blick des Menschen, der sichere freie

Blick des Menschen führt nun die Bewegung in seine Höhe. Es tritt nun damit ein vollkommen neuer Charakter der Übungen auf.

Wiederum schreitet der Mensch durch den Raum. Nun nicht mehr kämpfend, Raum schaffend, sondern den Raum in sich zum Erklingen bringend, den Raum überwindend. Gerichtet nach Höhe und Weite kehrt er wieder zurück zu seiner aufrechten Haltung. Hier sind wir wieder an dem Punkt, von dem wir heute ausgegangen waren.

Nun wird eine Reihe gymnastischer Gruppen diese und ähnliche gymnastische Übungen noch in Einheiten zusammenfassen.

Gymnastik und Turnen[31] (1927)

Der Unterricht beginnt im neunte Lebensjahr. In den unteren Klassen steht das Turnen an Geräten im Vordergrund der Arbeit. Das Kind erlebt sich am stärksten in seinen Gliedmaßen, in seinem noch mehr oder minder chaotischen Willen. Dieser fängt sich an den äußeren Hindernissen und Schwierigkeiten, die dem Kind in Gestalt der Geräte entgegentreten. Es lernt seine Kräfte zügeln oder im Wetteifer mit den andern anspornen. In diesem Alter, in dem die Instinkte im Kind noch verhältnismäßig stark sind – und auch noch sein Nachahmungsvermögen –, kann es seine Geschicklichkeit noch wesentlich steigern. Mut, Selbstvertrauen, Entschlusskraft lassen sich im Volksschulalter noch am leichtesten wecken. Routine soll vermieden werden. Die Kinder werden nicht zu besonderen Leistungen an einzelnen Geräten herangebildet, sondern möglichst oft vor neue Aufgaben gestellt, die einen neuen Entschluss und andersgearteten Einsatz der Kräfte bedingen; die Entwicklung der moralischen Haltung wird so gefördert.

In den oberen Klassen wird großer Nachdruck auf die gymnastische Ausbildung gelegt; sie hat die Aufgabe, an Stelle des mehr instinktiven

31 Aus Eugen Kolisko (Hrsg.): *Bilder von der Freien Waldorfschule*, Stuttgart 1927.

Einsatzes der Kräfte bewusstes Erfassen des Körpers treten zu lassen. Sie geht dabei nicht von anatomisch-physiologischen Gesichtspunkten aus, sondern sucht jede Bewegung aus dem ganzen Menschen entstehen zu lassen; dadurch wird von selbst einem mechanischen Üben vorgebeugt. Das Kind erlebt die einzelne Übung zuerst als Ganzes, mit dem es sich aus allen Kräften von Leib, Seele und Geist verbinden kann. Im fortschreitenden Üben und mit zunehmender Reife seines Wesens, insbesondere seines immer mehr erwachenden Bewusstsein, vermag es die einzelne Übung immer tiefer zu durchdringen und auf diesem Wege, im engen Anschluss an die in der Schule gelehrte Menschenkunde, wesentliche Einblicke in das körperliche Sein und Werden des Menschen zu gewinnen. Der Raum mit den Kräften, die in seinen verschiedenen Richtungen, im Aufwärts, Vorwärts, Rückwärts, Seitwärts, leben; die sich spiegeln in dem, was die geometrischen Formen von Kreis und Gerader, von Winkel und Kurve sind; die ihr Gleichgewicht finden in Waage- und Senkrechte – das ist das Element der Gymnastik. Der Raum selbst, wenn sich der Mensch übend in starken Willens- und Bewusstseinsanspannung mit ihm verbindet, liefert die dem Menschen entsprechenden, d.h. gesunden Bewegungen. Ist doch der menschliche Körper selbst die größte Offenbarung des Wirkens der Raumeskräfte, allerdings nicht für das abstrakte, sondern für das von schöpferischem Willen getragene, d.h. künstlerische Denken.

Wie der ganze übrige Unterricht der Waldorfschule gerade durch Betonung des Künstlerischen strebt, die Kinder zu innerem Gleichgewicht ihrer Kräfte und dadurch zu gesunden Menschen zu erziehen, so strebt das Turnen, und vor allem die Gymnastik, an, dies Gleichmaß der Kräfte auch im Körperlichen zu schaffen. Wertung der absoluten Leistung auch auf dem Gebiet der körperlichen Ausbildung tritt also zurück vor dem, was sich in ihr als das Wesen des Kindes offenbart. Darum findet auch vom Spiel und Sport nur das an der Waldorfschule Eingang, was diesen Zielen nicht widerstrebt. Für gesunden Wetteifer bleibt Raum genug.

Sehr günstig wirkt sich in dieser Hinsicht auch das gemeinsame Turnen von Mädchen und Knaben aus; insbesondere die Gymnastik wird dadurch belebt, dass die dem männlichen und weiblichen Charakter bis in die musikalische Begleitung hinein verschiedenen Übungen der 13- bis 14-Jährigen aus Kräften des Bewusstseins und Willens wieder zu höherer Einheit zusammengefasst werden können. Von Bedeutung für die gymnastische Ausbildung an der Waldorfschule ist die Tatsache, dass die Kinder in gleichem Maß auch eurythmischen Unterricht empfangen. Erst hierdurch wird auch die körperliche Erziehung eine Ganzheit. Während die Eurythmie den seelischen Kräften des Kindes zu wahrem Ausdruck im Körperlichen verhilft und dadurch lösend und heilend auch auf das rein Physische wirkt, erstarkt in der Gymnastik das Ich, indem es aus Kräften des Bewusstsein und Willens sich die Herrschaft über seinen Körper erringt und ihn zum selbstlosen Werkzeug seiner geistigen Ziele macht.

Gymnastik an der Freien Waldorfschule (Schwerin 1928)*

Es ist nicht leicht, von einer Gymnastik zu Menschen zu reden, die sie nicht gesehen haben. Wie verschiedenen Eindruck sie auf Menschen gemacht hat, mag daraus hervorgehen, dass manche beglückt versicherten, dass sie in ihr das Wesen der menschlichen Freiheit bis zum physisch-sichtbaren Ausdruck erlebt hätten, kürzlich aber jemand mir versicherte, diese Übungen seien preußischer als der preußische Drill.

Die Gymnastik, die sich in den sechs Jahren meiner Tätigkeit an der Freien Waldorfschule durch den Unterricht an Knaben und Mädchen aller Altersstufen herausgebildet hat, war «voraussetzungslos», d.h. sie begann damit, dass wir den Körper in den verschiedenen Möglichkeiten seiner Bewegung praktisch übend durchforschten. Wir gingen dabei von gar keiner Wissenschaft, auch nicht von der Anthroposophie, aus. Wir machten uns zunächst mit den verschiedenen Möglichkeiten, den Körper nach der Vertikalen und Horizontalen zu richten, vertraut – dieser Möglichkeiten gibt es sehr viele –, ließen in der verschiedensten Weise Schwerkraft und Aufrichtekraft in und durch uns wirken, verbanden uns mit dem Räumlichen nach Höhe, Weite, Tiefe, vermochten daraus die verschiedensten Gestaltungen des menschlichen Schrittes und Sprunges abzuleiten, abwechslungsreiche Rhythmen, geboren aus dem Charakter der Bewegung, erfüllten das Ganze mit Leben.

Immer behielten wir im Auge, keine Gefühlsmomente in die Gymnastik hereinwirken zu lassen, sondern mit äußerster Objektivität – förmlich als ein Zweiter – uns selber im Üben gegenüberzustehen.

Was wir allmählich dabei fanden und was heute noch für uns das Beglückenste unserer Arbeit ist, ist die Tatsache, dass auf diesem Weg gymnastischen Übens sich in einer Art neuer Sprache – von immer neuen Seiten gesehen – das Bild menschlichen Wesens offenbarte, des Menschen, wie er, in seiner Körperlichkeit selbst ein Stück Raum, aus den schaffenden Kräften des Raumes geworden ist.

In der uns von Rudolf Steiner gegebenen Menschheits- und Menschenkunde fanden wir die Gewissheit, dass wir auf dem richtigen Wege waren.

Strenge Gesetzmäßigkeit ist der eine Pol unserer Gymnastik; denn aus strengen Gesetzmäßigkeiten ist unser physischer Leib gebildet. Innere Freiheit ist der andere Pol: Nur was der Übende an Einsatz seiner Willenskräfte und innerer Kraft des Bewusstsein hinein zu gießen vermag, das verbindet ihn durch die gesetzmäßigen Formen hindurch mit den geistigen Kräften des Raumes, die richtend, gesundend, heilend am Menschen wirken.

Die pädagogische Auswirkung dieser Gymnastik ergibt sich von selbst: Parallel zu seiner seelischen Entwicklung in den Kindheitsjahren führen sie den Menschen herauf bis zum Zeitpunkt des Reifens seiner Individualität aus der zunächst ungebändigten Kraft seiner Gliedmaßen-Willensnatur in die Ziele, Wege und Richtung suchende Körperbeherrschung aus der Kraft des voll erwachten Bewusstseins.

Ansprache vor einer Aufführung (Hamburg, 3. Juni 1928)

Voll Bewunderung stehen wir noch heute vor den Resten der Tempel aus der Blütezeit griechischer Baukunst. Himmel und Erde scheinen sich in ihnen aufs innigste zu berühren, Geist und Materie, Freiheit und Gesetzmäßigkeit in höchster Vollkommenheit zu durchdringen.

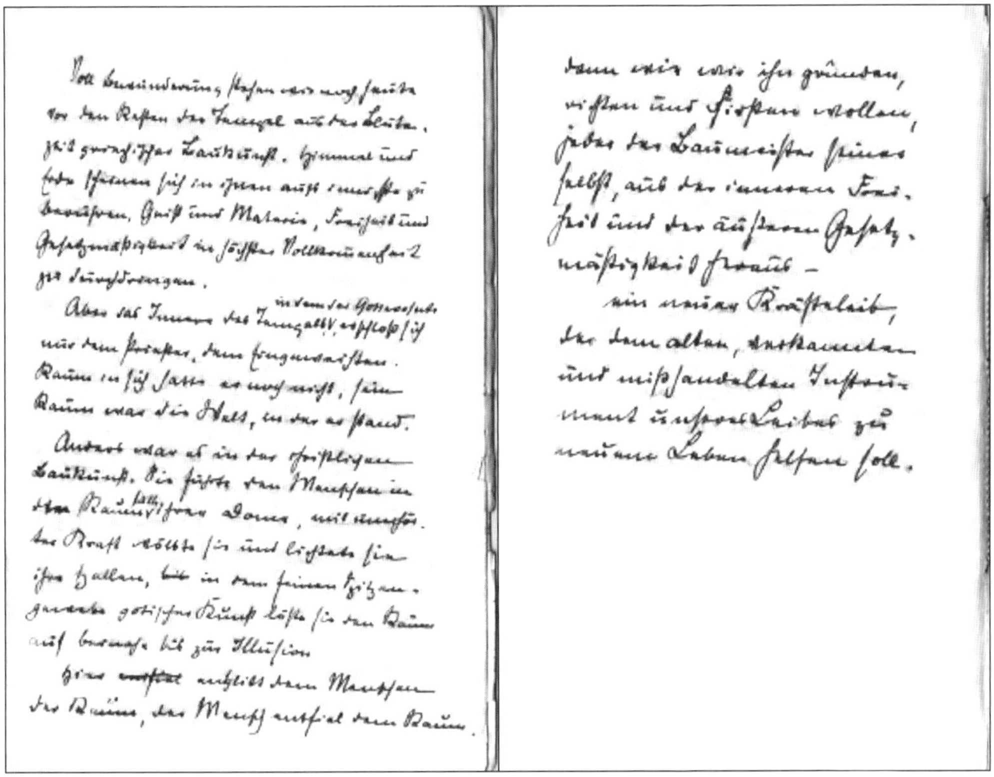

Aber das Innere des Tempels, in dem der Gott noch wohnte, erschloss sich nur dem Priester, dem Eingeweihten. Raum in sich hatte er noch nicht, sein Raum war die Welt, in der er stand.

Anders war es in der christlichen Baukunst. Sie führte den Menschen in die Raumfülle ihrer Dome, mit unerhörter Kraft wölbte sie und lichtete sie ihre Hallen, in dem feinen Spitzengewebe gotischer Kunst löste sie den Raum auf – beinahe bis zur Illusion.

Hier entglitt dem Menschen der Raum, der Mensch entfiel dem Raum. Hatte der Mensch bis dahin in engster Verbindung mit den geistigen Kräften des Raumes gelebt und aus ihnen geschaffen und gestaltet, so gab ihm das nun heraufkommende naturwissenschaftliche Zeitalter statt dessen Raumbegriffe, die ihn dahin führten, wo wir heute stehen.

Der Kopf ist kein Organ für die geistigen, schaffenden Kräfte des Raumes. In den Gliedern, die ja noch das letzte Stück Weltenarchitektur – wenn sie auch in ihnen schon verstümmelt ist – sind, in dem Spiel ihrer Kräfte können wir der Realität des Raumes wieder uns nahen. Nicht aus anatomisch-physiologisch-physikalischen Erwägungen oder in mehr

Vorstand.

Zentralinstitut für Erziehung und Unterricht
Zweigstelle Essen, 3. Hagen 13

Tagung
der Rudolf-Steiner-Schule, Essen
in Verbindung mit der Waldorfschule Stuttgart
vom 13. bis 15. Mai 1928.

Veranstaltungsfolge:

Sonntag, den 13. Mai:

11—1 Uhr: Eurhythmie von Mitgliedern der Künstlergruppe am Goetheanum in Dornach. (Städt. Schauspielhaus.)

Montag, den 14. Mai:

15.30 Uhr: **Dr. Herbert Hahn:** Wie antwortet die Pädagogik Rudolf Steiners auf die großen sozialen Fragen unserer Zeit? (Kleiner Börsensaal.)

17.00 Uhr: **Dr. Caroline v. Heydebrand:** Was fordert der werdende Mensch im Kinde von seiner Schulerziehung? (Kleiner Börsensaal.)

20.00 Uhr: **Graf Fritz v. Bothmer:** Gymnastikvorführung durch Schüler der Waldorfschule in Stuttgart mit Erklärungen durch Graf v. Bothmer. (Großer Börsensaal.)

Dienstag, den 15. Mai:

15.30 Uhr: **Dr. Wolfgang Rudolph:** Naturkundlicher Unterricht als sittliche Erziehung in der Pädagogik Rudolf Steiners. (~~Großer~~ Kleiner Börsensaal.)

17.00 Uhr: **Dr. Margarete Blass:** Die Kräfte, mit denen der Lehrer in der Pädagogik Rudolf Steiners arbeitet. (~~Großer~~ Kleiner Börsensaal.)

19.30 Uhr: Kinder-Eurhythmie. (Großer Börsensaal.)

An Teilnehmergebühren werden erhoben für die Gesamtveranstaltung 4.00 Mark, Tageskarten 2.00 Mark, Vorführung im Schauspielhaus 2.00 Mark. Die Teilnehmerkarten sind im Zentralinstitut für Erziehung und Unterricht, 3. Hagen 13, zu lösen. — Die Plätze im Schauspielhaus werden in der Folge der Anmeldungen vergeben.

oder minder ekstatischer Gefühlsseligkeit, sondern in ich-bewusster und ich-gewollter, sich selbst entäußernder Hingabe an den Raum.

Den Raum wollen wir wieder gewinnen, den keine Technik – und trüge sie uns bis zum Mond – uns geben kann; der Raum selbst soll unser Führer sein.

Schritt für Schritt wollen wir Ihnen heute den Weg zeigen, an dessen Anfang wir stehen. Zuerst sollen Sie sehen, wie wir unser Rüstzeug für den Bau erarbeiten und schmieden, wie wir die Elemente zusammenfügen, dass der Bau fest, weit und hoch werde, dann wie wir ihn gründen, richten und firsten wollen, jeder der Baumeister seiner selbst, aus der inneren Freiheit und der äußeren Gesetzmäßigkeit heraus, ein neuer Kräfteleib, der dem alten, verkannten und misshandelten Instrument unseres Leibes zu neuem Leben helfen soll.

Entwurf für den Abschluss einer gymnastischen Demonstration in Essen (1928)

«Wahre Menschenerkenntnis muss den Menschen nach Leib, Seele und Geist erforschen. Denn der Menschenleib ist ein Werk des Geistes, eine Offenbarung der Seele. Will der Erzieher den Leib bilden, so muss er sich an die Kräfte des Geistes wenden, um fortzusetzen, was dieser aus dem vorirdischen Leben an Bildekräften hereinschickt und im Irdischen noch fortwirken lässt. Körperliche Erziehung nur durch Einfluss auf den Körper leisten zu wollen, wäre ein Unding ...» (Rudolf Steiner)

(Es folgen die Übungen)

Abschluss:

Übung: Tragen der Vertikalen, der Aufrechten durch den Raum. Nicht mehr Raumesgeschöpf, sondern Raumschaffer. Das vermögen wir kraft unseres Bewusstseins, das ist unsere lebendige Geometrie, die uns das beseligende Gefühl der menschlichen Kraft und Freiheit bis ins Physische zu geben vermag.

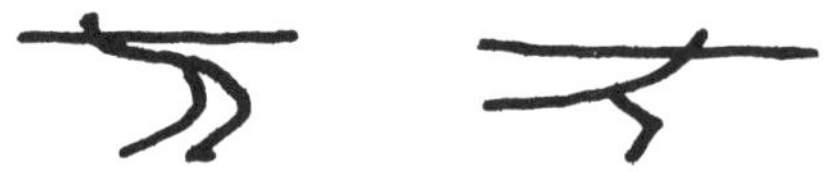

Übung: Drei Kreise.

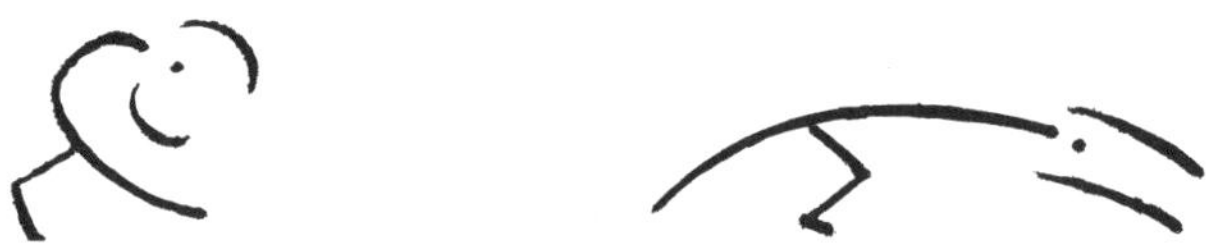

Zu diesen beiden Übungen möchte ich im einzelnen nichts sagen. Wir sehen das langsam zur Ruhekommen der äußeren Bewegung, ein Abklingen, das nun abgelöst sein möchte von einem inneren Klingen, Leuchten des Menschen, des vom Räumlichen ins Zeitliche sich erhebenden Menschen.

Einfacher noch als sie begonnen, endet diese Übungsreihe. Scheinbar. Kraft nach innen genommen. Samenkorn, in dem der Baum ist.

Wie fern wir von diesem Ziel noch sind, wissen wir selbst; aber jeder Schritt auf diesem Weg gibt uns die Gewissheit dieses Zieles mehr.

Es ist der Weg zu dem ewigen Bild des Menschen, zum geistigen Wesen des Menschen, das uns Rudolf Steiner gezeichnet hat, in das der Lehrer die Raumesgestalt des Raumeswesens des Schülers hineinzubilden hat. Unsere Zeit hat das Menschenbild verloren. Aller Scharfsinn des Intellektes vermag es nicht wieder herzustellen; er schafft nur die ungeheuerlichsten Verzerrungen.

Wir danken es Rudolf Steiner, dass er das wahre Bild des Menschen jedem nach geistiger Erkenntnis Strebenden gerettet hat;

liebegetragenes Wollen war sein Weg zu uns,
liebegetragenes Wollen ist der Weg seiner Pädagogik,
liebegetragenes Wollen ist der Weg zu ihm.

Gymnastik-Demonstration[32] (1928)

Hier in England hat Rudolf Steiner vor fünf Jahren in einer pädagogischen Vortragsreihe auch das Wesen der griechischen Gymnastik geschildert.[33] Die Gymnastik war, so sagte er, eine Totalsprache innerhalb des Griechentums. Der Erzieher im griechischen Volk war der Gymnast. Er konnte den menschlichen Organismus handhaben von dem aus, was man als das göttliche Walten und Wirken in der Welt, im Kosmos, ansah; er trainierte den Körper und erreichte damit zugleich das Seelische und Geistige bis zu der Höhe der griechischen Kultur und Zivilisation.

Wie sieht es in unserer Zeit aus, die im Leistungssport in sinnentleerter Weise Rekorde auf Rekorde türmt und schon der Säugling Gymnastik treiben muss! Als ob es für das kleine Kind eine bessere Gymnastik gäbe, als auf Vaters Knien in ferne Länder zu reiten, seine Arme bittend zur Mutter emporzustrecken oder nach dem rotbackigen Apfel zu greifen, mit Hund und Katze zu spielen oder auch schreiend und strampelnd im Bettchen zu liegen! Unser Herz fühlt: das ist göttliche Gymnastik.

Rudolf Steiner nannte die griechische Gymnastik eine Totalsprache innerhalb des Griechentums und meinte, dass die fünf Grundübungen: Laufen, Springen, Ringen, Diskus- und Speerwerfen noch den Verhältnissen des Kosmos angepasst und eine Offenbarung des Menschenwesens waren.

In der Freien Waldorfschule in Stuttgart haben wir nun versucht, in Anknüpfung an die Erkenntnisse und Hinweise Rudolf Steiners eine Gymnastik zu entwickeln, in der Körperübungen auf der Höhe des modernen Bewusstsein erneut der Menschenbildung dienen können.

Dafür Raum in uns zu schaffen, ist Aufgabe unserer Zeit. In dieser Umwandlung des Raumes und der Raumbegriffe, an der Erlösung und Auferstehung des Raumes im Tempel des menschlichen Leibes mitzuwirken, betrachte ich als die Aufgabe der Gymnastik in unserer Zeit.

(Demonstration der Gymnastik.)

---

32 Stenogramm eines einleitenden Vortrags in London am 1. August 1928.

33 Rudolf Steiner: *Gegenwärtiges Geistesleben und Erziehung* (GA 307), Dornach 1986.

Gymnastik der unteren und mittleren Stufe[34] (1929)*

Sehr verehrte Anwesende!

Sie haben im Verlaufe dieser Tagung das Bild des werdenden Menschen, des Kindes, von den verschiedensten Seiten gesehen, so wie es uns Dr. Rudolf Steiner immer wieder in unermüdlicher Sorge vor die Seele gerückt hat. Des Kindes, wie es als geistig-seelisches Wesen aus einem vorirdischen Dasein heruntergestiegen ist auf die Erde, und sich nun Schritt für Schritt die leibliche Hülle erobert und damit auch die Fähigkeit, als ganzer Mensch in der Welt zu stehen und sich selber den Weg zu seinem Ziel zu bahnen. Die Aufgabe des Lehrers, des Erziehers, ist es, dem Kinde auf diesem Wege zu helfen.

Rufen Sie bitte noch einmal mit aller Lebendigkeit, ich möchte sagen mit aller Wärme, das Bild des ganz kleinen Kindes vor Ihre Seele, etwa wie es in seinem Bettchen liegt und strampelt, wie es seine kleinen Hände Ihnen entgegenstreckt und in Ihre großen Hände legt, wie es Sie fest und forschend mit seinen Augen anschaut, wie es andächtig dem Tone Ihrer Stimme lauscht.

Vergegenwärtigen Sie sich auch einmal, wie so ein kleines Kinderfäustchen, sagen wir, Ihre Finger umklammert, und Sie nun mit großer Kraft zu sich heranziehen will. Alle diese Lebensäußerungen, diese Kräfte, die Sie da erleben, die ihre Stätte haben in diesem kleinen Körper, der da vor Ihnen ist, kommen sie nicht noch wie aus Weltenfernen zu uns? Und kann es nicht jeden Erwachsenen, jeden Lehrer und Erzieher mit einer heiligen Scheu erfüllen, nun diese kleinen Wesen in die Erdenkräfte hereinzuführen?

Rudolf Steiner empfahl, wie Sie ja gehört haben, schon für das 3. und 4. Lebensjahr des Kindes die Eurythmie. Auch die Eurythmie ist ja ein Kind der geistigen Welt. Sie ist da zu Hause, wo das Märchen zu Hause ist, wo Farbe und Ton zu Hause ist, die ja in den ersten Kinderjahren, abgesehen von dem Vorbild der Erwachsenen, die besten Erzieher des Kindes sind. Es ist nicht leicht, den Zeitpunkt zu nennen, wo es eigentlich erlaubt ist,

---

34 Vortrag auf der siebten Erziehungstagung an der Freien Waldorfschule in Stuttgart vom 21. bis 26. März 1929 (Stenogramm).

diese kleinen Wesen nun turnend mit beiden Beinen auf den Boden zu stellen.

Das Erdenkind, das richtige, der Choleriker, verlangt ja schon sehr früh danach. Für die allermeisten Kinder genügt jedoch die Eurythmie vollauf noch bis in die ersten Schuljahre herein. Rudolf Steiner dachte einmal daran, das Turnen auf die ganze Schulzeit auszudehnen. Und nur Mangel an Raum, Zeit und Lehrkräften bewogen ihn, davon abzusehen, und als frühesten Zeitpunkt das Turnen das dritte Schuljahr zu bestimmen. Die Erfahrung hat dem auch im allgemeinen Recht gegeben. Wenigstens, so muss man da ja immer sagen, für den Durchschnitt der Kinder; denn eine Klasse vereinigt ja die verschiedensten Individualitäten in sich. Die Kinder greifen ja im Durchschnitt und im allgemeinen mit heller Begeisterung nach dem Turnen am Gerät; ganz besonders dann, wenn dieses Turnen im Sinne Rudolf Steiners mehr sich als eine Art von freiem Spiel an den Geräten auswirkt. Allerdings kommt eine solche Turnstunde dabei nicht weit über das Stadium eines Ameisenhaufens hinaus. Trotzdem ist es erstaunlich, wie sehr die Kinder sich auch in einem solchen Turnen gegenseitig anfeuern, und es zu recht erfreulichen Leistungen bringen; allerdings unter einem oft markerschütternden Geschrei, das aber als ein Ausdruck des körperlichen Wohlbehagens hier vielleicht doch berechtigt ist.

Ungleich schwieriger ist es, das Kind gymnastisch, d.h. ohne Turngeräte in den Raum zu stellen. Denn erstens erfordert das eine gewisse Ordnung; es fordert auch ein gewisses Maß von Ruhe. Schon deswegen ist es weniger beliebt. Andererseits entdeckt der Lehrer, wie schwer, wie ungern sich diese kleinen Ärmchen und Glieder noch eigentlich in den Raum hineinstellen. Sie wollen vom Raum eigentlich nichts wissen. In der Eurythmie wandelte das Kind ja gewissermaßen noch im Laut und im Ton ganz erdenfern. Und es ist für den Gymnastiklehrer schon eine schwere Frage: Wie soll ich nun eigentlich diesen kleinen Flügelchen beikommen? Rudolf Steiner hat wohl im großen Zusammenhang über das Wesen der Gymnastik gesprochen. Er hat ganz besonders sich auch über das Wesen der griechischen Gymnastik als dem Inbegriff aller Gymnastik ausgesprochen. Über die jetzige Gymnastik hat er sich nicht besonders geäußert. Er hat auch nicht, wie er es etwa in der Eurythmie getan hat, für die Gymnastik bestimmte Übungen gegeben, sondern er hat den Lehrern hier eigentlich vollständig freie Hand gelassen. So schön das ja ist, so schwer ist diese Aufgabe natürlich auch, denn gerade deswegen, weil es ja gilt, auch diese Gymnastik nun in den ganzen Bau der Pädagogik Rudolf Steiners einzuordnen, er kann ja nicht als Fremdkörper darinnen stehen bleiben, sondern er muss aus denselben Quellen eigentlich schöpfen, wie das große Ganze, und natürlich auch zu den gleichen Zielen führen.

Sie werden in der Erinnerung haben aus dem Vortrag von Fräulein von Heydebrandt das tiefe Wort Rudolf Steiners von der «Göttlichen Gymnastik». Rudolf Steiner nannte göttliche Gymnastik dieses göttliche Walten im Kindeskörper; die Kräfte , die das Kind aus seinem vorirdischen Leben mit sich bringt und die es nun in seinen ersten Kinderjahren, eigentlich bis zum Zahnwechsel, ganz elementar pflegt. Und Rudolf Steiner fuhr fort zu sagen: der Mensch muss nun in seiner Erziehung diese göttliche Gymnastik fortsetzen. Das ist so einer der Winke, die Rudolf Steiner gab.

Wir brauchen ja hier nicht besonders zu reden über das, was man die Säuglingsgymnastik nennt. Es ist ja schon – leider war ich nicht dabei – im Rahmen dieser Vorträge davon gesprochen worden; aber ich glaube, dass jeder, der wirklich ein fühlendes Herz hat für das Kind, oder der aus anthroposophischer Menschenerkenntnis von der Natur, dem Wesen des kleinen Kindes etwas weiß, dass dieser ein für allemal seine Finger davon lassen wird.

Eurythmie ist ja wohl im eigentlichen Sinne die Fortsetzung dieser göttlichen Gymnastik. Heute soll uns aber hier beschäftigen das, wie eben der nun einmal notwendige Gymnastikunterricht in der Lage sein kann, nachdem das Kind in der Eurythmie gewissermaßen aus übersinnlichen Kräften heraus noch mit seinem Körper vertraut geworden ist, wie der Gymnastikunterricht in der Lage sein kann, diese göttliche Gymnastik fortzusetzen. Was Sie heute hier sehen werden, ist – ich kann wohl sagen – ein konsequenter Versuch, den Weg oder einen Weg hierfür zu finden. Nicht um Ihnen eine besondere Leistung hier zu zeigen, sondern nur der Methode wegen, möchte ich Ihnen einige Proben aus unserem Unterricht zeigen. Ich möchte auch gar nicht viel im einzelnen reden, was Sie hier sehen. Ich möchte gerne jetzt zu dem, was die Kleinen Ihnen zeigen werden, das Eine vorausschicken:

Bitte versuchen Sie einmal, in dem Aufbau, der dann sich vor Sie aus dem Zusammenwirken der einzelnen Klassen hinstellen wird, zu sehen, wie sich bestimmte Übungen stufenweise wiederholen; wie sie aber jedesmal eigentlich wieder etwas vollkommen anderes für den Menschen, für das Kind bedeuten. Zuerst werden die kleinsten Schüler der 3. Klasse, die jetzt ihr erstes Jahr Turnen hinter sich haben, Ihnen etwas «erzählen» davon, wie sie ihr Haus gebaut haben; wie sie es umgeben haben mit einer starken Mauer, wie sie hineingeordnet haben Säulen und Gebälk, wie sie dann eingezogen sind in dieses Haus und sich selbst auch als das Ich, am liebsten noch vereint beides in dem Wir. Die Kleinsten erleben ja noch sehr stark im Märchenland. Obwohl sie ja natürlich der eigentlichen göttlichen Gymnastik schon entrückt sind, haftet ihnen doch noch etwas an von dem Märchenland, wo sich die erdenhafte Märchenhaftigkeit in Bilderwahrheit aufzulösen bereit ist. Und in diesem Alter kann man natürlich den Leib des Kindes nur erfassen von der Seele aus.

Der nächste Schritt des Kindes auf diesem Wege ist, dass es sich nun fest mit beiden Beinen auf den Boden stellen will, hinaustreten will in die Welt, dass es seine eigenen Kräfte erproben will; dass es selber anfangen will, sich einen Weg zu bahnen. Die Menschenkunde in der 4. Klasse führt uns das Kind schon einen großen Schritt aus dem Märchenland heraus in die Wirklichkeit. Und Sie werden dann hören von den Kleinen; ich stehe, ich gehe, ich laufe, was ich kann; ich springe, ich springe! So wird sich die 4. Klasse vernehmen lassen. – In der 6. Klasse, die dann folgt, werden Sie hören, wie Mädchen und Buben einander scharf begegnen. Mein Weg geht dahin! Deiner geht dorthin! Sie geben sich noch einmal die Hand; Gib mir die Hände! drehen uns im Kreis! nun hier zu Ende, Glück auf die Reis! Dann geht es mit Trommelschlag und Zimbeln [weiter].

Das möchte ich als kurze Einleitung hinstellen für das, was Ihnen diese Kleinsten zeigen werden. Es wird zuerst eine 3., dann eine 4., dann eine 6. Klasse auf den Plan treten.

(Es folgen die Übungen.)

Hier ist es nun aus mit den Geschichten! Die nächste, die 7. Klasse, 12- und 13-Jährige werden stumm vor Ihnen stehen und werden Arbeit leisten. Sie werden Ihnen eine Reihe einzelner Übungen zeigen, wie sie vom Leichten zum Schweren langsam fortschreiten, wie von uns diese reigenartigen Übungen schon von der 4. Klasse an geübt werden.

Diese einzelnen Übungen wecken natürlich das Bewusstsein in stärkerem Maße in dem Kinde als diese reigenartigen Übungen, die die Phantasie ja noch stark in Anspruch nehmen. Es wäre ja nicht richtig, wollte man etwa erst um die Zeit der physiologischen Reife an das Bewusstsein der Kinder appellieren. Wenn das ja auch natürlich die Grenze ist, wo das Bewusstsein intensiv im kleinen Kinde auftritt. Wie die großen Entwicklungsabschnitte im Kinde sich ja langsam vorbereiten, so muss auch in der Methodik des Unterrichtens frühzeitig der Übergang von dem einen zum anderen Abschnitt angebahnt werden. Dies kann geschehen bei den Kleineren zunächst noch unter stärkerer Betonung ihres eigentlichen Lebenselementes, des Rhythmisch-Musikalischen; es kann bei den Größeren, sagen wir den 12-, 13-Jährigen, mehr von dem Geometrischen aus geschehen.

Es ist ja das Alter, wo das Raumbewusstsein in dem Menschen erwacht, wo ja das Kind auch schon anfängt, Geometrie zu lernen; wo es ja sogar schon Perspektive lernt. Dieser Weg, die Übungen geometrisch an das Kind heranzubringen, verlangt natürlich von dem Kind eben ein viel bewussteres Erfassen seiner eigenen Bewegungen. Es kann z.B. nun eine der Übungen, die Sie dann sehen werden, – vielleicht erkennen Sie sie, wenn ich sie auch nicht vorher zeigen lasse – so eingeführt werden: Durchschwingen durch den Kreis, Sprung in den Mittelpunkt des Kreises, Entspringen in der Waagerechten aus dem Mittelpunkt, das Schwingen der Waagerechten zur Senkrechten oder Aufrechten. Das kann z.B., möchte man sagen, das Thema einer solchen Übung sein. Dieselbe Übung könnte man auch anders den Kindern sagen. Z.B. ein kleiner Funke, der hoch oben entspringt, herunterfliegt, der von unten auch den Körper erfasst, und nun hindurchschlägt zunächst bis an die Grenze der Waagerechten und dann einer in einer hellen Flamme über die Waagerechte hinausloht. Das ist die gleiche Übung. Im einen Fall appelliert sie an das Phantasiemäßige des Kindes; im andern Fall an das denkende Bewusstsein.

Eine andere Übung: Sprung in das Dreieck; Herunterschwingen der Spitze zur Grundlinie; Erfassen der Grundlinie; Hinauftragen der Grundlinie zur Höhe; sodass, wie mir einmal ein Kind aus der 6. ganz ungefragt zurief, eine Art von Spiegelung entsteht, eine Spiegelung. Sprung des Dreiecks auf die Spitze; Schwingen der Grundlinie herunter zur Spitze.

Also eine geometrische Metamorphose, wenn man so sagen darf. Ich hoffe die Herren Mathematiker werden es nicht desavouieren. Das ist mal eine andere Art, eine Übung einzuführen; auch eine Übung, die Sie dann sehen werden. Auf diesem Wege kriegen wir also erstens einmal das Kind zum denkenden Erfassen einer Bewegung. Wir bringen es dazu, lebendige geometrische Anschauungen in sich zu erwecken, und zwar geschöpft aus der Weltengeometrie, die der Mensch ja in seinem physischen Leibe trägt.

Und da möchte ich Ihnen eines sagen. Sehen Sie, ich sprach gerade von der Übung mit dem Dreieck und sagte: Sprung in ein Dreieck. Ich kann mich auf zweierlei Art in das Dreieck stellen; sodass ich die zwei Seiten zur Spitze, die Grundlinie spüre; aber auch so, dass ich die Ecken spüre, das spüre, was radial vom Mittelpunkt hineinstößt in die Ecke. Ich kann also meinen Standpunkt an die Peripherie, mein Bewusstsein dorthin verlegen; ich kann es auch im Zentrum halten und hinauswirken, fortwirken lassen zur Peripherie. Das ist schwerer für das Kind, als für den Erwachsenen. Zweimal dieselben Bewegungen. Das greift schon ziemlich tief hinein in das Körperbewusstsein. – Ich wollte das Ihnen vorweg sagen. Was jetzt kommt, wird sich in aller Stille vollziehen.

(Übungen.)

Noch einmal wird ein Reigen vor Ihnen sich zeigen; ein stummer Reigen dieses Mal. Er ist aufgebaut auf Übungen, die nun schon schwerer sind, die schon an die Bewusstheit große Anforderungen stellen. Sie sind noch nicht so sehr ins Exakte durchgearbeitet. Sie halten sich zunächst noch mehr in dem Rhythmisch-Musikalischen. Es ist die 8. und 9. Klasse, also 14-, 15-Jährige.

Hier tritt nun entwicklungsgemäß das Kind über die Schwelle zu derjenigen Gymnastik, die vom Geiste aus den Körper erfassen will; nicht vom Verstand aus, sondern von dem allumfassenden Geiste aus. Sie haben ja in dem sogenannten Geometrischen vorhin schon gesehen, wie man das vorbereiten kann. Dieser Weg wird nun eben hier beschritten. Es ist das Alter, von dem ja kürzlich einmal gesagt worden ist, dass es möchte sich ein Wissen erwerben von der ganzen Welt. Es muss nun eigentlich jede gymnastische Übung bis zu einem gewissen Grade ein Beitrag sein zu diesem Wissen von der ganzen Welt. Es lebt ja – ich glaube das sagen zu dürfen; ich glaube es auch von den Körperübungen sagen zu dürfen – es lebt ja in jeder Bewegung, die wirklich wahrhaft menschlich ist, im höchsten Sinne des Wortes, ein Funke darin, der auch im Kleinsten, auch in der kleinsten Übung auf große Weiten hin Licht werfen kann. Und so kann man vielleicht eben auch von der Gymnastik sagen auf dieser Stufe, dass geistig das Kind sich eine Einsicht erwirbt in die Welt; eine Einsicht in das geistig-körperliche Zusammengehören von Welt und Mensch. Und dass durch diese Einsicht auch von der Seite des Gymnastischen her die Zweifel, die in dem Menschenkind in diesem Alter häufig auftreten, besiegt werden können, und dadurch auch für das ganze Leben des Menschen Ehrfurcht vor dem Leibe, vor dem Menschenleibe gerettet wird, die ja heute verloren gegangen ist, das müssten die Anforderungen sein, die billigerweise eben auch an die Gymnastik in der dritten Lebensepoche des Kindes zu stellen sind.

Die 10. Klasse, die nun den Abschluss bilden wird, wird Ihnen eine Übungsreihe zeigen, die eigentlich eine ziemlich elementare Auseinandersetzung ist zwischen dem, was als Schwere und als mineralische Natur des Menschen in dem Mineralischen seines physischen Leibes ist, und der Aufrichtekraft des Menschen. Die Dynamik der vier Elemente, die ja den Menschen bilden, wird sich in gewisser Weise in diesen Übungen aussprechen: das nach der Vertikalen flammende Element des Feuers, das nach der Weite schwingende Element der Luft, das nach dem Widerstand suchende Element der Erde, das in der Horizontalen sich ausbreitende Element des Wassers. Das wird gewissermaßen das Gesicht, oder man könnte auch sagen, das geistige Gepräge der Übungen sein, die nun als Abschluss vor Sie hingestellt werden. Als Abschluss nur für heute, denn die 10. Klasse ist ja noch nicht am Abschluss ihres Weges angelangt; sie wird eben dann in den weiter folgenden Jahren den begonnenen Weg noch weiterführen. Ein Ziel setzen sich selbst, selbst Richtung werden auf dieses Ziel, das ist ja dann eigentlich das Letzte, was Gymnastik erreichen kann. Darin spricht sich ja wohl dann das Wesen der Gymnastik in seiner reinsten Form aus. Einen schwachen Anfang davon, wie er eben auf dieser Stufe erst möglich ist, möchte ich Ihnen auch noch zeigen. Es berührt damit die Gymnastik das Gebiet, wo das Leibliche des Menschen sich bis zur äußersten Möglichkeit verbindet mit dem, was das Geistige ist, und was als Geistiges eben vor allem einmal in der Richtekraft des menschlichen Körpers lebt.

Es wird also jetzt die 10. Klasse noch ihre Übungen zeigen.

(Übungen.)

Die Frage, die über dem Ganzen der Tagung steht: «Wie erweckt auf Anthroposophie gegründete Erziehungskunst soziale Lebenskräfte?« möchte ich mit vollem Bewusstsein auch über das stellen, was Sie hier gesehen haben. Und ich möchte den Wunsch aussprechen, dass diese Frage sich von selber beantwortet hat.

Ostertagung[35] (1930)*

In den Kulturfragen der Gegenwart nimmt die körperliche Erziehung einen breiten Raum ein. Sie hat an sich durch den starken Einfluss der westlichen Länder einen großen Umfang angenommen. Sie zeigt aber auch Auswüchse, denen wir nicht mehr Herr zu werden scheinen. Viel seelische Not der Gegenwart wälzen unsere Erzieher auf das Gebiet des Körperlichen ab, hier Heilung suchend durch Abhärtung, Willensstählung oder Ablenkung; viele Übertreibung auf dem Gebiet körperlicher Übung wirken wiederum hinüber in das Seelische des Menschen, es verödend

35 Vortragsentwurf.

oder es vergewaltigend. Sind das unausbleibliche Erscheinungen, mit denen wir uns eben einfach abfinden müssen?

Gehen wir beim körperlichen Üben verstandesmäßig vor, so erfassen wir nur das Tote am Menschen, den Mechanismus. Lassen wir uns von dem Bewegungstrieb der Gliedmaßen lenken, so bleiben wir eben im Triebhaften und finden keine Nahrung für den übrigen Menschen, am wenigsten für den bewussten denkenden Menschen. Ist es möglich, den ganzen Menschen einzuordnen in das körperliche Üben, den wollenden Menschen durch die Bewegung der Gliedmaßen, den fühlenden und denkenden Menschen durch den Rhythmus und das, was als Sinn, nicht als Zweck einer Bewegung innewohnt? Gibt es überhaupt sinnvolles rein körperliches Üben?

Leistung, zählbare, wägbare, messbare Leistung an sich, hat noch keinen Sinn. Das kann heute die Maschine besser; das ist ihr Feld, das Feld des rein Stofflichen, das den mechanischen Gesetzen unterworfen ist. Die Leistung an sich ist unersättlich; sie gibt dem Menschen nichts, sie verschlingt ihn. Wir sehen es an der Rekordsucht unserer Zeit. Der Mensch geht dabei leer aus.

Sie könnten mir die alten Griechen entgegenhalten und ihre Wettkämpfe. Gewiss ging es da um Leistung. Aber der Grieche war noch ein geistverbundener Mensch, er wusste, was er tat, er konnte gar nicht so tief ins Physische hereinkommen. Seine Körperübungen waren darum noch Gottesdienst im wahren Sinne.

Das ist uns Menschen von heute versagt, was der Grieche in naturgegebener Art noch hatte, dieses auch körperliche Darinnenstehen in der geistigen Welt, das müssen wir auf andern Wegen suchen.

Nur dann nämlich wird körperliches Üben wieder den ganzen Menschen ansprechen, nur dann wird es wieder heilende Kraft haben, nur dann wird sich der Mensch vor sinnlosen Übertreibungen zu schützen wissen. Rudolf Steiner spricht von der Notwendigkeit, im Turnen zu sinnvollen Bewegungen zu kommen. In der Eurythmie hat er uns dies selbst im höchsten Sinne offenbart. Die eurythmische Bewegung ist Träger von Laut und Ton, sie ist sichtbarer Gesang, sichtbare Sprache. Die eurythmische Bewegung ist dadurch beseelt, sie ist dadurch aber auch keine reine Körperübung mehr.

Kann auch rein körperliches Üben sinnvoll sein, kann auch es dem Menschen etwas offenbaren, was sein Fühlen und Denken so anspricht, dass sein körperliches Wollen davon voll ergriffen wird, ohne sich mehr in Leidenschaft zu verzehren, dass er, um mit Rudolf Steiners Worten zu sprechen, auch denken kann dasjenige, was er körperlich will?

Das Geräteturnen kommt hier nicht in Frage. Es ist vorwiegend zweckmäßiger Natur; seine Bewegungen sind instinktiv. Als ausgezeichnete Schule für Entschlussfähigkeit, Mut, Selbstvertrauen wird es wohl noch lange seine Berechtigung haben.

Für die Übungen des griechischen Fünfkampfes: Laufen, Springen, Ringen, Diskus- und Speerwerfen hat Rudolf Steiner grundlegende Hinweise gegeben; praktisch kommen sie heute hier nicht in Frage.

Die heutigen Vorführungen werden mit Ausnahme einiger Stabübungen ausschließlich gymnastischer Art sein, also gewissermaßen das Turnen am eigenen Leibe – und sie sollen unter der Frage stehen: kann rein körperliches Üben sinnvoll sein? Kann es den wollenden, fühlenden, denkenden Menschen so ansprechen, dass er es um der Sache selbst willen tut, weil er in ihr eine Offenbarung seines verborgenen Wesens, eine Steigerung und Erfüllung seines Menschentums findet?

*

An einer kleinen Auswahl von Übungen möchte ich Ihnen zuerst einiges von dem Wesen unseres Übens sagen:
Höhe, Tiefe – und – Höhe ...
Widerstand, Tiefe und ...

Sie sehen das Sicheinschalten des Rhythmus immer zwischen Tiefe und Höhe. Das ist bedeutsam. Auch in der Gliederung des Menschen schaltet sich das rhythmische System zwischen Tiefe und Höhe, zwischen unten und oben. Der Rhythmus überwindet, heilt die mechanische Auseinandersetzung zwischen Tiefe und Höhe.

Indem ich in der Bewegung nicht von der Mechanik des Körpers spreche (Kniebeuge oder Streckung), führe ich den Übenden über sich hinaus in den Raum; das gilt für alle Übungen in sinngemäßer Art.

In Höhe, Tiefe, Weite spricht eben auch schon das innere Wesen des Menschen mit; es verbindet sich mit dem Raum.

Öffnen des Widerstandes ...
Höhe, Widerstand, Öffnen des Widerstandes ...
Höhe, Weite, Widerstand, Überwinden des Widerstandes ....

Sprung, Schwung, Tritt, Schritt
Feuer, Luft, Erde, Wasser.
Löwe, Adler, Stier, Mensch.
Hindurchschreiten durch den Widerstand ...

2. Rhythmus.
Höhe zur Tiefe – zur Weite ...
Weite zur Mitte ...
Mitte zum Kreis (Umkreis) ...
Tiefe zur Höhe

Die Bewegung ist ganz vom Raum aus bestimmt, nicht vom Körper. Mehr noch, es ist der Weg des Menschen durch den Raum. Es ist aber auch der größte Rhythmus des Raumes, der Pulsschlag des Raumes und unseres Herzens.

3. große Waagrechte ...
Es ist die Übung der größten Weite. Daneben werden Sie später sehen eine Übung der größten Höhe ...
Neu gegenüber den vorigen Übungen ist die bestimmte Dynamik der Richtung; das Auge, der Blick bestimmt das Ziel, den Weg der Bewegung. Damit tritt der Hauptesmensch in die Führung der Bewegung ein.
Gliedmaßenmensch – vier Elemente.
Brustmensch – Rhythmus.
Hauptesmensch – Richtung.
Weg des Blickes: kosmische Bewegungen.
4. Kreuzweg des menschlichen Körpers.
Tiefe – Weite Höhe

5. Die Dimensionen:
a. nacheinander
b. ineinander
Drei Hauptmerkmale unseres Übens hoffe ich haben Sie in diesen wenigen Übungen erkannt:

1. Dass unser Üben weder vom verstandesmäßigen Denken noch vom blinden Bewegungstrieb bestimmt ist, sondern vom Erforschen des Raumes.

2. Dass wir diesen Raum nur erreichen in großen körperlichen Spannungen, wo wir mit der in uns wohnenden Kraft der Höhe, der Weite, der Richtung hinausstoßen über die Grenzen unseres Körperlichen. Die Entspannungen liegen nicht einfach im Aufhören großer Spannungen, sondern im Wechsel äußerer körperlicher Spannung und innerer Anspannung des Bewusstsein, wie Sie es z. B. am Ende jeder Übung gesehen haben.

3. Dass, wenn wir von der Erforschung des Raumes ausgehend üben, und dabei auch auf seine klaren Rhythmen lauschen, wir einen tiefen Sinn in der daraus entspringenden Bewegung finden können. Wir können entdecken, dass sich der Raum in unserer Bewegung selbst ausspricht als ein geistiges Geschehen und dass unser Körper, der uns den Raum vermittelt, selbst ein Teil dieses geistigen Geschehens ist.

Das ist Nahrung für den wollenden, fühlenden und denkenden Menschen; denn nun ist ihm sein Körper Träger einer Offenbarung des verborgenen Wesens des Menschen und der Welt geworden.

Wie kann Körperbildung Menschenbildung werden?[36] (1930)

Dass die Frage: Kann Körperbildung zur Menschenbildung führen? überhaupt so gestellt werden kann, ist charakteristisch für unsere Zeit. Ein alter Grieche wäre über sie höchst erstaunt gewesen; denn für ihn war Körperbildung zugleich Menschenbildung. Der eigentliche Erzieher war der Gymnast. Rudolf Steiner hat oft darauf hingewiesen, wie aus den Erfordernissen der Menschheitsentwicklung dieses Erzieherideal sich gewandelt hat, wie schon in der römischen Kultur mehr der Rhetor und im Aufgang des naturwissenschaftlichen Zeitalters der Doktor das Erzieherideal wurde. Aber dieser «Doktor» hat nun entdeckt, dass er den Gymnasten wieder braucht, wenn er den Träger der Gelehrsamkeit, den Menschen, gesund erhalten will.

So ist in unserer Zeit der Ruf nach Körperbildung wieder laut geworden und hat ein gewaltiges Echo gefunden, das den Rufer nun fast übertönen will. «Die ich rief, die Geister ...» Denn es zeigt sich, dass Körperbildung nicht ohne weiteres zur Menschenbildung wird, ja, dass sich eine bedenkliche Kluft auftut, in der ein Unwesen auf Opfer lauert. Mag es auf der einen Seite seine Ursache darin haben, dass der Begriff wahrer Menschenbildung ins Wanken geraten ist – dies wird sich Ihnen besser aus den Vorträgen meiner Kollegen beantworten[37] –, jedenfalls ist der Mensch heute mit seinem Körper zerfallen und sucht, fast verzweifelt, auf allen Wegen nach der Brücke, die ihn wieder in seine Behausung zurückführen kann.

Die fabelhaften, bewundernswerten Leistungen auf allen Gebieten körperlicher Übungen dürfen uns nicht darüber hinwegtäuschen. Wir sehen durch alle Statistiken hindurch, die uns von körperlicher Entwicklung der Kinder durch Sport und Turnen berichten, den Dämon grinsen, der doch seinen Tribut fordert. (Amerika, das uns auf dem Weg der körperlichen Erziehung am weitesten voraus zu sein scheint, ist auch auf dem Weg der Verwahrlosung der Jugend am weitesten voraus.) Und die großartigsten Namen, Stadien und Olympiaden bleiben doch nur eine Anleihe bei einem

---

36 Entwurf für einen Vortrag in Kassel am 9. Februar 1930.

37 Betrifft andere Lehrer des Stuttgarter Kollegiums, welche bei der Tagung in Kassel im März 1930 auch Vorträge hielten.

Volk, das seinem Körper noch nicht entfremdet war, weil der Geist in ihm eine Stätte hatte.

Wo die Naturwissenschaft in dem Menschen nur das Tier sieht oder den toten Mechanismus – denken Sie nur an das grauenhafte, aber hyperkluge Zerrbild des «Menschen als Industriepalast», wie man es vielfach ausgestellt sah –, wo diese naturwissenschaftliche Anschauung sogar den Weg in die Schule gefunden hat, da ist ja der weitere Weg klar vorgezeichnet. Das Tier lebt sich aus, der Mechanismus, die Maschine. Der Mensch, der das Tier in sich bändigt und den Mechanismus im Dienst einer sozialen Kultur überwindet, ist weit entfernt. Wie bringen wir ihn zurück? Wie kann Körperbildung Menschenbildung werden?

In der Stuttgarter Freien Waldorfschule suchen wir einen neuen Weg zur Körperbildung. Ein erster Schritt ist, in den körperlichen Übungen nicht vom Körper selbst auszugehen, sondern vom Raum. Höhe, Weite, Tiefe – Umkreis, Mittelpunkt – sind Wesenseigenschaften, Elemente des Raumes. Um mit dem Einfachsten anzufangen: Wenn ich statt: «Arme aufwärts heben» sage: «sich richten nach der Höhe»; statt: «Arme abwärts senken» – «durch die Weite zurückkehren zur Grundstellung» –, so habe ich mich als ganzer Mensch mit dem Wesen der Höhe und der Weite verbunden, mit dem Raum außer mir.

Wenn ich statt: «Arme aufwärts schwingen und Sprung in die Spreizstellung» sage: «Sprung ins Dreieck, Spitze oben Grundlinie unten» – und nun: «die Spitze schwingt sich herab zur Grundlinie, erfasst die Grundlinie und trägt sie nach der Höhe», so bin ich im Raume, d.h. ich lebe in ganz bestimmten Kraftrichtungen und bin auch einmal in meinem Bewusstsein los von der Vorstellung «Arme und Beine», die ja doch nur Teile von mir und als solche nur reine Mechanismen sind. Oder: «Schwingen von der Höhe durch die Tiefe zur Weite – verschränken zum Mittelpunkt – hindurchschwingen durch den Umkreis – zurückkehren von der Tiefe zur Höhe».

Vielleicht hören Sie auch jetzt schon durch das von den Übungen Gesagte hindurch, dass es mehr ist als reine Bewegung; denn wir haben gelernt, Höhe, Tiefe, Weite auch auf das moralische Wesen des Menschen zu beziehen. So falsch ich es fände, eine Art moralischer – im Gegensatz zu körperlicher – Gymnastik zu treiben, so wichtig scheint es mir, diese Seite der Übungen, da wo es sachlich berechtigt ist, anklingen zu lassen. Ob sie mitgehört wird, überlasse ich der Freiheit meiner Schüler.

Rudolf Steiner hat uns gelehrt, im Menschen die dreigliedrige Natur auch seines Körpers zu erkennen. Alle drei Bereiche wirken durch- und ineinander, wie das Denken, Fühlen und Wollen im Menschen. Eine richtige, eben wirklich menschliche Gymnastik muss sich immer an diese dreifache Natur des Menschen wenden; durch den Willen an den Gliedmaßenmenschen, durch den Rhythmus an den Brustmenschen, durch den Sinn an den Kopfmenschen, kann aber natürlich bald die eine, bald die andere Seite stärker betonen. Wo diese drei befriedigt, d.h. einig sind, da spricht sich die Wahrheit einer Übung von selbst aus.

Beobachtenswert ist auch, wie der Gliedmaßen-Willens-Mensch, so sehr er im Raume tobt, am wenigsten Verbindung, Anschluss an den Raum hat; wie der Kopfmensch vermöge seiner Sinnesorganisation sich diesem Raum am stärksten verbindet. Wie der mittlere Mensch, der rhythmische, bald sich dem Raum hingibt, bald sich von im zurückzieht.

(Es erfolgt die Demonstration der Übungen).

Wir haben dabei ja nur einen Bereich der Körperbildung, die reine Gymnastik, berührt. Aus dem gleichen Geiste ließe sich auch zu den anderen Gebieten sprechen. So hat Rudolf Steiner selbst in einem Kurs für Schauspieler auf die Bedeutung des griechischen Fünfkampfes hingewiesen und für das Wesen des Laufens, Springens, Ringens, Diskus- und Speerwerfens wesentliche Hinweise gegeben. Immer handelt es sich darum, loszukommen von der Beschränkung auf das Gewordene, den physisch erstarrenden Körper, und vorzustoßen in das Reich des Werdenden, der Wirksamkeiten, zu den Gesetzmäßigkeiten, der schaffenden Kräfte.

Von der Körpergebundenheit zur Körperbildung, zur Freiheit, zur Menschenbildung in des Wortes lebendigstem, tiefstem Sinn.

Wir möchten die Richtlinien herausarbeiten für ein gymnastisches Üben, das den Menschen nicht nur ästhetisch oder hygienisch befriedigt, sondern ihm ein neues Bewusstsein von seinem Darinnenstehen in der Welt gibt. «Ich bin nicht nur ein kleiner Punkt in der großen Welt», darf er sich sagen, «sondern ich habe selbst in meinem physischen Leibe die

Fähigkeit, nachschaffend Weltenkräfte, Weltenrhythmen zu erleben, die Kräfte eben, die meinem Leib Form und Leben gegeben haben». Denn jede unserer Übungen ist eine Art Menschwerdung aus dem Raume heraus. Gerade der junge Mensch, dem alles anfängt Problem zu werden, der plötzlich alle Fäden zerrissen fühlt, die ihn früher mit der ganzen Welt verbunden haben, kann darin Ausblicke auf neue Ziele, Kraft und Zutrauen zu sich selbst und der Welt finden. Sein Körper, der ihm diese Erkenntnisse vom Wesen des Menschen als Mikrokosmos vermittelt, kann ihm dadurch etwas Heiliges, wahrhaft Göttliches werden, ein Tor zu immer neuen Offenbarungen, die er in seinem Bewusstsein empfängt und denkend verarbeiten kann. Knaben und Mädchen, Männer und Frauen ist dieser Weg in gleicher Weise offen; das gemeinsame Üben, wie wir es an der Waldorfschule pflegen, bedeutet eine wesentliche Bereicherung und Vertiefung der Arbeit. Sie haben ja an einem Beispiel gesehen, wie bestimmte Übungen sich variieren lassen für Knaben und Mädchen und wie sie, wieder zusammengefasst, eine höhere Einheit ergeben.

Ich kenne viele der Einwände, die erhoben werden, und ich kann sie in ihrer Spannweite charakterisieren, wenn ich Ihnen erzähle, dass mir kurz nacheinander die folgenden Urteile über diese Gymnastik ausgesprochen wurden: Sie sei preußischer als der preußische Drill – und: es käme darin das Wesen der Freiheit bis zum physisch-sichtbaren Ausdruck. Starke körperliche Spannung wird abgelöst durch Intensität des Bewusstseins, nicht durch Auslöschen; das entspricht der geistigen Entwicklungsstufe unserer Zeit.

Was ist gymnastisch richtig?[38] (1930)

Diese Frage stellt sich angesichts der vielen gymnastischen Systeme. Ist es nur Geschmackssache, welcher Richtung man sich anschließt; können eventuelle organische Schädigungen eintreten oder kann es auch eine

38 Aus: *Der Pfad* Nr. 4, April 1930.

Gymnastik geben, die durch ein neues Menschenbild bestimmt ist? Die Grundhaltung des Menschen ist das aufrechte Stehen. Zwei Kraftrichtungen begegnen sich da in ihm: die von oben nach unten wirkende Schwerkraft, die ihn am Boden festhält, und die Richtkraft nach der Höhe, die Aufrichtekraft. Sie sind in den Menschen verschieden stark ausgeprägt und liegen schon im stehenden Menschen im Kampf miteinander.

Der stehende Mensch ist ein Griff der Erde nach der Höhe. In der Breite der Schultern ist er nach der Peripherie der Erde, dem Umfassenden, der Weite gerichtet. Der nach vorne gerichtete Blick erfasst die dritte Dimension, das Ziel. Nur in dieser einen der drei Dimensionen stößt das Ich in naturgegebener Art, nämlich mit dem Blick, über die Grenzen des Körpers in den Raum. In den beiden anderen Dimensionen nur, wenn das Ich die Kraft der Höhe, die Kraft der Weite entwickelt. Es ist die von innen nach außen stoßende Kraft, die immer dem Zug des Körperlichen entgegenwirkt. Es ist die sehnige Kraft, die im Speerwurf ihren reinsten und höchsten Ausdruck findet.

Nun kann der Mensch folgende Übung vollziehen:

Ich erhebe die Arme, nach vorne, in die Richtung des Blickes; führe sie, ohne im Körpergefühl die Richtung nach vorwärts zu verlieren, zur Seite und nehme dadurch zur Richtung vorwärts die Weite hinzu; ich erhebe die Arme, ohne die Richtung nach vorwärts und nach der Weite im Körpergefühl zu verlieren, in die Höhe und breite sie nun unter starkem, innerem Festhalten der drei anderen Dimensionen wieder nach der Weite – sodass in dieser nun auch noch die Höhe ist. Dann stehe ich, gerichtet nach der größten Höhe und der größten Weite, d.h. im Zeichen des Kreuzes, den Blick vorwärts gewendet. Es ist die extensivste Verbindung mit dem Raum. Gelingt es dem Übenden, durch große Anspannung des Willens den Körper dann aus dieser Form herauszulösen, die in die Form hineinwirkende Kraft des Willens und die Fülle des Bewusstsein aber weiter wirken zu lassen, so tritt er in die intensivste, übersinnliche Berührung mit dem Raum.

Hiermit ist schon das Höchste, Schwerste und Letzte der Gymnastik ausgesprochen. Hier mündet ihr Weg in den umfassenden Weg: «Wie erlangt man Erkenntnis der höheren Welten?»

Von ähnlichen Gesichtspunkten ausgehend wie in der oben skizzierten Übung vermag der Gymnastik-Übende noch in vielen anderen Bewegungen den Raum zu erforschen. Er kann das Wesen des Unterschiedes zwischen Höhe und Tiefe an seinem Körper erleben, von Weite und Verschränkung, von Mittelpunkt und Umkreis, von Vorwärts und Rückwärts, von Radius und Peripherie, von Punkt, Gerader und Kurve, von Parallelen und Diagonalen. Verwandlung von Kreisen, Dreiecken usw. wird ihm lebendige, d.h. gefühlsdurchdrungene Anschauung. Freiheit und Gebundenheit, Leichtigkeit und Schwere werden sich in ihrer elementaren Dynamik offenbaren. Strecken, Überstreckung und Fall und Sturz als deren Folgewirkung werden sich naturgemäß als räumliche Gesetze aussprechen.

Die hohe Bedeutung z.B. der Waagerechten – bis in ihre Gestaltung als Zeichen des Sternbildes der Waage – ergibt sich in den verschiedensten Zusammenhängen und rechtfertigt es, dass jede gymnastische Übung in ihr schließlich ihren Höhepunkt und Ausklang findet.

Eine große Hemmung auf diesem Weg des Übens gibt es: Das ist die «Anhänglichkeit» des Menschen an seinen Körper. Auch in der Gymnastik kann Selbstlosigkeit eine Tugend sein; hier bedeutet sie Hingabe des Körpers an den Raum.

Ein erster Schritt dazu kann das Erleben der Geometrie einer Bewegung sein, Formen in den Raum zeichnen, könnte man sagen.

Ein Beispiel:

a) Sprung ins Dreieck (Spitze oben, Basis unten),
b) Spitze schwingt sich zur Basis,
c) Spitze teilt sich und erfasst die Basis,
d) die geteilte Spitze trägt die Basis nach oben (vorübergehend entstehen dadurch zwei Dreiecke),
e) das Dreieck springt auf eine neue Spitze (Basis oben, Spitze unten),
f) die neue Basis schwingt sich rückwärts abwärts zur Spitze
g) und richtet sich wieder auf.
h) Der Übende löst den Körper aus dem umgekehrten Dreieck heraus, richtet sich noch einmal nach der Höhe, trägt die Höhe in die Waagerechte und kehrt in die Grundstellung zurück.

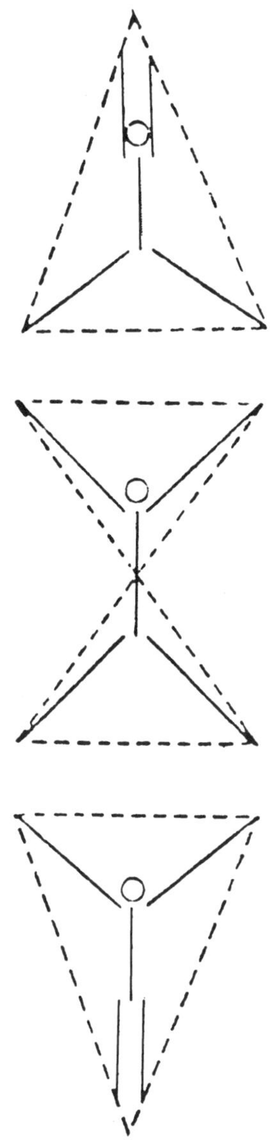

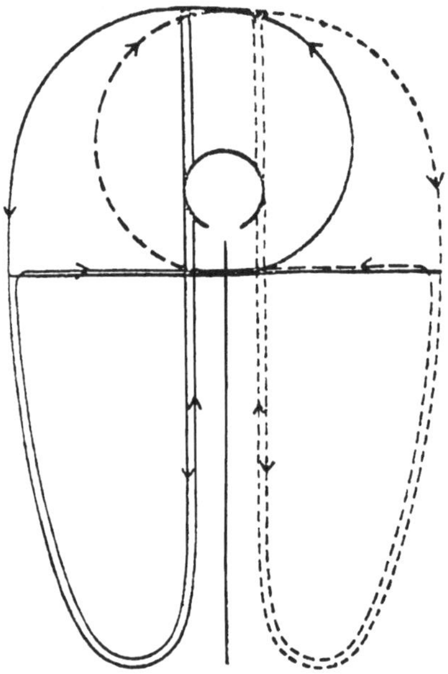

Oder:

1. Richtung nach der Höhe. Hindurchschwingen von der Höhe zur Tiefe und wieder Heraufschwingen nach der Waagerechten zur Weite.
2. Verschränkung der Waagerechten zum Mittelpunkt.
3. Hinausschwingen vom Mittelpunkt in den Umkreis und Hindurchschwingen durch den ganzen Umkreis von oben bis unten.
4. Wiederaufrichten von der Tiefe zur Höhe. (Rhythmus von Atem und Blut).

So ist es möglich, ganz aus dem Raum heraus eine Bewegung zu erleben. Auf solche Weise kann aber auch eine Übung den Körper richten (ordnen), weil sie ganz vom Objektiven ausgeht.

Aber erst der Rhythmus ist diesen und allen gymnastischen Übungen der lebendige Atem. Eigenartig ist, dass jede der so gefundenen Übungen geradezu ihren Rhythmus fordert. Aus dem Rhythmus heraus lernen sie sich auch am leichtesten und besten, weil dadurch das vorstellungsmäßige Aneignen der Übung – die größte Hemmung – hintan gehalten wird.

Rhythmus und Übung sind hier eben ein untrennbares Ganzes. Gerade im Rhythmus offenbart sich viel vom Wesen der Übungen, z.B. in den Sprüngen. Wer es fertig bringt, diese Rhythmen bis ins kleinste hörend zu empfinden, ich möchte z.B. sagen: die Waagrechte zu «hören», der ist auf dem Weg zum realen Erleben des Raumes, des Raumes, aus dem wir unseren Körper empfangen haben und durch den Welten-Rhythmen tönend an unserem Leibe bauen.

Noch einmal sei die Frage gestellt: Was ist gymnastisch richtig? Die Ausführungen haben einen Weg gezeigt, wie man zu einem Objektiven in der Gymnastik kommen kann, einem Objektiven, das seine eigenen Rhythmen hat: objektive Bewegung und objektiver Rhythmus. Den Gegenpol bildet die Ausdrucksgymnastik, sie bewegt sich ganz im Bereich des Subjektiven, des Seelischen, zumeist des Emotionellen. Objektiv, aber abstrakt, sind dagegen die Übungen, die vom Körperlichen, von einzelnen Muskelgruppen, bzw. Gliedmaßen ausgehen, für die der menschliche

Körper insgesamt nur ein Mechanismus aus Fleisch und Knochen ist. Das eigentliche Wesen des Menschen bleibt dabei unberücksichtigt.

Das wahrhaft Objektive liegt nur außerhalb im Raum; an ihn können wir uns aber nur aus dem ganzen Menschen, mit Leib, Seele und Geist, wenden. Als ganzen und größeren Menschen werden wir uns aber auch in ihm wiederfinden.

Diese Forderung erhebt sich – heute mehr den je – in allem was wir tun, auch in der Gymnastik.

Leibesübungen als Menschenbildung[39] (1931)

Das Gebiet der Leibesübungen gehört zu denen, die es in der Gegenwart am schwersten haben, den rechten Weg zu finden, weil der Materialismus nicht nur die Wissenschaft vom menschlichen Körper bestimmt, sondern auch den Umgang mit dem eigenen Leib. Viele verurteilen zwar die Auswüchse des Sports, weil sie den Menschen, besonders das Kind geistig stumpf machen oder weil sie Überanstrengungen zeitigen oder krankhaften Ehrgeiz züchten – aber wo wird die Frage erhoben:

Welches sind die seelischen und geistigen Untergründe des Sports?

Kann es Leibesübung geben, die zugleich Menschenbildung ist, die also dem Menschen Bildungswerte vermittelt, Bildungswerte für Körper, Seele und Geist? Gibt – – – nicht raubt!

Die erste Frage hat Dr. Poppelbaum in seinem sehr beachtenswerten Buch[40] eingehend behandelt.

Mit der zweiten Frage möchte ich mich im folgenden beschäftigen. Die Ausführungen können und wollen sich nicht im einzelnen auf den Namen Rudolf Steiner berufen. Es liegt ihnen aber eine achtjährige Praxis im gymnastischen Unterricht an der Freien Waldorfschule in Stuttgart zugrunde, und sie sind ohne diese nicht denkbar. Dem Lehrer an die-

39 Aus: *Zur Pädagogik Rudolf Steiners* Nr. 7, Februar 1931.
40 Hermann Poppelbaum: *Die seelischen und geistigen Untergründe des Sports*, Dornach 1973.

ser Schule ist es ja möglich, sich frei zu machen von dem, was konventionelle Anschauung, öffentliche Meinung auf dem Gebiet der Bildung, auch der körperlichen Ausbildung ist und eine Methodik anzuwenden, die ganz dem Wesen des heranwachsenden Menschen abgelauscht ist. Das heißt ja nicht etwa, dass hier die Welt von heute und ihr Wollen negiert werden. Das so starke Streben nach Körperkultur und einer Schulung des Willens auch im Körperlichen ist vielmehr im Zeitalter der Maschine ein Gebot von höchster Berechtigung. Es sollen aber dieser Welt von heute wieder Menschen zugeführt werden, die dies Leben deshalb freudig bejahen, weil sie an seinen Quellen getrunken haben und das Element kennen und meistern, auch wo es über Untiefen, Klippen und durch Strudel führt.

In dies Element des Lebens tief einzutauchen, so tief als es schriftliche Ausführungen über Leibesübungen überhaupt zulassen, sei im folgenden versucht und dabei von einfachsten Tatsachen aus dem Erfahrungsgebiet des körperlichen Übens ausgegangen.

Dass ich frei und aufrecht stehen kann, verdanke ich nicht nur der Stützkraft meiner Beine, sondern auch meinem Bewusstsein. Erlischt dieses aus irgendeinem Grund, dann tragen mich die Stützen meiner Beine nicht mehr. Ich falle. Die Aufrichtekraft versagt.

Ich kann diese Aufrichtekraft auch willkürlich und bewusst ausschalten. Dann schlage ich auch zu Boden. Das wäre eine völlig passive Bewegung, Gymnastik ist das noch nicht. Indem ich aber im Augenblick des Zusammenbrechens schrittartig einen Fuß vorsetze, fange ich den Fall auf, d.h. ich setze der passiven eine aktive Bewegung entgegen. Aus dem Zusammenbrechen wird so ein im Schritt vorwärts aufgefangener Fall. Hier beginnt Gymnastik.

Hatte ich mich im Stehen der *Höhe* verbunden, so verbinde ich mich im Fall bewusst der Tiefe. War ich im Stehen nach der vertikalen Geraden gerichtet, so ruhe ich jetzt im Punkt. Durch einfaches Aufrichten könnte ich wieder hochkommen.

Bei einigem Üben wird dieses Ab-Auf nicht befriedigen. Es geschieht nichts dabei. Der Übende beginnt zu bemerken, dass er aufrecht nach den drei Dimensionen des Raumes geordnet war und im Fall sie verloren hat.

In dieser Raumlosigkeit widerstrebt es dem gymnastischen Empfinden, sich einfach aufzurichten. Da schaltet sich im Suchen ein Neues ein: *Der Rhythmus.*

Der im Punkt ruhende Mensch sucht in einer kreisenden, dem tiefen Ein- und Ausatmen verwandten Bewegung und mit einem abermaligen Vortreten die Passivität des Falles in Spannung zu verwandeln. Aus dem nun mit Spannung geladenen Punkt schnellt er wieder nach der Höhe, die Bewegung mit den Armen und einem dritten Vortreten verstärkend. Sodass sich nun als gymnastische Folge ergibt:

Fall (1. Schritt)
Rhythmus (2. Schritt)
Höhe (3. Schritt)

Staunend, denn vollkommen unverhofft, erkennt der Übende, dass es eine Notwendigkeit, ein Gesetz im Menschen ist, dass sich zwischen die Tiefe (des Falles) und die Höhe (des Aufgerichtetseins) der Rhythmus einschaltet. Nicht um von der Höhe zur Tiefe zu kommen muss der Mensch durch den Rhythmus, sondern um aus dem Fall sich wieder aufzurichten.

Rudolf Steiner hat uns den dreigliedrigen Organismus des Menschen verstehen gelehrt, in dem die rhythmische Organisation zwischen dem Unten (Gliedmaßen-Stoffwechselsystem) und dem Oben des Menschen (Nerven-Sinnessystem) vermittelnd eingeschaltet ist. Diese Wahrheit nun nicht nur verstandesmäßig einzusehen, sondern in ihr Werden als notwendig schaffende Kraft in ihrer ganzen kosmischen und menschlichen Bedeutung selbst einzutreten, kann der Seele tiefe Befriedigung geben, aber auch die Gewissheit, dass das tätige Nacherleben solcher geistig-körperlichen Zusammenhänge körpergesundend, körperstärkend, körper- und menschenbildend wirken muss.

Die oben geschilderte Bewegungsfolge: Höhe zur Tiefe und durch den Rhythmus wieder zur Höhe – stellt eine gewisse Urform menschlicher Bewegung dar: Es ist die Auseinandersetzung zwischen den äußersten Polen im Raum.

Vieles liegt zwischen beiden. Die reine Höhe führt mich zu stark von der Erde weg in den Raum, die Tiefe entreißt mich dem Raum und macht mich zum Mineral.

Höhe und Tiefe durchkreuzen sich im *«Widerstand»*. In ihm erlebt der Mensch seine Kraft, die Härte seiner Knochen. Gymnastisch lässt sich der Widerstand von der Höhe aus unmittelbar gewinnen, diesmal im Rückwärtstreten – von der Tiefe aus verlangt auch er das Hindurchgehen durch den Rhythmus. Und es ergibt sich im Üben, diesmal vom Widerstand aus, die neue Dreiheit:

Fall – Rhythmus Widerstand
verbunden mit dem dreifachen Schritt rückwärts.

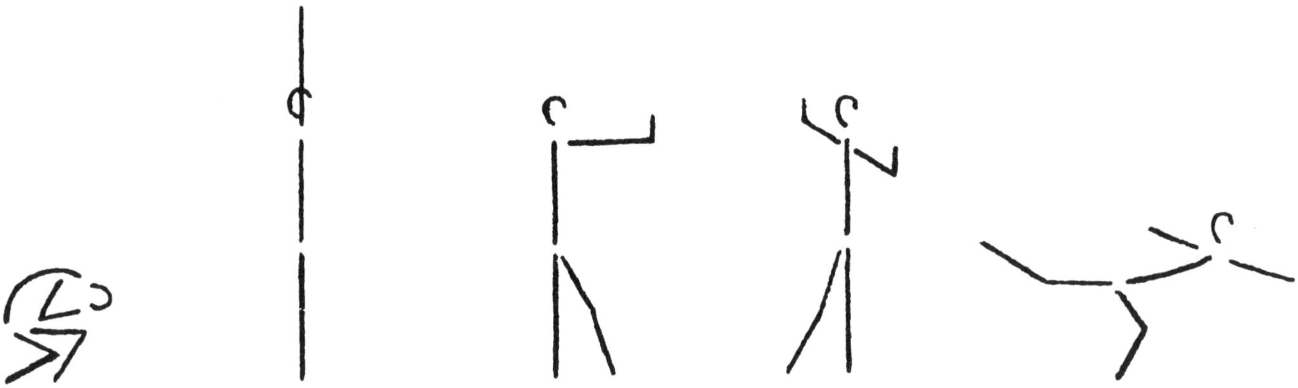

Zu der ersten Dimension Höhe – Tiefe (oben – unten) hat sich im Widerstand gesellt die zweite: rückwärts – vorwärts (hinten – vorne). Als die dritte Dimension (rechts – links) ergibt sich im weiteren Üben aus dem Widerstand heraus das *«Überwinden des Widerstandes»*, das Ausbreiten in der Waagrechten, als unmittelbare Folge. In ihm wird die rückläufige Bewegung des Widerstand – Suchens erneut vorwärts geführt. Der Übende lernt hier körperliche Folgerichtigkeit, körperliche Logik kennen.

Im Schwingen nach der *Weite*, das nur von der Höhe aus möglich ist, findet die geschilderte Übungsfolge ihr viertes Glied. Von der Weite aus kommt der Übende wieder nur durch den Rhythmus in den Widerstand.

Der Leser, gerade der fachmännische, mag sich bei diesen Ausführungen an den Kopf greifen und sich fragen: Ist denn das überhaupt noch Gymnastik? oder gar: Hat das Alles noch Sinn? Das ist ja abstrakteste Spekulation!

Beschreiben lässt sich nur das Tote, das Mechanische. Eine lebendige Übung kann nur erlebt, d.h. vom ganzen Menschen ergriffen werden. Das im vorigen Gesagte wird und kann also von vielen Menschen erst im Üben begriffen werden, es sei denn, dass sich das Denken des Lesers über das nur Verstandesmäßige zur geistigen Überschau dieser Zusammenhänge erhebt. Was ich hier versuchte von Gymnastik zu veranschaulichen, gehört eben der Welt des Physisch-Räumlichen ebenso gut an wie der Welt des in der Struktur des Menschen wirkenden Geistig-Moralischen. Es entzieht sich daher immer wieder der begrifflichen Ausdrucksweise, während es im Üben sich unmittelbar und selbstverständlich ausspricht.

Die Gymnastik, von der hier die Rede ist, offenbart in ihren Rhythmen eine ganz wesentliche Seite ihres Wesens. Das könnte nun bedeuten, dass den Übungen bestimmte, willkürliche Rhythmen zugrunde gelegt sind, z.B. musikalische oder sprachliche. Die dieser Gymnastik eignenden Rhythmen sind aber so entstanden, dass die Übungen zunächst als rein räumliche Gebilde, mit oftmals stark geometrisierendem Einschlag aus einem möglichst vielseitigen Abtasten des Raumes sich gestaltet haben und dass eigentlich erst ihr Letztes, wenn sie räumlich schon stark durchgebildet waren, ein allerdings sehr gebieterisches Sich-Melden des Rhythmus war. Und schließlich ergab die Beobachtung, dass ein Übungsmotiv sich erst im Rhythmus als ein in sich geschlossenes Ganzes offenbarte.

Rhythmus also als Offenbarung, nicht als Voraussetzung einer gymnastischen Übung.

In seiner primitivsten Form, vom Räumlichen fast losgelöst, erschien da der Rhythmus in jener eingangs erwähnten Übungsreihe als der tiefe Atemzug nach dem Fall aus der Höhe, in gymnastisch notwendiger und vollberechtigter, gleichzeitig symbolisch bedeutsamer und Wahrheit verkündender Weise. Aber er blieb nicht etwas gewissermaßen episodenhaft Wiederkehrendes in der Übungsfolge, sondern er ergriff den ganzen Ablauf der Bewegungen und hauchte ihnen Leben ein: anders dem Aufrichten aus dem Fall, anders dem Schwingen aus der Höhe zur Weite, anders dem Eintreten in den Widerstand, anders dem Überwinden des Widerstandes – die Bewegungen in ihrer Dynamik immer mehr differenzierend und sie doch in ein Ganzes zusammenfassend, als der breit und mächtig dahinziehende Lebensstrom.

In der nach der Höhe strebenden Bewegung des Sichaufrichtens flammt das Element des Feuers. Im Schwingen nach der Weite lebt das Element der Luft. Im Suchen des Widerstandes fühlt sich das Element der Erde. Im Überwinden des Widerstandes wirkt das Element des Wassers. Das ist nicht nur räumliche, sondern auch rhythmische Sprache der Gymnastik.

Weiter oben war auch die Rede von dem mit den einzelnen Bewegungen verbundenen schrittartigen Vor- und Zurücktreten. Auch dies wird im Rhythmus des Übens von dem Lebensstrom ergriffen und mehr und mehr ausplastiziert. Und schließlich stellt es sich dem Übenden dar als die *Vierheit von Sprung, Schwung, Tritt und Schritt*, zugeordnet den vier Elementen Feuer, Luft, Erde, Wasser. Diese Vierheit findet ihre gymnastische Synthese im Schreiten.

Höhe – Sprung – Feuer

Weite – Schwung – Luft

Widerstand – Tritt – Erde

Überwinden des Widerstandes – Schritt – Wasser.

Ich habe zu zeigen versucht, wie Gymnastik den menschlichen Mechanismus ergreifen kann, und wie sie im besonnenen Ergreifen seiner Gesetze durchstoßen kann zu immer tieferen Erkenntnissen seines Werdens und Wesens. Dies kann geschehen, ohne im geringsten die *berechtigten* Anforderungen an Vielseitigkeit und Wirksamkeit der Leibesübungen zu vernachlässigen.

Es handelt sich um die entscheidende Frage: *Welche Anforderungen auf dem Gebiet der Leibesübungen sind heute berechtigt?*

Ein Empfindungsurteil hierüber abzugeben, wäre ebenso sinn- wie zwecklos. Auf diesem Niveau gibt es heute keine Entscheidungen mehr. Sinnvoll kann eine Entscheidung darüber nur sein, wenn sie aus dem Erkennen dessen kommt, was die physische Natur des Menschen als Teil seiner geistigen Entelechie ist. (Statistiken werden uns darüber keinen Aufschluss geben.) Wer der Meinung ist, dass ein Mensch seine Gliedmaßen wie das Tier gebrauchen kann und Leibesübungen methodisch darauf aufbaut, der hat sein eigenes Urteil schon ausgesprochen.

Die große Zahl derjenigen, die ihre Gliedmaßen tierähnlich gebrauchen, ohne es zu wissen, werden sich gegen diese Einsicht wehren, weil sie sich durch ihre Leidenschaft blind dafür machen. Dazu gehören weite Kreise der Sporttreibenden. Auch das Turnen steht trotz seiner großen Vorzüge in dieser Gefahr.

Wer an diesen Klippen vorbeikommt, baut sich wiederum allzu leicht ein schönes Gedankengerüste und nach diesem sein «System» auf. Er kommt bestenfalls zu schönen Bildern, zu hygienisch-orthopädischen Erfolgen, von denen er aber nie weiß, ob sie nicht von verheerenden Wirkungen im Innenleben des Menschen begleitet sind.

Der menschliche physische Körper ist, als ein Stück sichtbar gewordenen Raumes, Tat der höchsten Gewalten der geistigen Welt, verwoben mit dem ganzen menschlichen und menschheitlichen Schicksal von unübersehbaren Zeiträumen. Seine Sprache bleibt uns stumm, solange wir ihm nicht mit der Ehrfurcht des Erkenntnis-Suchenden nahen.

Er spricht seine Sprache, wenn wir im Üben alle unsere Sinne dem durch den Körper sich offenbarenden Raum öffnen, anfangen, diesen Körper zu verbinden dem Element der Höhe, Tiefe, Weite. Damit betreten wir den Weg zum Raum und können ihn sicher weitergehen, solange wir uns im Üben freihalten von jedem persönlichen Begehren und nur innerlich achtgeben auf jeden Ton, der aus dieser zunächst so dunkeln, seelenlosen Welt zu uns dringt.

Gymnastik im Sinne anthroposophischer Menschenkunde bedeutet zunächst den «Sprung in den Raum», in die Leere des Raumes, selbstlos-bewusst. Dann strömen seine Kräfte aus dem Umkreis auf den Übenden zurück und lehren ihn ihre Sprache, die schaffende Sprache des Gesetzes.

Zur Pädagogik der Gymnastik
Der «horizontale Fall» und der «vertikale Fall»[41] (1931)

In beiden «Fällen» wird der Mensch zunächst passiv. Er würde zu Boden schlagen. Das kann nie ein Ziel gymnastischen Übens sein; es wäre ein Ende. Was kann ihn davor bewahren? Es ist der Schritt vorwärts, den der Übende zunächst instinktiv machen wird. Der übersteigerten Höhe und dem horizontalen Fall entsprechend der große Schritt, dem vertikalen Fall entsprechend der kleine Schritt. Schritt! Es ist zunächst nur ein Vorsetzen des Fußes, aber es ist die Wurzel des Schrittes. Die Arme fangen den horizontalen Fall auf im Schwingen nach der Weite, der Waagrechten; im vertikalen Fall streben auch die Arme dem Punkt zu.

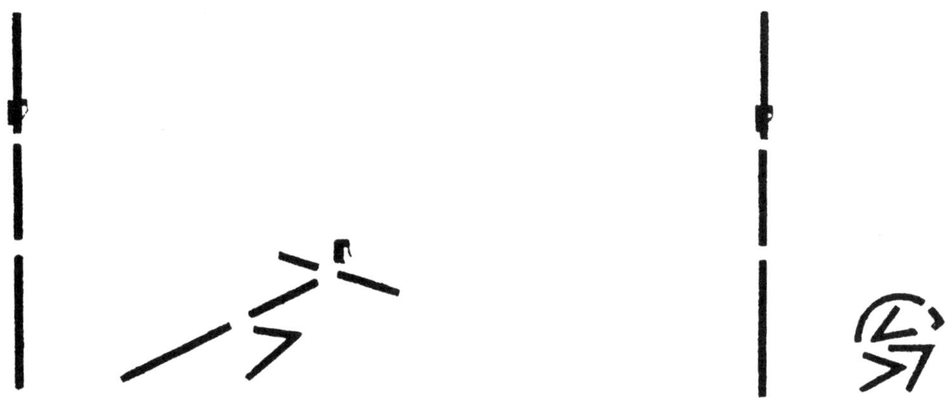

41 Aus: *Zur Pädagogik Rudolf Steiners* Nr. 7, Februar 1931, als Fortsetzung des vorhergehenden Aufsatzes.

Versuchen wir, diese Vorgänge nicht nur nach ihrer mechanischen Gesetzmäßigkeit, sondern recht intensiv zu erfassen, also vom ganzen Menschen aus, so finden wir uns in der Auswirkung des horizontalen Falles ausgebreitet in dem Raum, in der Auswirkung des vertikalen Falles im Punkt, also dem Raum entfallen. Der horizontale Fall ist gymnastisch der Fall in den dreidimensionalen Raum, der vertikale Fall der in die nullte Dimension, in den Punkt.

In der Schöpfung ist der Mensch – es sei mir das Paradoxon erlaubt – das einzige Lebewesen, das ganz in den dreidimensionalen Raum gestürzt ist.

Das Tier ist in den zweidimensionalen Raum, vorwiegend die Horizontale, gestürzt.

Die Pflanze in den eindimensionalen, vorwiegend die Vertikale;

das Mineral in den Punkt (Atom).

Der Mensch hat daher ein vollkommen ausgebildetes Raumbewusstsein;

das Tier ein vor allem nach vorn ausgebildetes (Instinkt der Richtung);

die Pflanze hat kein Raumbewusstsein; sie ist unbeweglich;

das Mineral ist tot.

Indem der Mensch sich gymnastisch einordnet in diese Mannigfaltigkeit der durch die Naturreiche sprechenden Dimensionen, erlebt er sie frei von Abstraktion als lebendig wirkende, auf den Fall aus der Höhe weisende Urkräfte. Der Mensch kann sie in seiner eigenen Natur auffinden; ihm obliegt es aber auch, sie zu überwinden.

Der aus der Übersteigerung der Höhe folgende Fall in den dreidimensionalen Raum mit dem typischen großen Schritt vorwärts bedingt zu seiner Überwindung die Umkehr und im rhythmischen Sich-Erheben das bewusste Durchlaufen der drei Dimensionen wieder bis zur Höhe.

Der aus dem Loslassen der Höhe folgernde Fall in den Punkt ruft auch nach dem Rhythmus und findet aus dessen Kraft den Weg zur Höhe. Und wie dieser Fall von der Höhe hineinführt in die tiefste Tiefe, in das Reich des raumlos-(toten) Mineralischen, so führt der Rückweg hindurch durch die Reiche des Lebens, die vier Elemente:

das aufwärts Springende,
das in die Weite Schwingende,
das im Widerstand sich Verfestigende,
das im Widerstand sich Ausbreitende, Wirkende.

Diese Übungen stehen an der Wende vom 14. zum 15. und 16. Lebensjahr als Marksteine der Entwicklung. Eine Fülle wechselnder Rhythmen und dynamischer Abstufungen geben reichen Übungsstoff und lassen in ihrem Lichte vor dem Kinde Welt- und Lebensfragen in eindrucksvoller, vom Intellekt freier und doch Bewusstsein und Willen wachrufender Weise Antwort finden.

Dem 16. und 17. Lebensjahr erstehen als Aufgabe solche Übungen, die das ganz räumlich zu nehmende Zielbewusstsein erwecken können. Der Mensch im Raum dem selbstgewählten Ziel gegenüberstehend und seine Bewegung nach ihm richtend, indem er einmal mehr die Weite zum Ziel, die Distanz, zugrunde legt und sich dadurch mehr mit der Kraft der Horizontalen verbindet, ein andermal mehr aus dem Erlebnis der eigenen Aufgerichtetheit heraus die Kraft der Vertikalen dem Ziel gegenüber betont. Hier ist es nicht mehr so sehr der «Mensch im Raum» als der «Raum im Menschen». In starker Anspannung des Willens und des Bewusstseins geht der Übende hier über die Grenze der egoistischen, besser gesagt: egozentrischen Kraft hinaus.

Das 18. Lebensjahr und letzte Schuljahr vereinigt in einer zentralen Übung das, was für die Zeit vom 14. bis 17. Lebensjahr gesagt war: das Hindurchgehen durch den Fall, aber als ein nunmehr selbstgewolltes, nicht mehr mechanisch Bedingtes. In zielbewusster, dem Raum vollkommen hingegebener Wendung erhebt sich der Übende von Dimension zu Dimension fortschreitend wieder zu seinem Ausgangspunkt, der Höhe.

Der Baumeister, der vor zehn Jahren sein kleines Haus von innen und außen beguckt hat, sich gefreut hat über die «Säulen so hoch» und die «Fenster so weit», hat nun Jahr für Jahr daran gearbeitet, hat manches niedergerissen und zu Fall gebracht, frische Baustoffe herbeigetragen aus den Elementen von Feuer, Erde, Luft und Wasser, und angefangen, Weltenmaße hineinzubauen, sodass dies Haus der gerechte Bau geworden ist für sein erwachendes Weltbewusstsein.

Mit dem Richtspruch:

«... So soll es stehn»,

den der Lehrer am Schlusse jenes kleinen Reigens im dritten Schuljahr über seine Schüler gesprochen hat, mag der Schüler nun vor dem Eintritt ins Leben seinem selbstgefügten Bau die Weihe geben.

Erziehung durch Gymnastik als Kunst im Geiste des Goetheschen Metamorphosegedankens[42] (1932)

Eurythmie ist nicht Körperübung im eigentlichen Sinne; wohl soll dort der menschliche Körper in der Bewegung das Wesen von Laut und Ton offenbaren als «sichtbare Sprache und sichtbare Musik,» aber der Körper ist eben nur Mittel für die Darstellung eines im Wesentlichen Übersinnlichen. Das ist Kunst. –

Anders liegt es in der Gymnastik. Hier handelt es sich um den Körper als Ziel der Übung, um die Ausbildung eines rein Physischen. Diese rein körperlichen Übungen können uns letzten Endes auch etwas Geistiges offenbaren; aber das ändert nichts daran, dass sie unmittelbar der Durchbildung, Durchgestaltung des menschlichen Körpers dienen sollen. Alle anderen Zwecksetzungen sind von außen herangetragen und haben vielfach nur konventionelle Bedeutung.

Den Körper so durchzubilden, dass alle in ihm veranlagten Kräfte zur höchsten harmonischen Entwicklung kommen, darf als unbestreitbare Aufgabe der Körperübungen bezeichnet werden.

Worin beruht diese Harmonie? Eine große Frage stellt sich damit jedem Lehrer. Nicht etwa die nach Stoff und Mechanismus des menschlichen

42 Aus der Einleitung zur Gymnastikvorführung auf der Erziehungstagung der Freien Waldorfschule Stuttgart, Pfingsten 1932 (Stenogramm).

Körpers – die sind unmittelbar gegeben und von der Wissenschaft scheinbar erforscht und jedem Laien bis zum Überdruss verständlich gemacht. Es ist vielmehr die nach dem Wesen der menschlichen Gestalt. Goethe schreibt in seinem Tagebuch von der zweiten italienischen Reise: «... Nun hat mich zuletzt das A und O aller uns bekannten Dinge, die menschliche Figur, angefasst und ich sie ...» Diese Figur sehen wir täglich in ebensoviel Variationen als wir Menschen begegnen, und sie ist doch eine solche, die auch unter den schrecklichsten Verstümmelungen immer das Urbild des Menschen erkennen lässt. Hier spüren wir schon ein Übersinnliches hereinragen in unser tägliches Arbeitsgebiet, an dem wir nicht achtlos vorübergehen dürfen. Es ist erhaben über alle individuellen Spielarten und nötigt den Lehrer zu der Frage: Wie weit darfst du dieser menschlichen Gestalt, die so hoch herausragt über Stein, Pflanze und Tier, alles zumuten, was man eben einem Organismus, ohne ihn unmittelbar zu schädigen, an Bewegung zumuten kann?

Ist diese Gestalt nicht etwas Ehrfurchtgebietendes, eine ewig stumme, vorwurfsvolle Frage: Weißt du denn etwas von mir oder von dem, was du tust, wenn du mich beugst oder streckst, gehen oder stehen, fallen oder springen lässt? Auch wenn du alle Muskeln und ihre Funktionen, Knochen und Gelenke aufzählen und zeichnen kannst, die dabei in Betracht kommen?

Rudolf Steiner sprach über den Menschen als einer «Hieroglyphe des Weltalls».[43] Wie diese heiligen Inschriften an alten Tempeln den Menschen durch Jahrhunderte unenträtselbar schienen, obwohl sie in ihrer Bildersprache vor jedem offenbar lagen, so ist uns die Hieroglyphe der menschlichen Gestalt erst recht solch ein offenbares Geheimnis. Wir können sie aber nicht nur von außen anschauen, wie jenes Schriftzeichen. Sie ist vielmehr ein Teil unser selbst, das die Züge unseres Wesens trägt, an dem wir sogar selbst zu bauen glauben und doch nicht vermögen, einen einzigen seiner Züge wirklich zu verändern.

Aber weil diese Gestalt eben auch ein Teil unser selbst ist, können

---

43 Rudolf Steiner: *Entsprechungen zwischen Mikrokosmos und Makrokosmos. Der Mensch – eine Hieroglyphe des Weltalls* (GA 201), Dornach 1987.

wir sie erkennen wie nichts anderes in der Sinnenwelt. Nicht unter dem Mikroskop: das liefert uns nur Punkte, Teile und Striche der Hieroglyphe; aber indem wir zusammenschauen Form und Leben. Mit Goethes orphischem Wort: «Geprägte Form, die lebend sich entwickelt» ist gekennzeichnet, wie wir die menschliche Gestalt anschauen wollen.

Diese Form ist bei aller Klarheit höchste gegenseitige Durchdringung von Kräften, höchste Kunstform, deren Fülle nicht mehr dem Verstande, sondern dem, was höher ist, der «anschauenden Urteilskraft», sich offenbart. Wir kommen dieser Form nicht bei mit Hebeln und mit Schrauben, sondern indem wir ihr von innen heraus nachgehen, nachspüren. Wir stecken ja nicht nur drin in unserem Objekte bei unserem Experiment, wir leiden ja mit seine Schmerzen und teilen seine Freuden – wir schauen nicht nur das Geschehen, sondern wir fühlen es auch als Dissonanzen und Harmonien, wenn wir uns nicht gerade die Augen und Ohren zuhalten. Aber da liegt eben der wunde Punkt: das «innerliche Achtgeben», das sich nicht betrügen lässt vom schönen, ja oft sogar unschönen Schein fabelhafter Leistungen. Es kommt uns weder auf den Schein an – der kann verführerisch sein –, noch auf den greif- und messbaren Erfolg – der kann Irrtum sein. Es kann nur ankommen auf die Wahrheit.

Kann denn körperliches Üben auch unwahr sein, kann es bei allem guten Willen und allen Idealen sinnlos sein? Die eurythmische Bewegung offenbart in erstaunlicher Weise jede Unwahrheit oder Leerheit, die der Übende sich gestattet, da sie ja Seelisches zum Ausdruck bringt. Gymnastik hat nichts Seelisches zum Ausdruck zu bringen. Sie ist Bewegung an sich. Reine Bewegung, ohne Einschlag des seelischen Ausdrucks, kann nur dann wahr sein, wenn sie bewusst nur den Gesetzen des Raumes folgt, also nichts hineinträgt, was nicht aus dem Wesen des Raumes, der Raumeswelt folgt. Es muss der denkbar nüchternste Weg sein. Bei leblosen Körpern kristallisiert sich der Raum im körperlichen Schwerpunkt. Seinem Gesetz folgt die Bewegung. Höhe, Weite, Länge oder Tiefe sind am leblosen Körper nur abstrakte Begriffe; an ihm gibt es nur Ausdehnung. Anders beim lebendigen Körper. Wohl strahlen auch in ihm die Kräfte des Raumes zu einem körperlichen Schwerpunkt zusammen, aber diese Strahlen haben sich von ihm noch nicht ganz zurückgezogen und ihr letztes schwaches Leuchten erleben wir, wenn wir uns nach den drei Dimensionen richten, die nicht nur in uns hineinstrahlen, sondern auf denen wir auch wieder den Weg zurückfinden können in die körperlose, unkörperliche Welt des Raumes. Und zwar durch den bewusst wirkenden menschlichen Willen.

Wir haben eben noch einen zweiten Schwerpunkt als Menschen, der uns nur zugänglich ist kraft unseres Willens, und das ist der Umkreis, die Peripherie, so paradox es klingt. Die Wege dorthin sind die drei Dimensionen. Höhe – Weite – Ziel: In diesen drei Namen leben die drei Dimensionen. Sie sind die Richtmaße gymnastischen Übens.

Der Mensch kann sie bewusst erleben; sie leben aber auch in Pflanze und Tier. Sie genügen also wohl als Wegweiser der gymnastischen Bewegung, aber nicht als Dämme, wenn sich die Kraft des menschlichen Willens in die Bewegung ergießt. Dieser Strom darf nicht uferlos einherbrausen, sonst zerstört er mehr als er schafft.

Sind die drei Dimensionen die Wegweiser der Bewegung, ist der Wille die Substanz, so sind die Ufer aufgerichtet durch die menschliche Gestalt. In ihr, in der von allem Persönlichen befreiten menschlichen Gestalt, können wir das Urbild des Menschen erkennen als ein sinnlich-übersinnlich Anschaubares. Sie lebt noch in einer menschlichen Fähigkeit, in der Urteilskraft, die noch ein Rest, ein Ur-teil dieses Ur-bildes ist. Kraft dieses Ur-teils, das im Ur-bilde lebt, das nicht nur an den Verstand gebunden ist, sondern dem lebendigen Denken angehört, muss der Lehrer die Grenzen der gymnastischen Bewegungen erkennen.

Rudolf Steiner sprach zu uns von diesem Urbild des Menschen, er sagte dem Turnlehrer, dass es seine Aufgabe sei, den Körper des Kindes in dieses Urbild hineinzugestalten. Jeder muss es aus der eigenen Arbeit selbst finden; das ganze Lebenswerk Rudolf Steiners wollte uns zu dieser Erkenntnis führen. Waren es gewaltige Bilder makrokosmischen Geschehens, waren es feinste Beobachtungen am armseligsten Mineral – leuchtend stand zwischen den beiden das Urbild des Menschen als ihre Summe, ihre Quintessenz.

Wie kann der Turnlehrer zu diesem Ziel den Weg finden? Nimmermehr durch Spekulation. Üben muss er, üben – und das Geübte anschauen. Übend suchen und durchstreifen muss er die Felder körperlicher Bewegung, übend nachgehen allen ihren Möglichkeiten, und dann muss er mit einem kräftigen Schritt heraustreten aus dem Kreis dieses Geschehens, dessen Mittelpunkt er selbst war und es urteilend anschauen.

Und er wird finden, dass er sich in der einen Bewegung dem mechanischen Prinzip genähert hat, das im toten Mineralischen herrscht und seine gesteigerte Ausdrucksform in der Maschine hat. Finden wird er, dass er sich in der anderen Bewegung zu stark dem rhythmisch-vegetativen Prinzip genähert hat, das im Pflanzenreich seinen Ausdruck findet. Die Pflanze schläft im Rhythmus ihres Wachsens und Vergehens. Finden wird er, dass er sich in einer dritten Bewegung zu sehr dem Triebhaften, dem Tiere genähert hat. Das Tier verliert sich träumend in seinen Instinkten und Begierden. Alle drei Dinge – der scheinbar tote Stein, die schlafende Pflanze, das träumende Tier – sind ja im Menschen in seinem physischen Körper, in seinen Lebensvorgängen, in seinen Begierden modifiziert vorhanden. Aber steht der Mensch auch mitten unter ihnen, so steht er doch vor allem über ihnen als der, der allen Wesen Maß und Ziel zu geben, der letzten Endes sie in sich selbst zu metamorphosieren, zu verwandeln weiß.

Und das gilt unmittelbar auch für die körperlichen Übungen. Ja, in jeder Bewegung nähern wir uns dem fallenden Stein oder der aufstrebenden Pflanze oder dem sich fortbewegenden Tier – aber wir müssen sie an und in uns in ihrer naturhaften Auswirkung zügeln, ihnen Maß und Ziel geben, sie verwandeln.

Dazu bedürfen wir der Urteilskraft, die dem Menschen als Rest des verlorenen Urbildes noch geblieben ist und das ihn heute noch zu aller Dinge Maß und Meister machen kann. Kraft unseres Urteils müssen wir durch die mechanische, pflanzliche, tierische Bewegung hindurch das Urbild des Menschen und der menschlichen Bewegung wieder finden. Das ist die Aufgabe des Lehrers, im Besonderen des Turnlehrers.

Von den Körperübungen zur Erziehung durch Gymnastik[44] (1932)*

Auf dem Gymnasium, das ich um die Jahrhundertwende besuchte, gab es keine Gymnastik. Auch später lernte ich nichts dieser Art. Dafür hatte ich das Glück, schon als Knabe außer dem Turnen auch Fechten, Reiten, Tanzen zu lernen und viel Kunst zu sehen, sowohl in Italien, als in Deutschland und Belgien. Einige Jahre vor dem Kriege war ich in Rom und Griechenland. Der griechische Himmel, die Weihe Olympias, Delphis, Athens prägten sich als tiefste Sehnsucht meinem Herzen ein.

1922 rief mich Dr. Rudolf Steiner als Turnlehrer an die Freie Waldorfschule in Stuttgart. Wenn irgendwo in der Welt – das wusste ich –, dann konnte hier etwas von dieser Herzenssehnsucht Gestalt werden. Ich frug Dr. Steiner, ob ich auch Gymnastik unterrichten solle. Er bejahte es. Nun war der Weg frei; denn Rudolf Steiner begrüßte jede Initiative, die einem Menschen von Herzen kam.

Nun war ich zugleich Lehrer und Elementarschüler auf diesem Gebiete. Ich schaute mich nicht um; was ich suchte, wusste ich, lag bei mir selbst. Da ich Schüler Rudolf Steiners schon lange war, musste das, was ich tat, vor den Ergebnissen seiner Geistesforschung, vor dem Bilde des Menschen, wie er es der Welt gegeben hat, bestehen können. Noch dämmerte mir kaum der Weg meiner Arbeit – da starb Rudolf Steiner 1925. Nur das Bild seines Wirkens und des Menschen vor Augen, wie er mir tagtäglich in der Kinderschar der Waldorfschule mit kraftsprühendem Leben entgegentrat, ging ich meinen Weg weiter.

Neben meiner Arbeit wird an der Schule die von Dr. Rudolf Steiner selbst geschaffene Eurythmie an Mädchen und Knaben unterrichtet. Sie lebt in dem gesprochenen Wort und der Musik. Ihr Gebiet war mir unantastbar. Für die Gymnastik hat Rudolf Steiner wiederholt allgemeine Winke gegeben, so besonders in dem Kursus in Ilkley[45] 1923 und zu Dornach

---

44 Aus: *Lichamelijke Oefening* vom 22. Oktober 1932.

45 Rudolf Steiner: *Gegenwärtiges Geistesleben und Erziehung* (GA 307).

1924 für die dramatische Kunst[46] Er gab aber nie bestimmte gymnastische Übungen für die Schule. Es war mir klar, dass der aufrecht stehende Mensch der Anfang aller Gymnastik sein müsse. Das Aufgerichtetsein ist die einfachste menschliche Offenbarung in der Körperwelt.

Zwei Kräfte wirken hier schon zusammen:
von oben nach unten die Schwere,
von unten nach oben die Aufrichtekraft (Leichtigkeit).

Lasse ich nur die Schwere wirken, so fällt der Körper zusammen wie ein leerer Sack. Er schlägt zu Boden, wenn nicht der Übende durch eine neue aktive Bewegung (der Fall ist ganz passiv) diesen Fall etwa durch Vorsetzen eines Fußes in sich selbst auffängt.

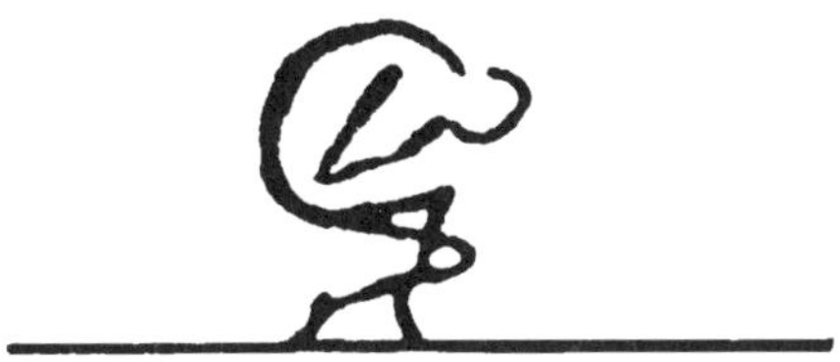

Nun ruht der Körper, völlig kraftlos in sich zusammengesunken, wie in einem *Punkt*. Er ist dem Raum und seinen tragenden Kräften entsunken und unterliegt einzig der Schwere, also der Materie.

Hier wäre eigentlich ein Ende. Aber eine Kraft vermag aus diesem Ende wieder einen Anfang zu machen. Das ist die Kraft des Rhythmus. Obwohl auch er scheinbar verloren ist im Fall, vermag doch er als die dem Menschen immanente Kraft dem «toten Punkt» wieder Leben einzuhauchen, und durch ihn, als ein ganz neues Bewegungselement, zieht wieder die Kraft des Raumes ein: zunächst die Kraft, die als Sprung wieder zur Höhe führen will, aber ohnmächtig zur absoluten Höhe zu gelangen, als schwingende Kraft sich mit der Weite verbindet, sich dann im Widerstand stärkt und behauptet, um schließlich im Durchschreiten des Widerstandes zur Freiheit des menschlichen Schrittes hindurchzufinden.

46 Rudolf Steiner: *Sprachgestaltung und Dramatische Kunst* (GA 282).

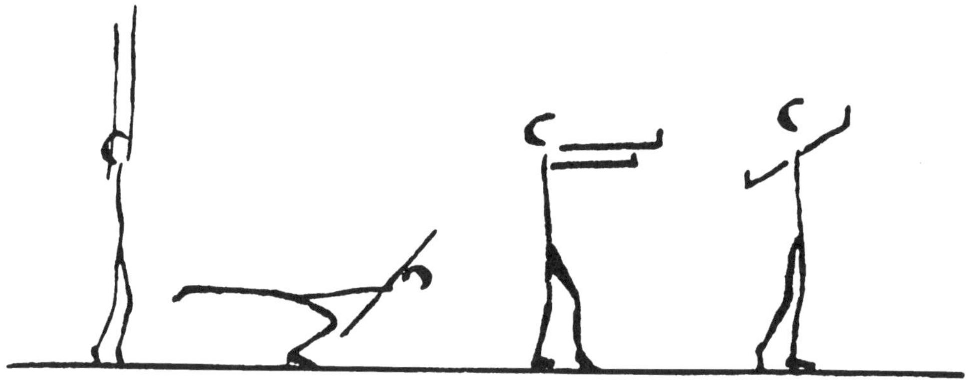

Diese ganze Folge ist ein bald vorwärts bald rückwärts getragener Rhythmus. Ein Drama für sich.

Ein zweiter Fall ergibt sich, wenn der Übende die von unten nach oben wirkende Aufrichtekraft steigert durch Überstreckung nach der Höhe. Hier wirkt das Übergewicht. Der Körper würde wie ein gefällter Baum in ganzer Länge zu Boden schlagen.

Durch weites Vorsetzen eines Fußes und Schwingen der Arme nach der Horizontalen (Weite) wird der Fall aufgefangen und zur Ruhe gebracht (Fig. a).

In kräftigem Schwingen nach der Höhe wendet sich nun der Übende um (Fig. b), durchschwingt von der Höhe aus die ganze Tiefe (Fig. c) und erhebt sich wieder zum aufrechten Stehen (Fig. d).

a

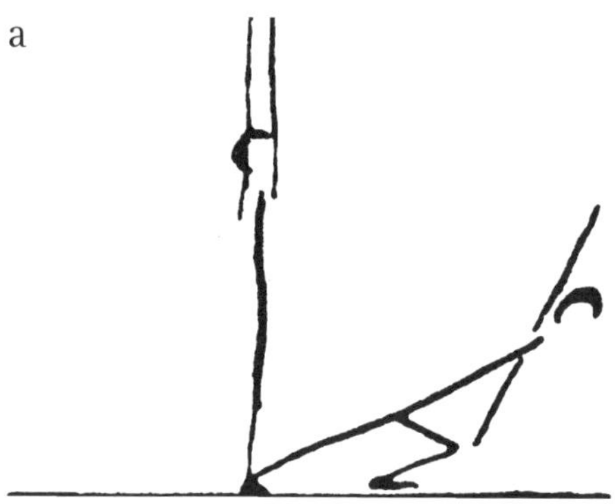

b

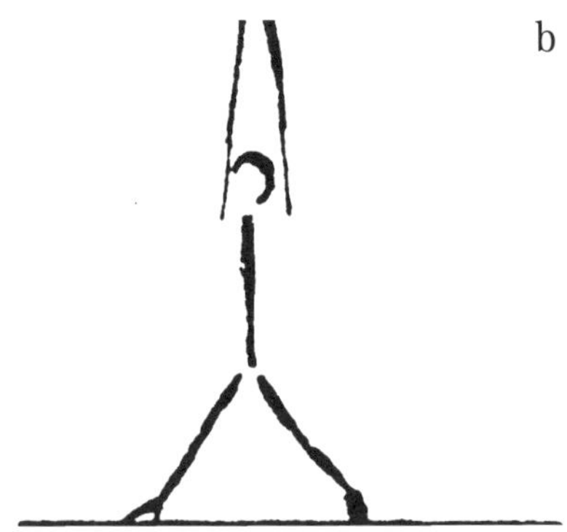

c d

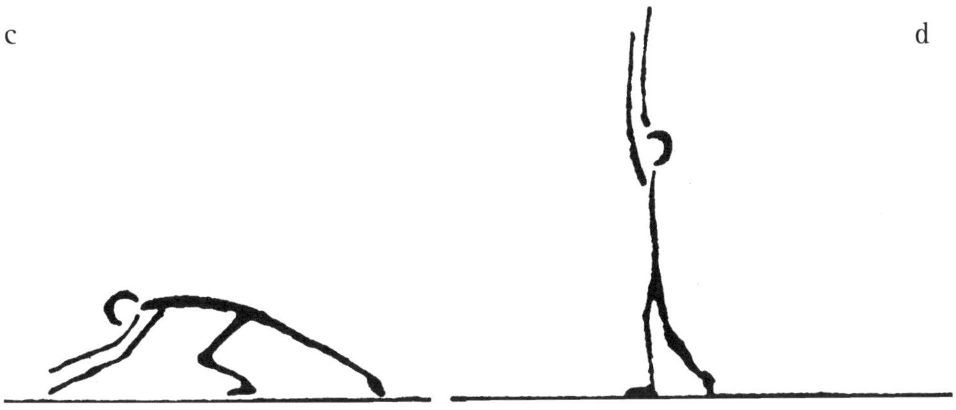

Dieser Fall – der Fall in den dreidimensionalen Raum – findet also seinen Abschluss nicht im Schreiten, sondern im Sich-Erheben zur Höhe nach vollbrachter Umkehrung. Und in einem neuen Stehen.

Für diese Übung gibt es eine Reihe interessanter Variationen, vom furioso bis zum grazioso.

Zwischen diesen beiden Fällen steht der aufgerichtete Mensch, gerichtet nach Höhe *und* Tiefe, im Gleichgewicht. Dieses Gleichgewicht beider Kräfte findet geometrisch und gymnastisch seinen klarsten Ausdruck im Dreieck.

«Sprung nach der Breite, Schwingen der Arme zur Höhe» – kürzer gesagt: «Sprung in das Dreieck». (Fig. I).

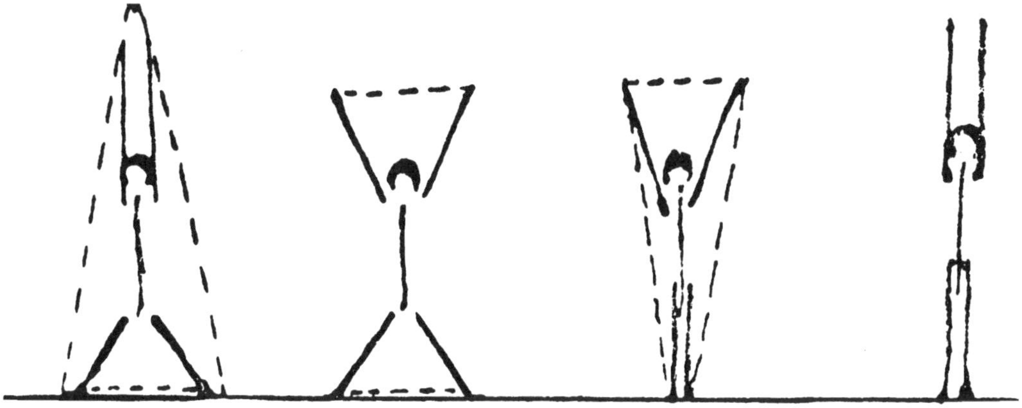

I II III IV

Die Spitze des Dreiecks schwingt sich vorwärts abwärts durch das Dreieck hindurch, teilt sich im Rückschwung und nimmt das Maß der Grundlinie, trägt es empor (Fig. II). Nun ist die neue Grundlinie oben, die alte unten. (Man könnte auch von zwei sich spiegelnden Dreiecken oder einem Viereck sprechen). Nun springt die alte Grundlinie wieder zum Punkt zurück und nun steht das alte Dreieck auf der Spitze (Fig. III). Nun schwingt sich die neue Grundlinie nach rückwärts herunter zur neuen Spitze und wieder empor. Dann lässt der Übende auch die neue Grundlinie los, berührt einen Augenblick die Grundstellung, richtet sich nochmals nach der Höhe (Fig. IV) und kehrt zum aufrechten Stehen zurück.

Das Dreieck hat so eine Reihe von Verwandlungen durchgemacht, die den Menschen jedesmal in ein neues Verhältnis zum Raume bringen, bis er schließlich durch diese exakte und doch rhythmisch bewegte Übung wieder zum aufrechten Stehen, aber nun im Vollgefühl des Raumes, zurückkehrt. Er hat das Gleichgewicht zwischen Schwere und Leichtigkeit gefunden.

Ganz in die «Leichtigkeit» kommt der Übende, wenn er seine Aufgerichtetheit durch leichtes Hüpfen nach der Höhe steigert. Er kann sich dann aus dem Sprung in und durch die Weite eines großen Kreises schwingen, der sich um seine ganze Gestalt herumschwingt und sich in erneutem Sprung zum Mittelpunkt des Kreises zusammenballt.

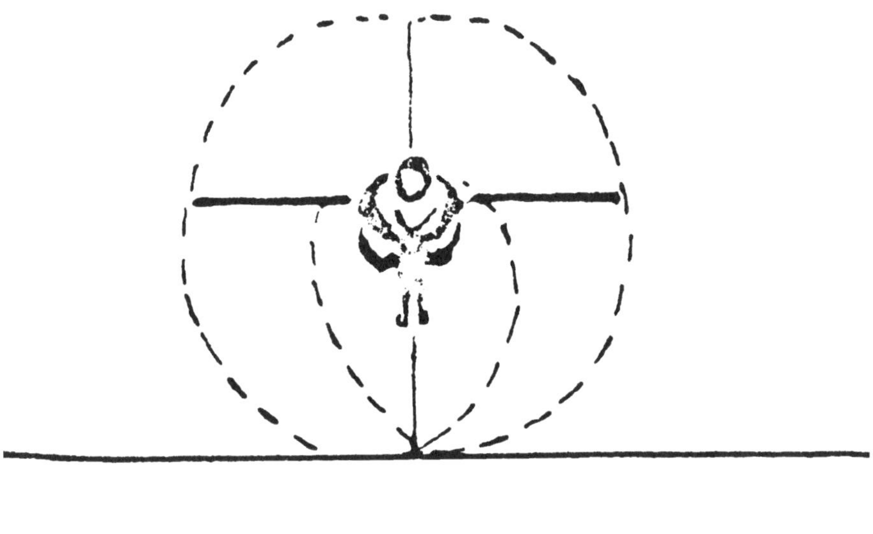

Aus diesem schwebenden Mittelpunkt entspringt die Horizontale (Breite) und die Horizontale schwingt zurück zur Vertikalen (Höhe), um dort wieder durch den kleinen Sprung hinauszuführen in Kreis, Mittelpunkt, Breite und Höhe in immer wiederkehrendem Rhythmus.

Die umgekehrte Bewegungsfolge ergibt sich, wenn der Übende nicht, wie oben, dem leichten Sprung nach der Höhe und in den Kreis folgt, sondern seinem Zurückschwingen nach der Tiefe.

Dann führt der Rhythmus durch die Tiefe zur Weite (Horizontale), die Weite schließt sich zum Mittelpunkt, der Mittelpunkt öffnet sich in den Kreis, umschwingt die ganze Gestalt des Übenden und kehrt durch die Tiefe zur Höhe, zum «Ur-Sprung» zurück.

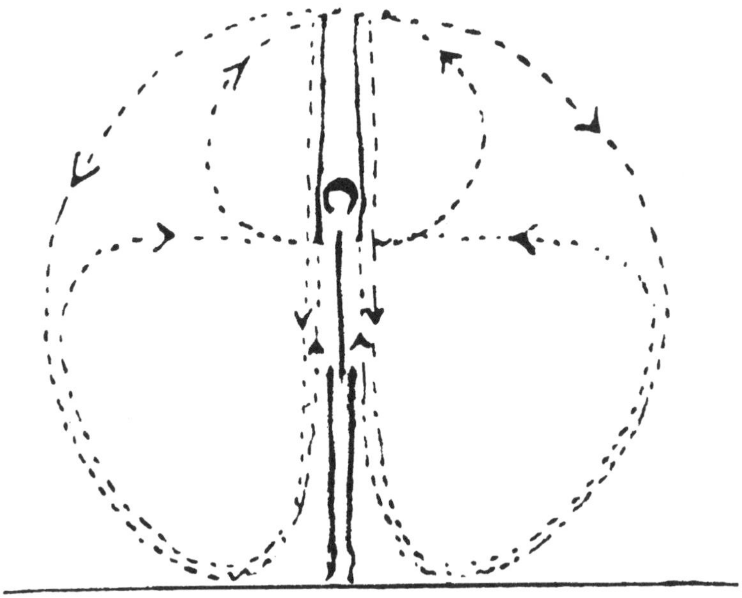

Dieser Rhythmus verbindet sich unmittelbar mit dem Blut- und Atemrhythmus. Er lässt sich ausdrücken durch Worte, die zu der Übung gesprochen werden können:

«Richt euch zur Höhe –
Schwingt durch die Tiefe zur Weite,
Mitte
Strahle zum Kreis,
Tiefe zur Höhe ...»

Im Vorhergehenden wurden nur elementare Übungen erwähnt, deren Beschreibung ohne die Gefahr allzugroßer Missverständnisse gewagt werden konnte.

Diese Gymnastik versucht, sich nicht an das Gewordene und in der Materie zum Mechanismus Erstarrte zu wenden, sondern an das Ursprüngliche, Werdende, an die fortzeugenden Kräfte des Raumes, die in jedem Menschenkinde neu körperliche Gestalt gewinnen.

Diese Kräfte offenbaren sich wesentlich als *geometrische*. In ihrer elementaren Einfachheit und ihren klaren Rhythmen sind sie frei von der Mechanisierung oder phrasenhafter Trivialität.

Rhythmus, nicht erfundener, geht durch diese und alle anderen Übungen wie der Rhythmus des Herzens und der Lunge durch den Menschen. Die Übungen haben den Rhythmus so in sich, dass auf musikalische Begleitung verzichtet werden kann.

Darin liegt eine Gewähr auf die Richtigkeit des Weges. Die andere Gewähr liegt darin, dass jede Übung, in die Sprache übertragen, eine Wahrheit ausspricht, die jeder unmittelbar dynamisch empfinden kann: die Dynamik nicht nur des einzelnen Menschen, sondern des Menschenwesens, wie es sich in die Gesetze des Raumes hereingefunden hat, von ihnen durchzogen wird und durch sie den Weg wieder zurückfindet zur Höhe als dem Anfang und Ende.

Darin wird dann nicht nur der Körper nach all seinen Möglichkeiten, soweit sie spezifisch menschliche sind, geübt – *Leibesübungen;* sondern der ganze Mensch nach Leib, Seele und Geist stellt sich dann wieder bewusst in die schaffenden Kräfte des Raumes: *Menschenbildung.*

Gymnastikaufführung[47] (15. Juli 1933)*

Der Körperübungen viele Gebiete. Körperlicher Wert unbestritten. Umstrittener der seelische Wert für die Persönlichkeitsentwicklung, wo sie über den freien Wettkampf Schulter an Schulter den Rekord mit Stoppuhr und Zentimetermaß anstreben. Einfluss der westlichen Länder, undeutsch dekadent. Sie lenken Herz und Blick ab von dem Wesentlichen, von der menschlichen Leistung des Übens und setzen an ihre Stelle die technische Leistung, des abstumpfenden Trainings. Noch schwieriger, ist es, von einer geistgemäßen Körperschulung zu sprechen, von geistigen Inhalten, die sie zumal dem heranwachsenden Menschen vermitteln. Und doch muss es auch eine geistgemäße Körperschulung geben, sollen Körperübungen für den Menschen, besonders für das Kind, eine hohe Schule sein, wie das ja heute gewollt wird.

Wenn ich Sie heute bitte, gerade gymnastischen Aus- und Vorführungen zu folgen, so geschieht es, weil darin der Versuch der Waldorfschule dargelegt werden soll, in nunmehr elfjähriger Arbeit eine gymnastische Schulung der heranwachsenden Jugend beiderlei Geschlechts zu schaffen, die neben dem vollen Anspruch auf körpergemäße Methode auch eine geistgemäße Ausbildung sein will. Die Übung sind im und aus dem Unterricht auf allen Stufen entstanden, durch viele Verwandlungen hindurchgegangen und bereit zu neuen Verwandlungen; denn ein geistgemäßes Schaffen kann nie ein Ende haben, sonst erstarrt es im Materialismus und Intellektualismus, die es ja auf dem Gebiet der Körperübungen reichlich gibt und die wir ja in allem Unterricht der Waldorfschule überwinden wollen.

Dass eine körper- und geistgemäße Schulung, wie sie die Gymnastik anstrebt, auch die mit Recht heute angestrebten Werte der Disziplin und Straffheit in sich schließt, möge aus dem Charakter der Übungen selbst entnommen werden. Ich bin sogar der Meinung, dass diese Disziplin und Straffheit nur da ein Glück sind, wo sie von innen her unterbaut sind, wo der junge Mensch aus Ehrfurcht vor seinem Körper und nicht als dessen

47 Vortragsentwurf.

Sklave bereit ist, sich in Zucht und Ehren zu halten. Das kann aber eben nur die Auswirkung einer über das bloß Körperliche hinausgehende, Seele und Geist erfassende Schulung sein, an der Knaben und Mädchen gleichen Anteil haben.

Zunächst eine Gruppe von Übungen, die mehr vorbereitender Chor für die eigentliche Gymnastik sind. Sie sind auf den gleichen Elementen aufgebaut, wie die reine Gymnastik, nämlich auf dem Wesen des Raumes, wie wir ihn unzweideutig erleben können in Höhe bzw. Tiefe, Weite und Breite, Richtung rückwärts und vorwärts auf ein Ziel.

In diesen Qualitäten des Raumes ist enthalten unser eigener Körper, der selbst Höhe, Weite und Zielrichtung in sich trägt, aber auch das dreidimensionale Wesen des ganzen unendlichen und unsichtbaren Raumes um uns. Wir haben darin den ganzen körperlichen Menschen, aber auch unendlich mehr als diesen. Mit ihnen beiden üben wir in der Gymnastik. Dieser unendliche große und der winzig kleine Mensch sollen sich in unseren Übungen dauernd begegnen; sie sollen eins werden im Willen, im Bewusstsein, aber auch in der ganzen Erhabenheit des weltumspannenden Gefühls.

Über das rein Körpergemäße werde ich nicht viel sagen, das muss sich dem anschauenden Urteil ergeben.

Vom Wesen und Ziel der Gymnastik[48] (ohne Jahr)

Für den Menschen des naturwissenschaftlichen Zeitalters ist es gut, sich einmal die Frage vorzulegen: Habe ich, wenn ich vor dem Leichnam eines Menschen stehe, eigentlich noch den Menschen vor mir? Wenn ich einen Arm oder Finger amputiere, ist es dann immer noch ein Arm oder Finger oder ist es nur mehr ein toter Mechanismus, dem alles fehlt, was ihn vorher zum Arm oder Finger gemacht hat?

Spreche ich als Gymnastiker: Verdient eine «Übung» für Arme, Hände,

48 Zeitschriftenaufsatz, Quelle unbekannt.

Beine, Rumpf, Hals usw. noch diese Bezeichnung, wenn es nicht gleichzeitig den ganzen Menschen umfasst, ihren Sinn aus dem ganzen Menschen empfängt? Nur der ganze Mensch, nicht der menschliche Mechanismus, gibt den Gliedmaßen und ihren Bewegungen einen Sinn. (Die Gliedmaßen des Tieres sind nur Mechanismen, denn das Tier selbst gibt ihnen keinen Sinn, sondern gebraucht sie nur zweckmäßig).

Gymnastik, als reinste Form der Körperbetätigung, muss den Gliedmaßen in ihren Bewegungen Sinn geben können, muss sinnvoll sein; dann erst ist sie menschlich. Es gibt Tiere, die viel gewandter klettern, springen, schwingen können als der Mensch, es gibt fabelhafte Akrobaten unter den Tieren, die Konkurrenz mit ihnen ist sinnlos. Sinnvoll – was mehr ist als zweckmäßig und interessant – ist nur die aus der Selbstbesinnung und Selbstbestimmung des Menschen kommende Bewegung. Kann Gymnastik, diese an sich unbeseelte Kunst, sinnvoll sein? Oder nur zweckmäßig, d.h. hygienisch-orthopädisch, kraft- und gewandtheitfördernd – oder ästhetisch, d.h. das künstlerische Empfinden befriedigend – oder das Gegenteil von beiden? Aber sinnvoll, also von geistigem Belang, wahrhaft und heilend, kulturtragend?

Wir ahnen, dass das bei der griechischen Gymnastik der Fall war. Wir wissen, dass das, was heute an ihre Stelle getreten ist als Gymnastik, Sport, Leichtathletik, diese hohen Werte nicht besitzt. Denn wir sehen, dass selbst die größten Leistungen auf diesen Gebieten wohl sehr stark auf die Willensnatur des Menschen, manchmal auch auf sein rhythmisches Gefühl wirken, dass aber das denkende Bewusstsein und der in ihm lebende höhere, moralische Mensch leer ausgeht.

Wir müssen wieder bis ins Körperliche hinein wissen, was wir tun, wir müssen die geheime Schönheit unseres Körpers wieder kennen lernen, die uns eine Offenbarung von Weltenkräften sein kann, und nicht an Knochen und Muskeln, Maßen und Gewichten hängen bleiben. Sie vergehen, aber die geheime Schönheit unseres Körpers, an der wir im Leben bauen, die tragen wir hindurch durch die Pforte von Tod und neuer Geburt, weil sie aus dem Geiste geboren und die moralische Quintessenz des Menschen ist.

Welche Wege zeigt sie uns in der Gymnastik?

Wir führen durch starke Willensentschlüsse unsere Gliedmaßen zu körperlichen Spannungen und lösen diese rhythmisch auf, mit wachem Bewusstsein ihr Zu- und Abnehmen in Raum und Zeit verfolgend und den Vorgang zum inneren Bild gestaltend. Höhe, Tiefe und Weite, am eigenen Leib in der Bewegung erlebt, bauen wir hinein in dies Netz sich durchdringender Kräfte als die großen Richtmale des Raumes.

Basis und Spitze vereinen in uns in ihrer Statik Schwere und Leichtigkeit, Gebundenheit und Freiheit. Sprung, Schwung, Tritt und Schritt offenbaren uns die Dynamik der in uns wirkenden vier Elemente Feuer, Luft, Erde, Wasser – sie führen uns als Raumeserlebnisse an die Erkenntnis tiefer Symbole heran. Das Wechselspiel zweier Kreise, sich ineinander schließend und öffnend, enthüllt uns plötzlich in körperlicher Greifbarkeit Zyklen menschlichen Werdens als räumliches Geschehen. Andere Rhythmen, z.B. das Spiel zwischen Weite und Verschränkung, fügen sich dem sinnvoll ein. Die Dimensionen, sich ineinanderfügend und im Punkt sich durchdringend, stellen uns schließlich an die Schwelle übersinnlichen Erkennens. Und wir erkennen, wie das aufrechte menschliche Stehen die Summe sein kann aus Höhe, Weite und Tiefe, die ihre Synthese finden im Kreuz. Durch das Kreuz hindurchgehend, es räumlich in sich hereinnehmend, gelangt der Übende an den Punkt, wo die äußere gymnastische Bewegung aufhört und ihre Kraft sich verwandelt und frei wird im Bewusstsein.

So suchend und tastend kann Gymnastik den Weg zum Geist finden, wenn sie sich freimacht von der größten Abstraktion unserer Zeit, nämlich von der Hypothese eines nur Körperlichen – das es nicht gibt und das wir auch nie nur als solches üben können. Erhellt wird dieser Weg durch das Licht, das aus Anthroposophie in unser Bewusstsein strahlt und das unser Herz wärmend erfüllen kann mit der großen Ehrfurcht vor dem Wesen Mensch, das die geheimen Züge seines Schöpfers an sich trägt, die wir wieder finden wollen.

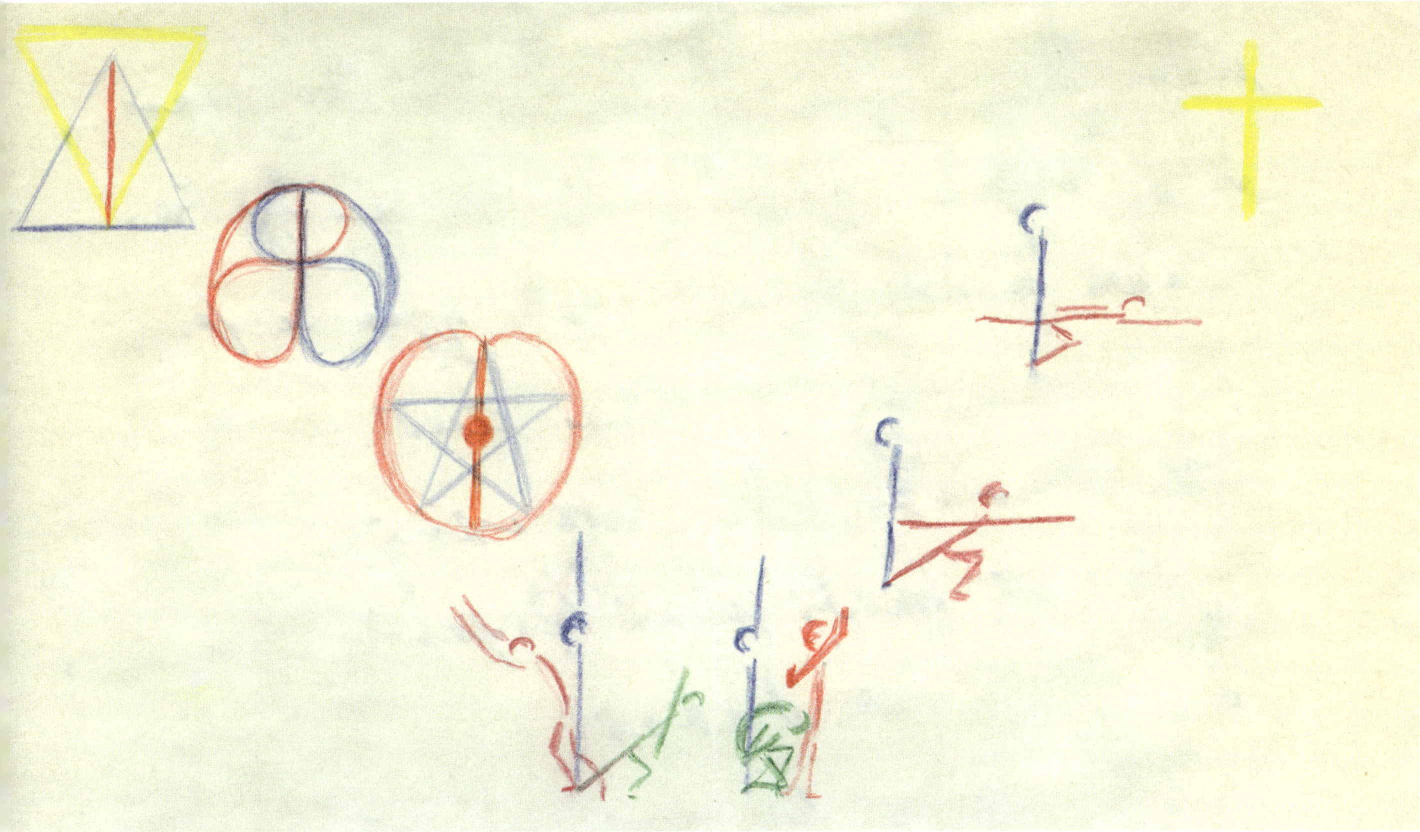

Brief an Brigitta Birken (geb. Tschorn) (1939)*

St., 7. März 1939

Liebe Brigitta!
[…] Da Sie bei meinem Vortrag in Degerloch am 20. Februar nicht sein konnten, möchte ich über diesen Gruß als Kopfleiste setzen die Zeichnungen, mit denen ich damals eine bestimmte gymnastische Entwicklung dartun und noch etwas darüber hinaus weisen wollte. Elisabeth, Heidi und Richard Otto waren damals dabei.

Vielleicht brauchen Sie den Vortrag dazu gar nicht. Die Bildchen machen keinen künstlerischen Anspruch, möchten nur diesem Papier ein freundlicheres Aussehen geben.

Auf gutes Wiedersehen grüßt Sie

Ihr Fritz v. Bothmer.

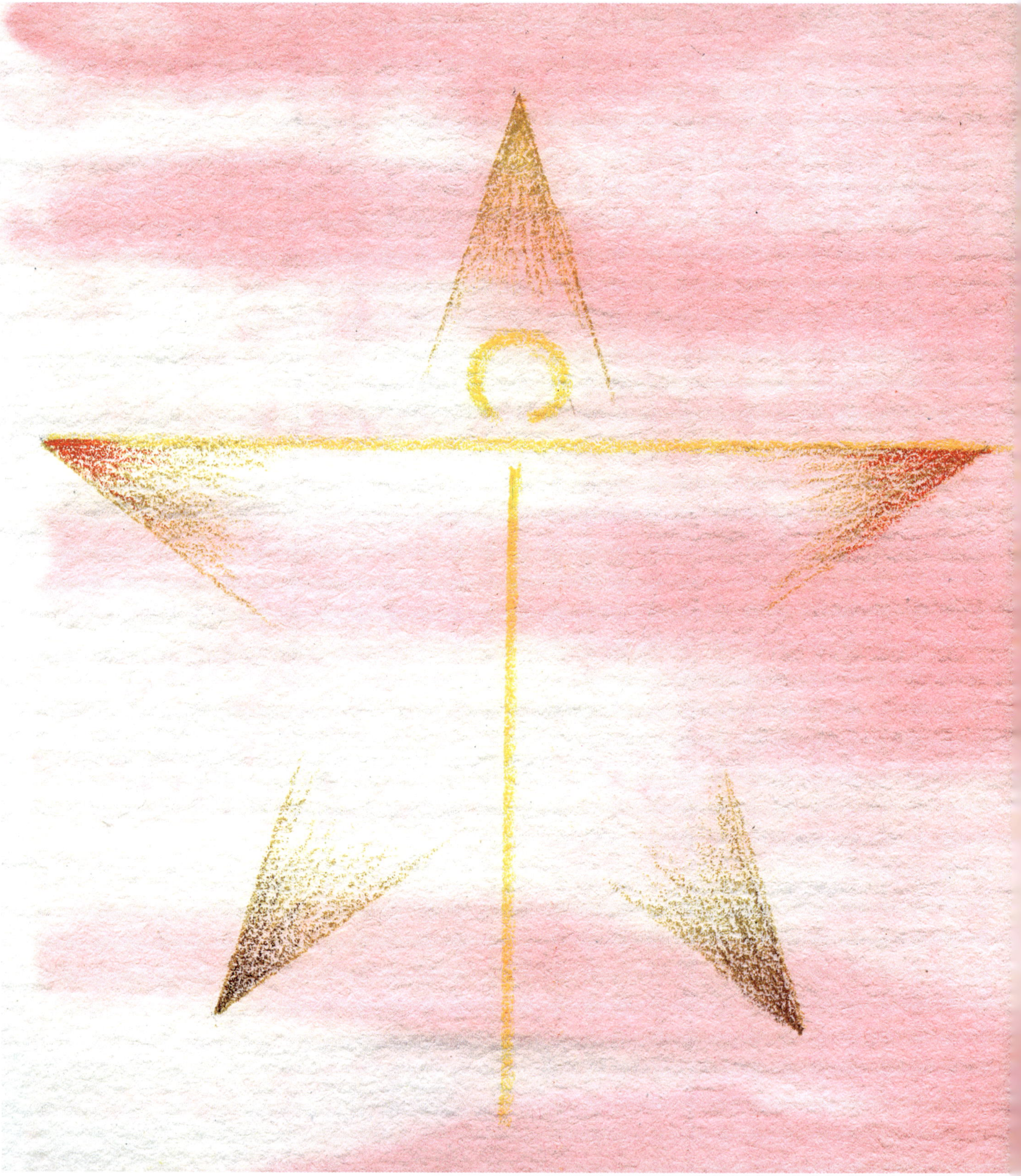

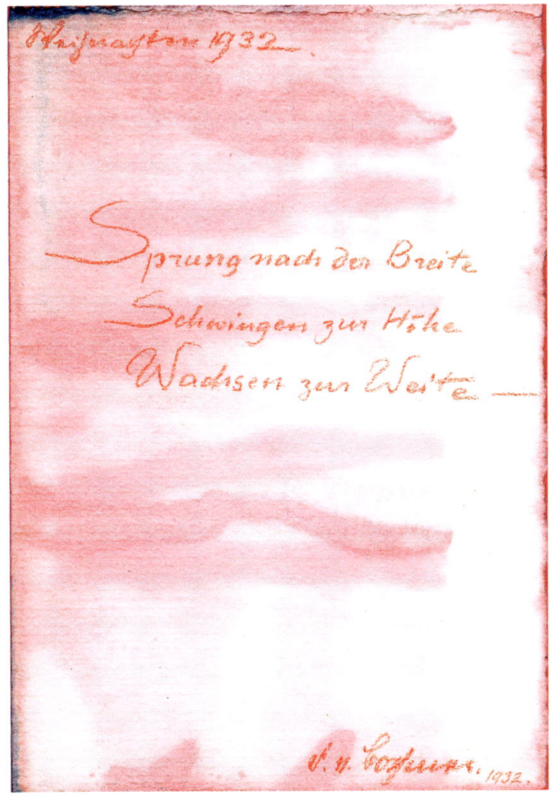

Aus einem Notizbuch
Bothmers zu Weihnachten 1923:
«Sprung nach der Breite
Schwingen zur Höhe
Wachsen zur Weite –»
Die Zeichnungen zeigen den Menschen im
Gleichgewicht seiner Kräfte (Fünfstern)
sowie Schwung, Aufrechte und Kreuz.

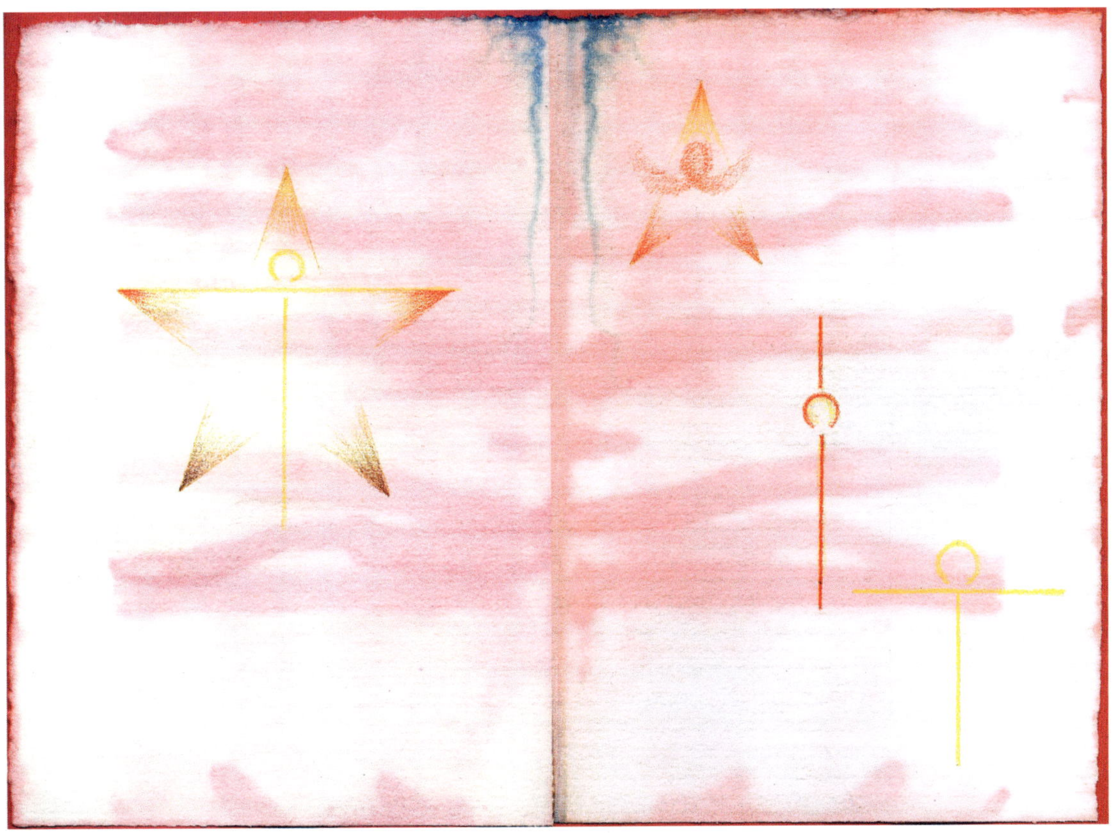

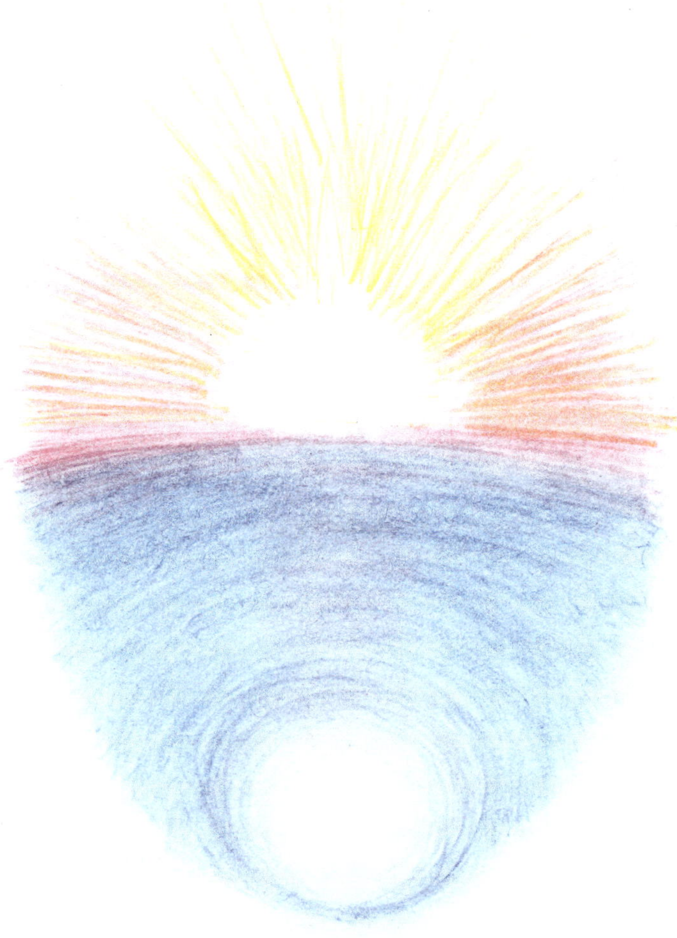

Geschenk für Elisabeth Dessecker.
Künstlerische Darstellung der Übung «Die verzerrte Weite».

III. Teil: Biografisches und Historisches

Editorische Anmerkung

Verschiedene Menschen kommen im Folgenden mit Beiträgen zu Wort, um das Bild Fritz von Bothmers und seines Wirkens zu erweitern. Es tritt ein Mensch vor uns hin, der mit sich gerungen hat, der sich sein Leben, seinen Weg und das, wofür er lebte, in steten Schritten erwarb.

Diesen Weg nachzuvollziehen und zu bemerken, wie ein Mensch etwas weit über ihn Hinausgehendes empfangen und gestalten darf, gleichsam als Quelle für einen Strom, der einfach durch ihn hindurchfließt, aber nicht ihm gehört – solch ein Weg kann inspirieren, begeistern, vor allem aber zur eigenen Arbeit anregen.

Fritz von Bothmer schrieb viel: Tagebücher, Briefe und Karten, aber auch Gedichte zu verschiedenen Anlässen. Hiervon wurden einzelne Kostproben aufgenommen. Der Tiefgang und das Strebsame seines Wesens werden deutlich, aber auch das Lebensfrohe und Gesellige. Denn er liebte es, mit anderen zu feiern und schauspielerisch tätig zu sein. Zudem war er ein guter Tänzer, von dem es hieß, dass er manche Nacht durchtanzte.

Nicht allein Fritz von Bothmer hat an der Gymnastik gearbeitet, sondern auch sein Freund und Kollege Hanns Strauss. Beide Männer haben in verschiedener Weise, jedoch lange gemeinsam eine neue Bewegungskultur entwickelt, bevor Strauss später andere Wege ging. Ein Beitrag seiner Tochter Michaela Strauss beschreibt seine Entwicklung und seinen Weg an die Waldorfschule.

Zum Abschluss werden Bothmers Rolle bei der Schließung der Waldorfschule durch die Nationalsozialisten und seine letzten, von Krankheit geprägten Lebensjahre dargestellt.

Das Buch *Fritz Graf von Bothmer. Die Biographie in Selbstzeugnissen*, das von seiner Schwiegertochter Alheidis von Bothmer zusammengestellt wurde, kann zur Vertiefung und Erweiterung des hier Dargestellten dienen. Leider ist es schon länger vergriffen, aber die Hoffnung auf eine Neuauflage dieses wichtigen Werkes besteht.

Jan Uwe Gösch

Fritz Graf von Bothmer[1]

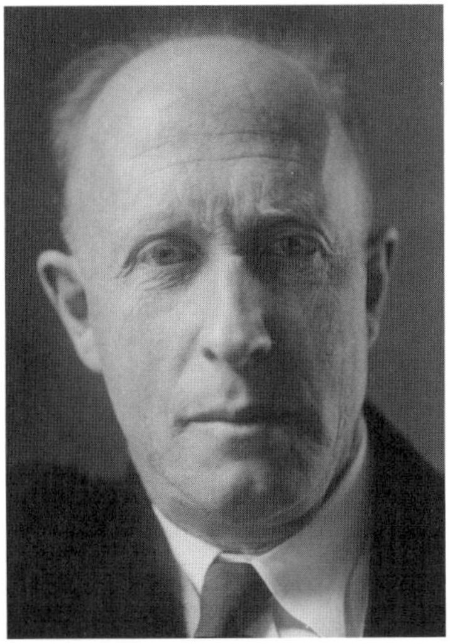

Fritz Graf von Bothmer wurde am 21. Dezember 1883 in München geboren. Die Vorfahren waren Offiziere, der Vater Hauptmann im Generalstab. Die Laufbahn brachte Versetzungen mit sich, die Familie zog von München nach Nürnberg und später nach Berlin. Die Ferien verbrachte Fritz immer auf Schloss Bothmer, dem Familiengut in Mecklenburg. Als der Vater zum Oberst befördert und wieder nach München versetzt wurde, besuchte der Knabe mit seinen beiden älteren Schwestern die Luisenschule. In München kam auch sein Bruder zur Welt.

Mit vierzehn Jahren trat Fritz in die königliche Pagerie ein, damals eine selbstverständliche Form standesgemäßer Erziehung des Adels. Der Junge ging nicht gerne dorthin. Drill und Etikette waren an der Tagesordnung, und sein so anders geartetes Wesen hatte einen schweren Stand im Kreis der Kameraden. An den Sonntagen durfte er nach Hause, aber dort gab es kein freudiges Ausspannen, denn der Vater lag schwer krank. Angenehmer waren die Besuche bei der Großmutter, jedoch entbehrte er das väterliche Element. In der Pagerie wurden jährlich mit den jungen Leuten Reisen im In- und Ausland unternommen, und so lernte Fritz Deutschland, Belgien und Italien kennen. Nach Ablauf der vorgeschriebenen Dienstjahre wurde er Fähnrich im Leibregiment. Der junge Offizier war ernst und gewissenhaft im Dienst und behandelte seine Soldaten wie ein Vater. An seiner Aufgabe interessierte ihn besonders die pädagogische Seite, und seine Erzieherbegabung zeigte sich beim Ausbilden der Rekruten. Er war eine sich selber führende Persönlichkeit, rauchte und trank nicht, was in seinem Milieu schwer durchzuhalten war. 1904 wurde er zum Leutnant befördert. Damals lernte er auch durch den Zuspruch der Mutter die Anthroposophie kennen.

Noch im ersten Jahrzehnt dieses Jahrhunderts hatte ich die erste Begegnung mit Fritz von Bothmer in München. Bei den Vorträgen Rudolf Steiners, die in den Prinzensälen des Café Luitpold stattfanden, fiel eine in Haltung und Gesinnung aufrechte Erscheinung auf. Es war der Leutnant im

1 Aus: *Der Lehrerkreis um Rudolf Steiner*, S. 317-323.

Leibregiment Graf Bothmer. Jahrelang gingen wir wortlos aneinander vorbei. Erst der Weltkrieg führte uns in Péronne an der Somme überraschend zusammen. Dort war ich mit Hanns Strauss, der später unser Kollege an der Waldorfschule wurde, als Sanitäter eingesetzt, als eines Tages an der Spitze seiner Kompanie, hoch zu Ross, Graf Bothmer mit seiner Truppe in Ruhestellung einrückte. Die Beziehung, die nun entstand, vertiefte sich bald zu einer freundschaftlichen Verbundenheit für das ganze Leben.

Nach dem Ausgang des Krieges musste sich Graf Bothmer eine neue Lebensstellung suchen. Er absolvierte eine Handelsschule und wollte eine Buchhandlung aufmachen. Als aber die Reichswehr gegründet wurde, überkam ihn wieder die Freude an der Menschenführung, und er stellte sich als Hauptmann zur Verfügung. Nach verschiedenen Garnisonswechseln gelangte er schließlich nach Lindau. Der Kasernenbetrieb sagte dem ehemaligen Frontoffizier jedoch nicht zu. Da beschloss er, in einem der Lietzschen Landerziehungsheime mitzuarbeiten. Doch die Verhandlungen scheiterten, weil Fritz von Bothmer kein Universitätsstudium hatte.

Zu dieser Zeit suchte Rudolf Steiner nach einem Turnlehrer für die Waldorfschule. Ich schlug ihm Graf Bothmer vor und hatte den Eindruck, dass er mit Befriedigung zustimmte. So wurde Ostern 1921 der Freund nach Stuttgart gebeten. Allerdings wusste er nicht, welcher Auftrag ihm zugedacht war. Zunächst gab es ein Hindernis, weil er durch einen Manöverbefehl in Lindau festgehalten wurde. Doch ein heftiger Schneesturm führte zur Absage des Manövers, und Graf Bothmer reiste nach Stuttgart. Als er erfuhr, dass ihm der Turnunterricht angetragen werden sollte, war er höchst überrascht. Rudolf Steiner gab ihm eine Bedenkzeit von wenigen Wochen. Nach Ablauf der Frist erschien Graf Bothmer vor Dr. Steiner mit der Frage: «Aber wie soll ich mich denn darauf vorbereiten?» Die Antwort Dr. Steiners lautete: «Freuen Sie sich!» So kam der ehemalige Offizier als Turnlehrer an die Freie Waldorfschule.

Mit Begeisterung und Ausdauer übernahm Bothmer seine neue Aufgabe. Es war für ihn nicht leicht, mit den wenigen Hinweisen Dr. Steiners etwas Neues aufzubauen. Aber es gelang allmählich, Weg und Ziel selbständig zu finden. Dabei kam ihm die beglückende Erinnerung an die Kunsteindrücke zu Hilfe, die er auf einer Reise nach Griechenland aufgenommen

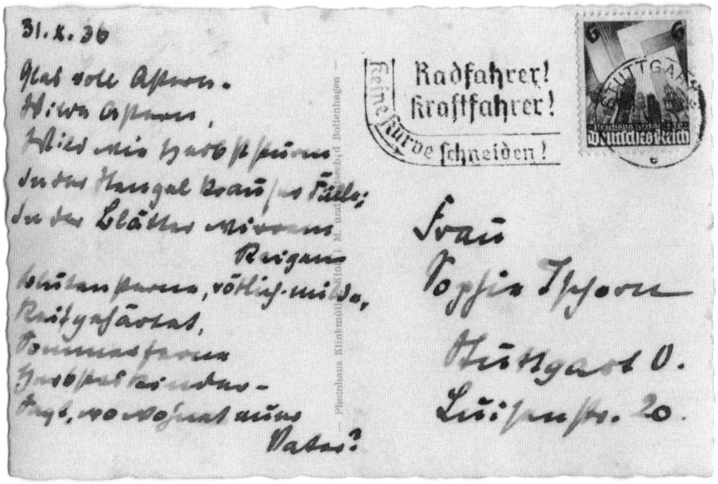

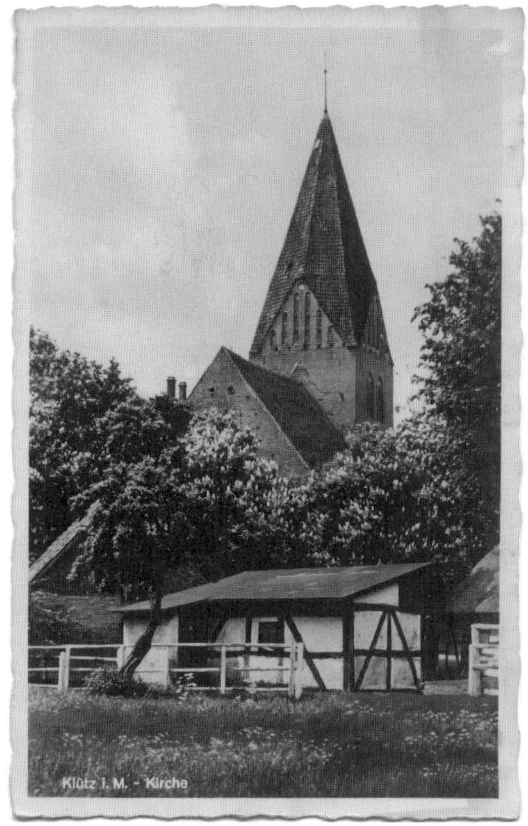

Postkarte Bothmers an Sophie Tschorn, die Mutter von Elisabeth Dessecker, mit einem Bild der Kirche des Städtchens Klütz, das bei Schloss Bothmer liegt. Der Text lautet: «Grab voll Astern – / Wilde Astern, / Wild wie Herbststurm / In der Stengel krauser Fülle; / In der Blätter wirrem Reigen / Blütensterne, rötlich-milde, / Reifgehärtet, / Sommerferne / Herbsteskinder – / Sagt, wo wohnet euer Vater?»

hatte. Im Anschauen der künstlerischen Gesetzmäßigkeit griechischer Plastik und Architektur fühlte sich unser Freund wie beheimatet. Diese Erlebnisse flossen jetzt mit der neuen Aufgabe zusammen. Mit künstlerischem Sinn wuchs die Bothmersche Gymnastik heran. Ein weites Betätigungsfeld an der Schule, ja, für die ganze pädagogische Bewegung schuf er sich durch seine Arbeit. Später gehörte Graf Bothmer zum Kollegium der Religionslehrer und beteiligte sich an den damit verbundenen Kulthandlungen für die Schüler.

Wenn Rudolf Steiner die Waldorfschule besuchte, kam er auch in den Turnunterricht. Bothmer erzählte, dass er genau zuschaute, aber nicht in den Unterricht eingriff, alles gelten ließ und zum Abschluss ein freundlich ermunterndes Wort sprach. Als die Schüler einmal auf der hohen

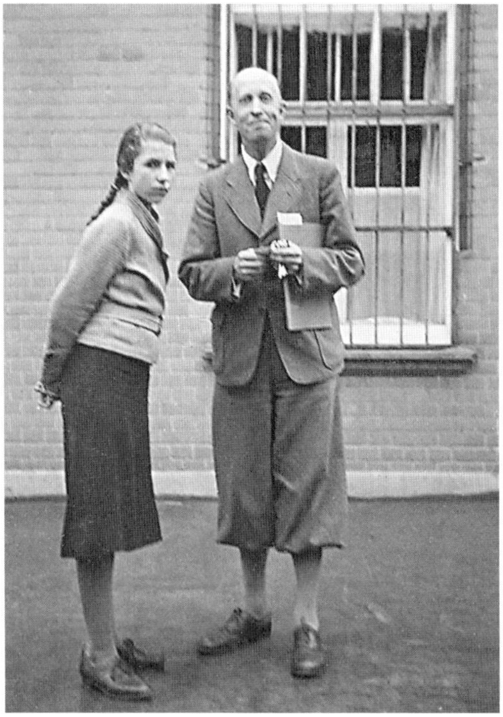

Fritz Graf von Bothmer während seiner Zeit als Leiter der Freien Waldorfschule

waagrechten Leiter freihändig gehen mussten, war Rudolf Steiner durchaus einverstanden. Er sagte: «Ja, das fördert die moralische Haltung der Kinder.» Dann zeigte er selbst eine Übung an der steilen Leiter: die Holme mit den Händen und beiden Knien umfassend, zog und schob er sich aufwärts. «Die Beine sollen die gleiche Bewegung machen wie die Arme», sagte er, während er im Gehrock an der Leiter hing. – Zum Bild von Bothmers Wirksamkeit gehört auch seine Verkörperung des Blauen Königs im Oberuferer Dreikönigsspiel. Kraft und Würde dieser Gestalt sind unvergessen.

Das Heraufkommen des Nationalsozialismus traf unsere Waldorfschule schwer. Graf Bothmer hatte in Selbstüberwindung und auf dringende Bitte des Kollegiums den behördlich angeordneten Posten eines «Leiters» der Schule übernommen [gemeinsam mit Martin Sandkühler; Anm. des Herausgebers]. Es war ein mühevoller und zugleich gefährlicher Auftrag. Bewundernswert bleibt es, in welch aufrechter Menschlichkeit und Männlichkeit er bemüht war, diese heikle und undankbare Aufgabe auszuführen. Als dann zu Ostern 1938 die Schule auf ministerielle Anordnung geschlossen werden musste, hatte er bei der Schluss- und Abschiedsfeier vor den Eltern, Schülern und Freunden zu sprechen. Seine bekenntnishaften Worte waren so erfüllt von seinem Menschentum und vollkommen in der Formulierung, dass alle Anwesenden diese Stunde als ein unvergessliches Vermächtnis erlebten. Wir hatten den Eindruck, dass unter Beteiligung aller Kollegen durch Graf Bothmer die Substanz der Schule wie ein unangetasteter Keim den geistigen Mächten wieder übergeben worden sei, von denen Rudolf Steiner sie beim Gründungsakt empfangen hatte. So vollzog sich ein geistiges Geschehen von historischer Bedeutung. Kraftvoll stand Karl Schubert Graf Bothmer zur Seite. Er verglich das Geistesleben der Schule mit einem Strome, der plötzlich von der Oberfläche verschwindet, um mit unverminderter, ja verstärkter Kraft eines Tages wieder hervorzubrechen. Diese prophetischen Worte gingen im Herbst 1945 mit der Wiedereröffnung der Stuttgarter Waldorfschule in Erfüllung.

Ein Jahr nach dem Verbot der Waldorfschule zeigten sich erste Symptome der schweren Erkrankung Graf Bothmers. Er suchte ein Sanatorium in Salzburg auf, aber es blieb wenig Hoffnung auf die Erhaltung seines Lebens. Als das Ende nahte, erkundigte er sich nach seinen Freunden. Er hatte den Wunsch, mir noch einmal zu begegnen. Sofort fuhr ich in Begleitung meiner Frau nach Salzburg. Der Abschied von dem Freunde hatte etwas tief Erschütterndes und zugleich auch Erhebendes. Ein ritterlicher Mensch, ein Sterbender und schon ein geistig Auferstehender teilte, jenseits der Erdenschwere, seine Seele in Warmherzigkeit mit. Er trug uns auf, einen innigen Dank all denen zu sagen, die ihm helfend und verständnisvoll im Leben begegnet waren. Beim Abschiednehmen waren seine letzten Worte: «Wenn es denn sein muss, – dann fröhlich, fröhlich!»

Max Wolffhügel

Ich saß im Konferenzzimmer der Waldorfschule. Es war spät abends, und alle Kollegen hatten ihre Arbeit beendet und waren heimgegangen. So saß ich allein, vertieft in die Vorbereitung meiner Geschichtsstunde des nächsten Tages.

Da öffnete sich die Tür, und Graf Bothmer trat herein. «So spät noch an der Arbeit», sagte er, «die andern sind schon lange fortgegangen.» «Ja», sagte ich, «ich habe noch nicht alles beisammen, was ich für morgen brauche.» «Morgen», sagte er, «es ist schon morgen».

Und dann sagte er nachdenklich: «Was für ein anderer Mensch Sie doch sind, als ich bin. Bei Ihnen wird alles Gedanke, und bei mir geht alles in die Glieder. Ich glaube», sagte er, «ich muss ein Saturnmensch sein, denn bei mir geht alles so langsam. Es braucht lange Zeit, bis ich zu Resultaten komme, und wenn sie endlich da sind, sind es nicht Gedanken, sondern kosmische Bilder, die ich verehrend betrachte.

Und wenn ich so in Verehrung mich diesen Bildern hingebe, dann drängt sich mir, was ich so fühle, in die Gebärde und gießt sich in die Glieder. Sehen Sie, so zum Beispiel»:

Und er kniete nieder, bog den Oberkörper rückwärts und streckte die

Arme vorwärts, den einen mehr, den andern weniger, beide nach vorne und oben.

«Sehen Sie diese Geste? Das ist die Figuration der Gänge in der großen Pyramide und der Weg der Seelen, die sich vom Leibe lösen.»

Da kniete er wie ein ägyptischer Priester, Ehrfurcht im Antlitz und sagte: «Ich habe keine Gedanken.»

Und ich ging auf ihn zu und nahm seine Hände und richtete ihn auf und sagte: «Danke, lieber Graf, danke.» Er ging, und ich setzte meine Arbeit fort.

Walter Johannes Stein

Indem ich versuche, mich an die Gymnastikstunden und an unseren Lehrer Graf Bothmer zu erinnern, muss ich mich am Schreibtisch zuerst einmal aufrichten; denn so begann und endete jede dieser Stunden: mit der einfachsten und wichtigsten Übung, der aufrechten Grundhaltung. Rechts von Graf Bothmer standen die Buben in einem offenen Rechteck, links die Mädchen.

Man sah auf die hohe Gestalt des Lehrers hin, auf seine straffe und doch gelöste Haltung. In seiner Sprache und im Blick lebten eine besondere Richtkraft. Er sprach langsam, kaum ein Wort zu viel, suchte sogar manchmal das passende, aber dann saßen seine Worte wie Speerwürfe, doch voller Liebe. Ebenso traf der Blick. Die Sprache hatte einen kräftigen Klang, sodass man beim Hören meinen konnte, der eigene Brustkorb würde mitschwingen. Interessant war es, von der Seite her zu beobachten, wie er den Kopf geradeaus im Gleichgewicht trug. Sein Gang hatte etwas Federndes, Frohbeschwingtes. Der Enthusiasmus und die Gleichgewichtskräfte des Lehrers durchdrangen den Unterricht.

Empört konnte er sein, wenn er «Drückebergerei» bemerkte: so als einige, weil es einmal nach Regen aussah, den Sportnachmittag versäumten. Hoch aufgerichtet kam es ruckweise aus seinem Munde: «Entweder es ist Sportnachmittag, oder es ist nicht Sportnachmittag. Und wenn Sportnachmittag ist, dann wird gekommen, und wenn es ... Spitzbuben regnet!»

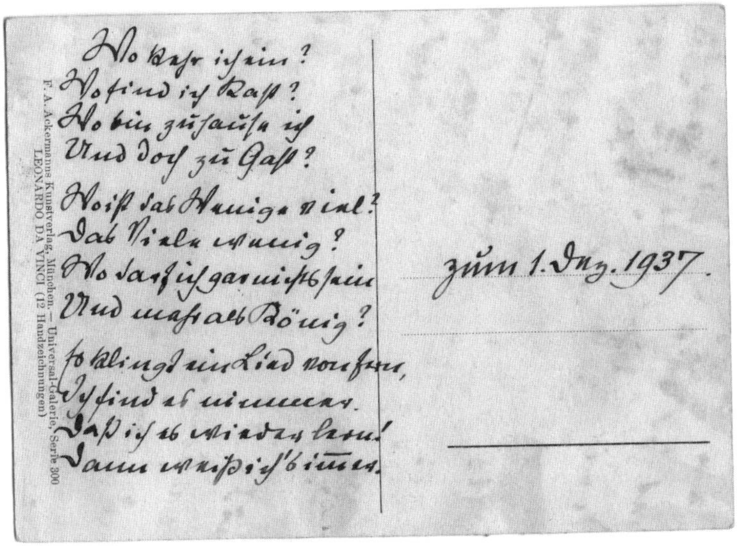

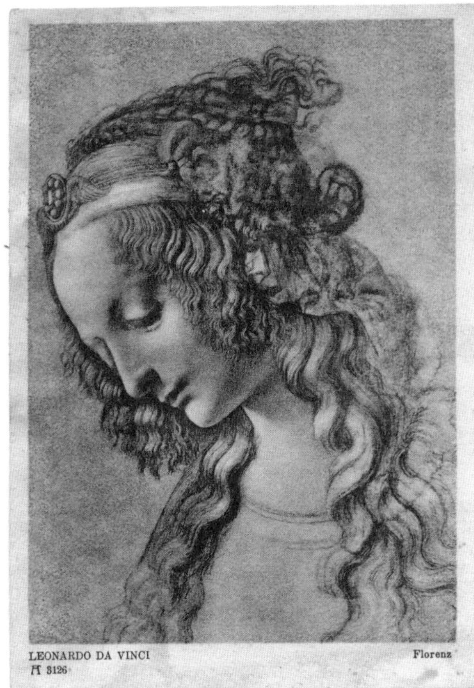

Geburtstagsgruß Bothmers an Sophie Tschorn zum 1. August 1937. «Wo kehr ich ein? / Wo find ich Rast? / Wo bin zuhause ich / Und doch zu Gast? // Wo ist das Wenige viel? / Das Viele wenig? / Wo darf ich gar nichts sein / Und mehr als König? // Es klingt ein Lied von fern, / Ich find es nimmer. / Dass ich es wieder lern! / Dann weiß ich's immer.»

Am Anfang der Mittelklassen begleitete ein Vers, von Graf Bothmer melodisch und im Takt gesprochen, die Übungen: «Wir haben uns ein Haus gebaut ...» begann es. In die Höhe und in die Weite streckte und dehnte man dazu das eigene Leibeshaus.

In den Oberklassen empfand man die Verwandtschaft dieses Unterrichtes zur Geometrie. Die Kräfte des umgebenden Raumes fühlte man auf sich einwirken, und man antwortete mit dem Willen durch die Bewegung. Ein Herausgliedern seiner selbst und ein kräftiges Sich-Verbinden mit der räumlichen Umwelt, zwischen diesen Polen schwangen die Übungen. Ein anderes Erlebnis war die Empfindung der Schwerkraft im Leibe. Kaum war sie durch den «Fall in den Punkt» bewusst gemacht, wurde sie durch

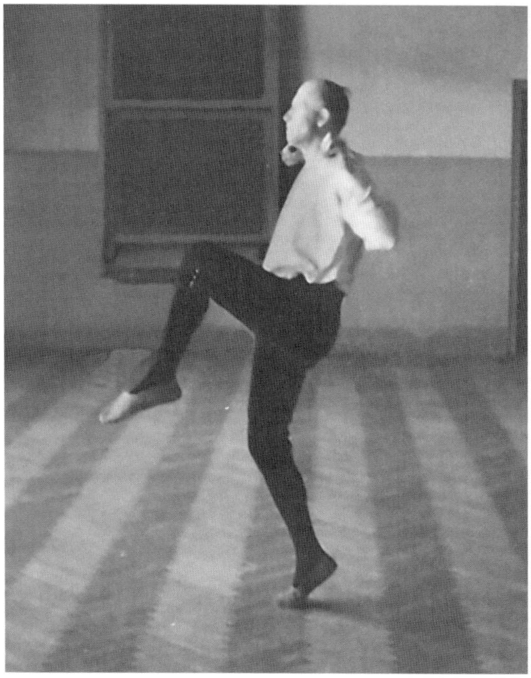
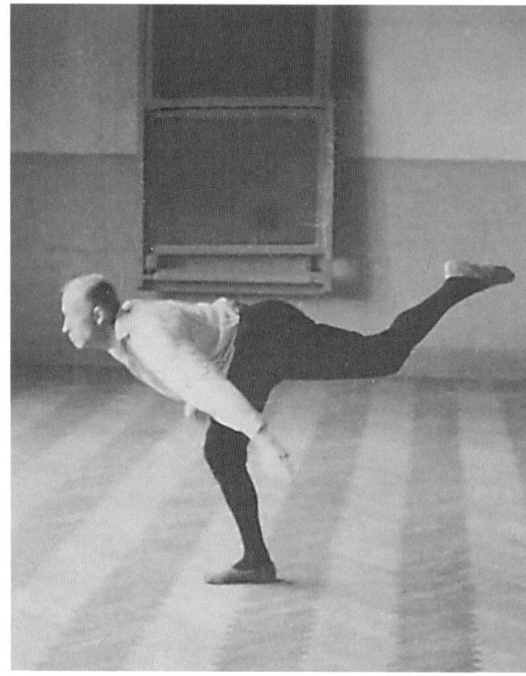

Variationen zum «Fall in den Punkt»

eine einrollende Bewegung, in der sich die Gegenkraft staute, und durch ein kräftiges Emporschnellen überwunden. Dies alles wirkte wie ein verstärktes gesundes Erwachen. Nach der Stunde war man nicht bloß frischer und wärmer geworden als sonst nach körperlicher Betätigung, sondern der größte Gewinn war das Aufwachen des eigenen Inneren am Widerstand des Leibes. Was sich jetzt begrifflich aussprechen lässt, war nach solchen Gymnastikstunden als Gefühl immer vorhanden. So ist es Graf Bothmer gelungen, die Gymnastik zu einem wahren Erziehungsmittel zu machen: Die Bildung des Leibes und das Erwecken des Bewusstsein waren in den Übungen verbunden.

Rudolf Braumiller

Sommerfest 1927 auf der Silberburg

Potz Donner, Schimmel und Kardaun,
Was Neues gibt's hier noch zu schaun:
Ein Teufelsspuk, ganz frisch vom Fass. –
Für Alt und Jung ein Heidenspaß!

Setzt Euch recht dicht , macht große Augen,
Wen's gruselt, hei!, der hat's erfasst!
Verstand – der mag den andern taugen,
Uns geht's ums Ganze!, aufgepasst!

Zuerst wird's Nacht – nur Euch zuliebe
Erscheint sie heute in Gestalt.
So fromm sie ist – ihr wüst Getriebe
Wirkt etwas widerlich und kalt.

Sechs Ungeheuer ganz aus Dreck
Versetzen Euch zuerst in Schreck.
Doch müssen sie am Ende weichen
Vor grausig grünen Wasserleichen.

Der Fledermäuse Ungeziefer
Lässt schlottern Eure Unterkiefer.
Sie treiben aus die ekle Brut,
Zurück in ihre trübe Flut.

Nun aber, all der tollen Geister
Der Größte, kommt, ihr Herr und Meister.
Er freut sich auch um diese Zeit
Der ganzen Geisterherrlichkeit.

Benimmt er sich auch etwas frech,
Er ist noch jung und hasst das Pech.
Ich kenn ihn gut und kann's verstehn,
Das Springen ist verteufelt schön.

Auch seine beiden Spießgesellen
Erscheinen direkt aus der Höllen.
Der Mond, der hört nun den Spektakel
Und lugt aus seinem Tabernakel.

Da wird's auf einmal schrecklich still
Und keiner weiß, was werden will.
Ganz bleich und blass und schleierhaft
Zum Gruseln und ganz grauenhaft

Dreht alles sich herum im Kreis.
Ich seh, schon perlt der kalte Schweiß.
Es klappert, teckt sich, dehnt sich, streckt,
Kommt näher, schrecklich, ein Skelett.

Das ist die letzte Herrlichkeit,
Die von Euch allen übrigbleibt.
Da kehrt im rechten Augenblick
Der holde Tag zu Euch zurück.

Mit seinem schnippischen Gesindel
Verjagt er uns den ganzen Schwindel.
Die Musizi gehn auch nach Haus,
Die sorgen für den Ohrenschmaus.

Nun geht es los! Setzt Euch recht dicht!
Seid still und stört die Geister nicht.

Bothmers Weg zum Lehrer

Obwohl Fritz von Bothmer aus einer langen Reihe von Berufsoffizieren seiner Familie kam, suchte er nach dem Ersten Weltkrieg eine neue Aufgabe. Daher besuchte er eine Kaufmannsschule, um Buchhändler zu werden, «da er mir eine glückliche Verbindung von geistigem und kaufmännischen Beruf zu sein schien».[2]

Aber auch seine Verbindung zur Erde spielte eine Rolle in seinen Zukunftsplänen. Seit Kindertagen verbrachte er die Ferien gern auf dem Bothmerschen Schloss und Hofgut in Mecklenburg: «Mehr neige ich heute zur Landwirtschaft, denn was ginge in diesen Zeiten der Unsicherheit über eigenen Grund und Boden und seine Bestellung weg von der Stadt! Und wer weiß, ob sich nicht bald ein Weg nach Mecklenburg auftut? Allerdings stehen wir hier noch vor einem weiteren Rätsel: wir möchten gerne uns mit Freunden zusammentun und im kleinen Kreis sozialisieren. Meine schon ziemlich alte Freundschaft mit den Malern Hanns Strauss und Max Wolffhügel und ihren Familien hat sich auch auf Hildegard übertragen und vielleicht wird sich mit ihnen eine Gemeinschaft bilden.»[3]

Schon als Offizier hat er sich sehr um die ihm anvertrauten Soldaten gekümmert, vor allem, wenn er ihr Ausbilder war. Dabei zeigte sich bereits sein pädagogisches Interesse. Daher suchte er die Lietzschen Landerziehungsheime auf. Dort fand er «des Schönen und Guten viel, Hingebung und Tüchtigkeit bei den Lehrern, ernste Arbeit und gute Zucht bei den Kindern. Aber eins fehlte den Kindern bei aller Frische: das war der Schmelz, der Hauch des wahrhaft Kindlichen, das Ewige, Unberührte, das echte Pädagogik bei Kindern erhalten muss».[4]

Auf der Rückfahrt besuchte er seinen Freund Max Wolffhügel in dessen Waldorfschul-Werkstatt: «Hier lebt der Geist, das Geistige, hier arbeitet er selbst an und in den Kindern und gestaltet.»[5]

---

2 Alheidis von Bothmer (Hrsg.): *Fritz Graf von Bothmer. Die Biographie in Selbstzeugnissen*, Stuttgart 1997, S. 18.

3 Ebd.

4 A.a.O., S. 23.

5 A.a.O., S. 22.

An den Lietzschen Landerziehungsheimen hätte Bothmer nach entsprechenden Vorstudien beginnen können. Da erfuhr er, dass Rudolf Steiner Anfang 1922 einen Vortrag halten werde; nach dem Vortrag suchte er ihn auf, um über die möglichen Studien für den Lehrerberuf zu sprechen. Steiner hielt davon nichts, sondern riet zu einigen Wochen Aufenthalt an der Schule, an der er beabsichtigte zu unterrichten. – Und er sagte ihm, dass an der Waldorfschule ein Turnlehrer gesucht werde ...

«Ich versicherte, dass er damit auf meine geheimsten Wünsche zu sprechen komme, dass ich allerdings stark bezweifle, ob ich für den Turnlehrer die nötige Eignung habe. Soviel ich mich erinnere, antwortete er darauf nur mit einem Lächeln.»[6]

In Bothmers Familie wurde der Entschluss, an die Waldorfschule zu gehen, kaum mitgetragen. Nur seine ältere Schwester Chlothilde «trug die innere Überzeugung, dass der von mir so lange und so heiß ersehnte Beruf wohl auch für mich der rechte sein werde und dieser starke Glaube gab mir viel Kraft in den Nöten, die mein verantwortungsschwerer Schritt mir selbst bereitete».[7]

Nach zweimaligem längerem Hospitieren nahm Bothmer Abschied vom Militär und begann im Sommer 1922, an der Freien Waldorfschule Stuttgart als Turnlehrer zu arbeiten, noch ohne Turnhalle. Im zweiten Teil dieses Buches können diese Jahre gut nachvollzogen werden. Persönlich hat sich Fritz von Bothmer im Tagebuch und in Briefen geäußert.

Zehn Jahre später schaute er in einem Brief an seine Frau auf die Entwicklung der Gymnastik im Unterricht zurück: «Es gibt fast keinen Widerspruch mehr gegen Gymnastik, seit ich sie, so oft es geht, im Freien mache. Aber es gibt sogar Momente, wo nicht einmal ein Spiel nach der Gymnastik richtig zieht, wo ich spüre, dass die Kinder gern weiterübten. Ich traue mir kaum, mir das selbst zu gestehen; überhaupt so manche Eindrücke, die ich in der Schule aus der Arbeit mit den Kindern aufschnappe und die mir zeigen, wie ernst es doch viele nehmen, verbiete ich mir fast. Es kommt mir vor, wie eine gewisse asketische Falschheit, ein Mir-nicht-

6 A.a.O., S. 24.
7 A.a.O., S. 25.

Gönnen wollen dessen, was ich als Frucht der Arbeit empfangen darf (...). Aber Asket bin ich doch auch wieder nicht, sondern ich möchte doch das Leben mit beiden Armen umfangen; ich liebe diese Kinder mit ganzer Seele. Diese Widersprüche kämpfen mit mir und in mir und der einzige Weg der geistigen Einsicht tut sich mir nicht auf. In der Gymnastik fühle ich mich soweit, dass ich sie im geistigen Leben als fest begründet anzusehen wage und ich selber bin hin und her geworfen wie ein Kahn, bald hebt mich die Welle, dann wirft sie mich zutiefst hinunter (...). Das sind aber keine trübsinnigen Gedanken (...) ich bin ganz vergnügt dabei und stehe ehrfürchtig schaudernd vor mir selbst, dass ein solcher Esel, ein solcher Spielball des Menschlich - Allzumenschlichen so etwas Schönes, Gutes, Reines, Starkes, Zartes wie diese Gymnastik gebären konnte».[8]

Seine Schwiegertochter Alheidis von Bothmer beschreibt seine persönliche Situation: «Die Arbeit mit den Klassen gehörte nicht zur ‹leidvollen› Seite des Berufes, sie war immer ein Quell der Freude. Es war die Situation an der Schule, die mit dem Heraufziehen des Nationalsozialismus immer schwerer wurde.

Aber auch persönlich ging er durch eine schwierige Zeit. An seine Frau schreibt er: ‹... sind die Tage Deiner Abwesenheit immer Tage einer starken Auseinandersetzung mit mir selbst. Diesmal nicht zum mindesten, (...) denn ich weiß, dass mir vom Schicksal eine Aufgabe gestellt ist, die im engsten Zusammenhang mit meiner Arbeit steht. Ich werde sie nur lösen (...), wenn ich selbst den Schritt vorwärts mache, um den ich seit Jahren kämpfe. Mein Element ist, glaube ich, das Feuer und die Wärme, sonst könnte ich nicht Turnlehrer sein. Und darum brauche ich auch im Leben viel Wärme um mich, ich muss irgendwie durch die Glut ...›.»[9]

Das Element der Wärme, des Feuers war für den Menschen Fritz von Bothmer, aber auch für seine Arbeit als Turnlehrer wesentlich.

Jan Uwe Gösch

---

8 A.a.O., S. 62.
9 A.a.O., S. 63.

Hanns Strauss[10]

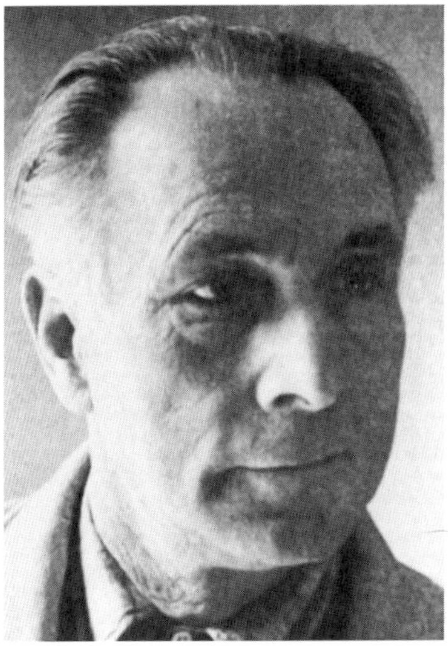

Hanns Strauss wurde 1883 in Gunzenhausen, einem fränkischen Provinzstädtchen nahe Ansbach, als zweiter von Zwillingen geboren. Die Verhältnisse waren eng. Der Vater arbeitete als Posamentier, webte Borden und Litzen für die Trachten, verzierte Knöpfe, stickte mit Perlen und Pailletten. Außerdem existierte ein Kurzwarenlädchen. Als die Buben ein halbes Jahr alt waren, starb der Vater. Die Mutter war eine evangelisch-gläubige, energische Frau mit festen Erziehungsgrundsätzen. So schien es ihr gottgewollt, dass der erstgeborene Sohn etwas «Besseres» werden sollte; Hanns, dem jüngeren, bliebe dann der Laden vorbehalten. Ihre Vorstellungen hinderten sie offenbar daran, die Verschiedenartigkeit in den Begabungen ihrer Söhne wahrzunehmen. Sie liebte wohl beide, aber es entstand die merkwürdige Situation, dass der ältere unter großen Mühen tun musste, was der jüngere nicht durfte: die Mittelschule besuchen, Geige spielen, lernen usw. Hanns litt unter den Verhältnissen und verließ deshalb schon mit dreizehn Jahren das elterliche Haus. Ein jüdischer Freund, der beratend der Mutter zur Seite stand, riet alttestamentarisch: «Lass ihn ziehen und segne ihn.» Hanns Strauss suchte sich eine Lehrstelle bei einem Weber in Ansbach. Er wohnte bei dem Meister und wurde, wenn nicht genügend Webaufträge vorhanden waren, mit kunsthandwerklichen Arbeiten betraut.

Von Ansbach führte der Weg nach Nürnberg auf die Kunstgewerbeschule. Dort erhungerte er sich Semester auf Semester. Die Folge war eine Lungentuberkulose, die ihn vom Militärdienst befreite. Bald fand er Verbindung zu Friedrich Rittelmeyer, und durch Michael Bauer, in dessen Haus er aus und ein ging, kam er zur Anthroposophie.

1907, mit 24 Jahren, wurde Hanns Strauss in München Mitglied der Theosophischen Gesellschaft. Er war damit betraut, die Ausschmückung des Saales für den Theosophischen Kongress mitzubesorgen. Rudolf Steiner hatte die Dekoration des Kongresssaales entworfen. Es tauchten hier zum ersten Mal die Motive auf, die den Kapitellen der Säulen des ersten Goetheanum zugrunde liegen.

10 Aus: *Der Lehrerkreis um Rudolf Steiner*, S. 363-368.

Hanns Strauss besuchte in München die Kunstakademie und war Assistent von Professor Hertrich, einem Landschaftsmaler. Außerdem machte er Entwürfe für die Deutschen Werkstätten. Er gehörte in München zu dem Kreise um Sophie Stinde, verkehrte im «Fruchtkorb», dem Mittagstisch und Treffpunkt der Theosophen, und war befreundet mit der alten Gräfin Kalkreuth, der Witwe des bekannten Malers. Auch gehörte er zu dem Trupp junger Leute, die Rudolf Steiner mitbetreuten, wenn dieser in München war: sie schleppten die Koffer bei der Ankunft und Abfahrt und standen bei den Vorträgen als Türhüter Wache. Für Rudolf Steiner taten sie alles, so erzählte er aus dieser Zeit; aber dem «Schwof von Damen», der Rudolf Steiner auf den Vortragsreisen begleitete, haben diese Rauhbeine wohl oftmals übel mitgespielt. Da blieb mancher Koffer auf dem Bahnsteig stehen oder wurde durch eine Pfütze gezogen.

1910 heiratete er Marie Dresler. Sie war Kunstgewerblerin und besuchte wie viele der Freunde die Debschitz-Schule, die damals als führend für die Moderne galt. Nun begann für Hanns Strauss eine Zeit des Aufatmens aus puritanischer Beschränkung: Studienreisen zu den Kunstwerken Italiens und ein längerer Aufenthalt im Atelier eines Freundes in Rom.

Freundschaften fürs Leben wurden geschlossen: mit Max und Anna Wolffhügel, Fritz Graf von Bothmer, Wilhelm von Heydebrand, Ernst Aisenpreis, Alexander Strakosch und Maria Strakosch-Giesler. Eine Berührung mit dem Kreis um Kandinsky und Gabriele Münther fand damals statt. In der Wohnung in der Clemensstraße übernachteten, wenn sie zu Vorträgen Rudolf Steiners kamen, Karl Schubert, Ernst Uehli, Rudolf Treichler und viele andere. Die Fotos aus dieser Zeit zeigen Hanns Strauss zart und romantisch mit einem Nietzsche-Bart, genau wie in den ersten Stuttgarter Jahren. Die Freunde Wolffhügel und Strauss, obwohl nicht aus der Jugendbewegung kommend, nahmen Gesangstunde; sie sangen alte Marienlieder zur Gitarre. Der reine strahlende Tenor Wolffhügels im «Psallite ...», dem Gesang des Roten Königs vor der Anbetung, oder der warme Bariton von Strauss als Gallus und als Paradeis-Teufel in den Weihnachtsspielen werden manchem ehemaligen Schüler noch im Ohr klingen.

Im Herbst 1913 legte Rudolf Steiner in Dornach den Grundstein zum ersten Goetheanum. Die Zelte in München wurden abgebrochen, Hanns

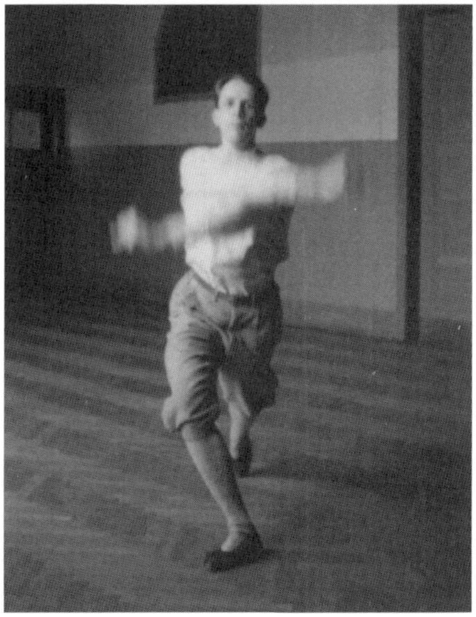

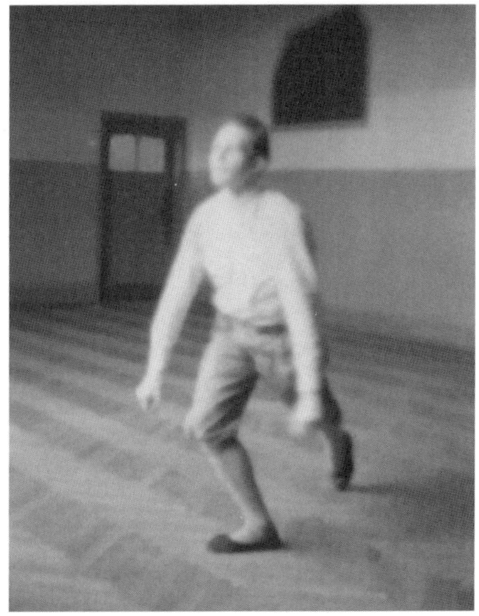

Der übende Hanns Strauss

Strauss ging mit seiner Frau nach Dornach. Mit aller Intensität stürzte er sich in die Arbeit am Bau. So gestaltete er u. a. den Betonfuß der großen Freitreppe nach dem kleinen Wachsmodell, schnitzte an den Sockeln und Kapitellen der Säulen. Die dräuende Wolke des bevorstehenden Krieges trieb das Arbeitstempo voran. Wenige Tage vor Kriegsausbruch fielen die Arbeitsgerüste der großen Kuppel. Die Freunde, Angehörige verschiedener Nationen, nahmen, bevor sie schieden, den gewaltigen Eindruck von den Bildern der Kulturepochen und den Formen der Evolutionsgesetzmäßigkeiten, wie sie im ersten Goetheanum gestaltet waren, mit. Die Tragik des Zeitalters verlangte, dass sie an verschiedenen Fronten, zum Teil gegeneinander kämpfen mussten.

Hanns Strauss meldete sich als Sanitäter. Beim Abschied erhielt er von Rudolf Steiner Mantren für die schwere Aufgabe. Es folgten Jahre härtesten Einsatzes in Feldlazaretten des Westens, in unmittelbarer Frontnähe, die die Freunde Wolffhügel und Strauss gemeinsam durchstanden. Strauss kam ohne Verwundung durch den Krieg, obwohl er ab 1916 als Melder bei der Infanterie eingesetzt war.

Völlig entkräftet kehrte er heim und beschloss, Landwirt zu werden. Ein Intermezzo der Selbstfindung. Das alte Leben war vorbei. Er sang nicht mehr, er malte nicht mehr. Wenn er einen Pinsel in die Hand nahm, «hatte ich eine Koppel mit angeschossenen Pferden vor Augen» – das Bild der verwundeten Kreatur. Vier Jahre betrieb er einen Hof am Ammersee, nahe Breitbrunn, dem Wohnort Christian Morgensterns. In diesen Jahren lebte dort Michael Bauer, betreut von Margareta Morgenstern. Viele alte und neue Freunde waren bei Straussens im «Rottbad» zu Gast: Uehli mit den Söhnen Ernst und Walter, Wolffhügel mit Else Klink und den Kindern, Joseph und Franz Dreidax.

Graf Bothmer und Wolffhügel waren es, die Hanns Strauss 1923 an die Waldorfschule holten. Strauss war prädestiniert zum Pädagogen. Sein in der Lebensschule gestählter Wille, gepaart mit der Wärme seines Wesens, vermochte Willensimpulse im jungen Menschen zu wecken.

Zunächst gab er Turnen sowie Malen und Zeichnen, zuletzt Gartenbau. Er betreute den Malunterricht in den Klassen von Christoph Boy, Clara Michels u. a. und unterrichtete im neu eröffneten Lehrerseminar. Mit Wolffhügel zusammen hatte er die künstlerische Jury der Waldorf-Spielzeug-Fabrik. Für die innerhalb des «Kommenden Tags» geplanten Arbeiter-Bildungskurse setzte er sich intensiv ein. Seinem warmen, kraftvoll-männlichen Wesen, das immer auf volles Vertrauen des anderen baute, danken viele Schüler der Oberstufe mit großer Anhänglichkeit. Sein Haus, in dem Caroline von Heydebrand, Karl Schubert und Robert Killian mit ihren Familien wohnten (später auch Else Moll), hatte eine offene Tür. Viele kamen mit ihren Fragen, mancher wird sich noch an den Mittagstisch und die Stunden dort erinnern. In den Ferien war Hanns Strauss meist zu Hause. Er brauchte die Ruhe und fand wieder zu eigener künstlerischer Arbeit.

Die Probleme und Differenzen innerhalb der Führung der Anthroposophischen Gesellschaft, die nach dem Tode Rudolf Steiners auch in die Schulbelange hineinragten, schmerzten Strauss zutiefst und drängten ihn in eine mönchisch-kontemplative Zurückgezogenheit. Sachliche Auseinandersetzungen mit Freunden und Kollegen befruchteten indes die Arbeit. Bothmer entwickelte seine gymnastischen Übungen aus geometrischen Gesetzmäßigkeiten, aus den Grundkräften der Leichte und Schwere. Strauss ging einen anderen Weg: sein Ansatz lag mehr bei der fließenden Dynamik der Bewegung. Mit Wolffhügel, der Handwerk, Malen, Zeichnen und Plastizieren gab – später kam Erika Zoeppritz hinzu – vertrat er das künstlerische Schaffen der «alten» Schule. Auch hier waren die Wege verschieden: Wolffhügel kam vom Naturalistisch-Illustrativen, Strauss suchte den Ansatz innerlich meditativ.

Nach der Schließung der Schule beschäftigten ihn die kindliche Zeichnung, die «Rätselspuren» des ersten Jahrsiebts. Schon Anfang der dreißiger Jahre hatte er begonnen, Material zu sammeln. Seine unmittelbare Beziehung zum Medium der Linie als einer Spur der Bewegung findet sich in seinen Skizzenbüchern für gymnastische Übungen. Hier ist Artverwandtes zu den Schwüngen der frühkindlichen Zeichnung.

In seinem 58. Lebensjahr überraschte ihn ein schwerer Schlaganfall und warf ihn zu Boden. Die Freunde Eberhard Schickler und Karl Schubert kämpften gemeinsam um sein Leben. Schickler half als Arzt, Schubert appellierte an sein innerstes Wesen: «Hannes, halt di fest, geh net fort, bleib bei uns ...» Er war ein Gezeichneter, doch rang er durch eisernes Training seinem Körper das Letzte ab. Er schnitzte mit der noch beweglichen linken Hand eine Weihnachtskrippe, malte und beschäftigte sich weiter mit den Kinderzeichnungen. Nach dem summarischen Sammeln aus der Begeisterung begann er nun die Phänomene herauszuarbeiten. Seine Untersuchungen verdichteten sich zu skizzenhaft-aphoristischen Aufzeichnungen.

In den Jahren, die ihm noch bis zu seinem Tode blieben, gelang es ihm, all das, was er bisher an Kraft und Initiative nach außen hatte ausleben können, nach innen zu nehmen und umzugestalten. So wurde aus einem dynamisch Energiegeladenen ein in sich ruhend Hinhorchender.

Die Neueröffnung der Schule 1945 konnte er kaum erwarten. Die frühkindliche Zeichnung als Illustration der Menschenkunde Rudolf Steiners in die Seminararbeit einzugliedern war ihm Aufgabe und innerstes Anliegen.

Auf dem Wege zur Schule stürzte er auf der Straße. Ein neuerliches Gehirnbluten war nicht mehr anzuhalten. Die Verhältnisse zwangen dazu, ihn in die geschlossene Abteilung des Bürgerhospitals einzuweisen. Dort starb er am 20. Oktober 1946 im Wachsaal, nachdem er zehn Tage ohne Bewusstsein gelegen hatte. Die Mittagsstrahlen der Sonne eines letzten leuchtenden Herbstsonntages schienen durch die vergitterten Fenster auf die rotkarierten Federbetten der Patienten: eine van Gogh-Stimmung.

Michaela Strauss

Aus dem Meer der Bewegung geschöpft – Vom gemeinsamen Üben der beiden ersten Turnlehrer der Freien Waldorfschule[11]

In den ersten drei Jahren des Bestehens der Waldorfschule war der Eurythmieunterricht das einzige Fach der Körperbewegung. Die Notwendigkeit des Turnunterrichtes wurde immer stärker, doch es fehlte damals noch für dieses Fach an der geeigneten Persönlichkeit. Graf Bothmer wurde 1922 als erster Turnlehrer an die Waldorfschule durch Rudolf Steiner berufen.

«Graf Bothmer holte sich den Freund Strauss. Und sie begannen jeder in seiner Art aufzubauen. Selbstverständlich im Austausch ihrer Erfolge. Ich erinnere mich auch an eine gemeinsame Aufführung.» So berichtete uns die Gattin des verstorbenen Freundes Strauss.

Die beiden Turnlehrer waren Freunde seit dem Jahre 1911. Das gemeinsame Üben schildert Graf Bothmer: «So handelte es sich dann für uns beide, für meinen Freund und Kollegen, der bildender Künstler ist, und für mich darum, einmal hinabzutauchen in das Meer der Bewegungsmöglichkeiten des menschlichen Körpers; nicht verstandesmäßig oder gefühlsselig, sondern übend, in nüchterner Beobachtung der Beziehungen der Bewegungsmöglichkeiten zur Totalität des Menschen, wie sie unserer ganzen Pädagogik vorschwebt. Nicht viel konnte vor diesem Bilde des Menschen bestehen, gerade solches nicht, was im ersten Augenblick als besonders geeignet erscheinen möchte für die Kräftigung einzelner Körperteile oder Muskelgruppen. Wir griffen dann dieses spärlich Vorhandene zunächst einmal auf; es wurde geübt, wieder verworfen, nach längerer Zeit wieder aufgegriffen, abgewandelt, bis es schließlich – und ich rede jetzt von den ersten Zeiten unserer Arbeit – seinem allgemeinen Charakter nach als tauglich für den Unterricht gelten konnte. Letzter Prüfstein war natürlich immer das übende Kind. Ihm galt es, im Unterricht abzusehen, ob eine Übung und für welche

11 Aus: *Erziehungskunst*, Juni/Juli 1962, S. 182-188.

Entwicklungsstufe des Kindes sie geeignet ist, bei Mädchen wie bei Buben.

Schließlich traten unter diesen einzelnen Übungen doch gewisse Zusammenhänge auf, die auf innere Gesetzmäßigkeiten schließen ließen. Und wir hatten das große Glück, auch auf unserem Arbeitsfelde vom Physischen her das bestätigt zu finden, was Dr. Rudolf Steiner, unser verehrter Lehrer, uns als die Entwicklungsstufen des Kindes für das ganze große Feld der Pädagogik gekennzeichnet hat. Vom Körperlichen aus gesehen charakterisieren sich diese Entwicklungsstufen als Körperentwicklung, vorherrschend im ersten Jahrsiebt, als Körpergestaltung, vorherrschend im zweiten Jahrsiebt, Körperbeherrschung, eintretend etwa mit dem dritten Jahrsiebt. Körperentwicklung, Körpergestaltung, Körperbeherrschung, in dieser Dreiheit ein Ganzes, wie der Mensch in seiner Einheit von Leibe, Seele und Geist ...» (zu einer Gymnastikaufführung im April 1925).[12]

Im Jahre 1926 fand eine weitere Aufführung durch Graf Bothmer statt, bei der er wieder vom gemeinsamen Üben sprach: «Die Namen, die ich nannte, dürfen Sie ruhig vergessen. Sie dienten nur zur Verständigung. Die Übungen sind namenlos entstanden aus dem gemeinsamen Üben der beiden Turnlehrer. Sie hatten nie ein anderes Streben als in angespannter innerer Aufmerksamkeit der Sprache ihres Körpers zu lauschen, wenn er sich im Üben mit den Kräften des Raumes verband.»

Im Jahre 1927 veranstalteten die beiden Freunde gemeinsam eine Gymnastikaufführung. Graf Bothmer zeigte Verschiedenes aus dem Unterricht der Unterstufe, später aus der Oberstufe. Dazwischen zeigte Hanns Strauss einiges aus seinen Mittelklassen. Von den erläuternden Worten der beiden Lehrer sind diejenigen von Strauss wohl die einzigen schriftlich erhaltenen Äußerungen aus seiner Arbeit als Turnlehrer.

Hanns Strauss erklärte: «Ich empfinde die Bewegungen der Kinder wie eine gesunde Fortsetzung der Säftebewegung im Körper selber. Daher mache ich gewisse Übungen, die den Kindern auch ein Wohlgefallen des Körpers vermitteln.

12 Hier abgedruckt als *Gymnastik als Geometrie im Raume*, S. 118-122.

Stabübungen, siebente Klasse – Vielleicht darf ich wieder eine kleine Erklärung geben.

Ich bezwecke mit diesen Übungen, wie Sie gesehen haben können, dass die Kinder unbewusst in das Schreiten hereinkommen. Sie gehen ziemlich stark im Rhythmus auf, und ich gebe ihnen Stäbe, damit durch das Gewicht, das das Kind spürt in den Fingern, durch den Druck, dass es ihn halten muss, appelliert wird an das Tastgefühl. Das soll hingeführt werden bis zum Körperende, um dann in den Raum hinauszuführen.

Dann gehe ich darauf aus, den Kindern zu zeigen, wie Winkelstellungen, z.B. die Stellung des Beckens zum gedrehten Oberkörper, die Winkelstellung der Arme mit dem Stab zusammen, den Übungen den Charakter geben. Die Orientierung geschieht am äußeren Anhalten im Raume; die Kinder werden aus dem Rhythmus in den äußeren Raum geführt.

Zur Übung: Nun muss er schon schauen, dass er den Stab waagerecht hält. Genau den Oberkörper gegen das Becken im rechten Winkel, das Ohr über den vorderen Fuß.

Stabübung, neunte und zehnte Klasse: Jetzt kommt eine Übung, die nicht gemacht werden kann, wenn der Körper nicht vollkommen gelockert werden kann.

Nach Stabübungen: Die Stabübungen, die ich zeigte, stellen eine Linie dar. Eine andere ist die folgende. Ich möchte diese beiden Mädels den Körper aufbauen lassen so, dass er statisch auf der Erde steht. Jetzt ist der Körper ganz in der Spannung. Was zur Erde orientiert ist, verbindet sich jetzt willentlich mit der Erde.

Die Übungen, die jetzt folgen von Kindern der 9. Klasse, die bauen sich darauf auf, dass sie erleben zuerst eine Art von statischem Schreiten. Starke Strebung in die Vertikale, und dabei die Bewegung von unten nach oben. Der Rhythmus des statischen Schreitens teilt sich dem oberen Menschen mit.

Die zweite Übung: Dabei lernen die Kinder, dass die Pendelbewegung immer eine Lockerung des Körpers voraussetzt, und diese Lockerung hat die Tendenz der Beugung in sich. Diese fangen wir nun aber ab und gehen mit dem Brustmenschen voraus, stellen uns wieder in die Vertikale hinein. Die dritte Übung: Wir geben der Tendenz zum Fallen nach, beherrschen ihn aber, sodass er zur Beugung wird. Zum Schluss ein Schwung aus der Hüfte, der dem gleich ist, was das Handgelenk tut, wenn es diese Bewegung macht, also in der Lemniskate schwingt.

10. Klasse: Nun kommen noch die Arbeitsbewegungen von den Buben. Horizontaler Schlag. Vertikaler Schlag und Schwingen» (10.4.1927).

Das «Lauschen nach der Sprache des Körpers», von dem Graf Bothmer sprach, verrät in diesen Worten das Lauschen des bildenden Künstlers. Die Dynamik der Bewegungen, die Statik der Haltungen werden erlauscht. – Bothmer lauschte als ein Dramatiker. Im dritten Teil der hier erwähnten Vorführung wird dies besonders deutlich:

«... Der Mensch, der auf der Erde aufrecht steht, ist der Schauplatz eines Kampfes; eines Kampfes zwischen der Schwere, die ihn zu Boden ziehen will, und der Aufrichtekraft, in der das Ich wirkt, das die Schwere überwinden will. Der Mensch löse sich einmal einen Augenblick aus dieser Kraft. Er schlägt zu Boden; er wird, man könnte beinahe sagen, ein Ungeheuer. Er bleibt nicht mehr Mensch. Nur aus der gesammelten Willenskraft heraus vermag er sich wieder emporzuraffen und wieder nach der Hand der Gottheit zu greifen, die er losgelassen hat...

Raumlosigkeit, die in der Gebundenheit des Schrittes ihren stärksten Ausdruck findet, ist die allgemeine Signatur dieser Bewegung. Der Mensch hat noch keinen Platz in ihr ...

Ein Schritt weiter: Die Schwere soll nun nicht in dem Maße an ihm wirken wie bei der vorigen Übung. Sie sehen, er hat der Schwere schon etwas entgegenzusetzen. Nun tritt der Mensch in die Übung herein. Er öffnet sich dem Raum.

Immer noch ist der Schritt gebunden, aber die Starrheit, die er ursprünglich hatte, löst sich langsam. Es tut sich gewissermaßen vor dem Menschen eine neue Dimension auf; ‹vorwärts›. Der Mensch vertraut sich nun ganz dem Raume an, gibt sich ganz dem Raume hin ...

Er schreitet durch den Raum vorwärts. Der Schritt löst sich vollkommen aus seiner ursprünglichen Gebundenheit. Aber er kämpft sich noch durch den Raum, er muss sich Raum schaffen. Er ahnt seine Freiheit, indem er sich von der Stelle im Schreiten loszulösen vermag» (10.4.1927).

Diese Übung findet sich im vorliegenden Buch mit dem Namen «Der Fall in den Punkt und seine Überwindung. Das Schreiten»[13]. Sie ist gewiss die dramatischste unter allen Bothmerschen Übungen. Ihre Beschreibung zeigt darum vielleicht am deutlichsten Bothmer als Dramatiker beim «Lauschen nach der Sprache des Körpers».

Man muss bedenken, dass manche der Übungen beider Turnlehrer ähnliches enthielten und viele einzelne Bewegungsarten gleich waren, denn die ursprünglichen Bewegungen der Menschen waren der gemeinsame Ausgangspunkt. Dem Untertauchen in das Meer der Bewegungsmöglichkeiten des menschlichen Körpers steht gegenüber das Ergebnis: die Übungen sind «aufgetaucht aus dem Meer der Bewegungsmöglichkeiten» (Vortragsentwurf, April 1925).[14] Dem einen der Freunde sind die Übungen so aufgetaucht, dass er durch sie den Schülern ein «Wohlgefallen des Körpers» vermitteln konnte, sowie ein Studium der Haltungen. Man möchte sagen, er empfand Freude an den Elementen der Bewegung. Dem anderen sind sie so aufgetaucht, dass er das Entwicklungsprinzip dabei empfand.

In demselben Jahre 1927, in dem diese gemeinsame Aufführung stattfand, erschien ein Aufsatz Graf Bothmers in der Wochenschrift *Das Goetheanum*. Er spricht dort zum ersten Male davon, dass sich ihm die einzelnen Übungen zu einem Ganzen zusammenschließen: «Diese bisher nur an der Freien Waldorfschule geübte Gymnastik bildet kein ausgedachtes System. Sie ist in bunter Folge entstanden aus dem eigenen Üben, lange ehe sie sich in ihrem Wesen von der geistigen Seite her zu offenbaren begann. Die Übungen sind in der pädagogischen Arbeit und aus dem pädagogischen Bedürfnis entsprungen, haben mannigfache Wandlungen durchgemacht und wurden erst vor knapp einem Jahr ihren inneren Zusammenhängen nach gruppiert.

Meiner Überzeugung nach bilden sie heute schon ein Ganzes, was ja nicht ausschließt, dass manches noch weiter ausgebaut werden, manche Änderung in der Gruppierung noch vorgenommen werden kann. Vor allem erhoffe ich mir, dass tiefere Einblicke in ihr Wesen, als sie mir bis

---

13 Vgl. S. 57ff.

14 Siehe *Gymnastik als Geometrie im Raume.*

jetzt möglich waren, ihre Richtigkeit mehr und mehr erweisen werden.»[15] Den ersten Jahren des gemeinsamen Schaffens und Suchens nach einer geistgemäßen Körpererziehung folgten die Jahre des Ausbaues. Jährliche Aufführungen Bothmers erweiterten die gymnastischen Einzelübungen zur chorischen Darstellung. Von Strauss hat sich aus den folgenden Jahren nichts mehr erhalten aus seiner Arbeit als Turnlehrer. In den ersten Jahren entstanden durch ihn skizzenhafte Zeichnungen, die die Spuren der Bewegungsabläufe darstellen. Diesen Spuren ist manchmal eine Skizze der menschlichen Gestalt vorangestellt, dann folgen in mehrstimmiger Führung die Bewegungsspuren von Hand, Kopf und Hüfte. Es ist bekannt, dass Strauss viel mit dem Schwung gearbeitet hat. Strauss beendete seine Arbeit als Turnlehrer im Jahre 1933. Die Sorge um die Gesundheit ließ keine längere turnerische und gymnastische Tätigkeit zu. Er übernahm den Gartenbauunterricht bis zur Schließung der Schule. Von Anfang an war Strauss neben dem Turnen auch in künstlerischen Fächern tätig, vor allem im Zeichenunterricht.

Graf Bothmer, der bis zur Schulschließung 1938 als Turnlehrer tätig war, konnte danach seine Arbeit mit und an der Gymnastik noch fortsetzen. Er hielt Vorträge in verschiedenen Ortsgruppen des damaligen Waldorfschulvereins und gab gymnastische Privatstunden. Das Manuskript seiner *Gymnastischen Erziehung*[16] entstand. Es enthält eine Beschreibung aller einzelnen Übungen, sowie verschiedene in diesen späten Jahren gemachte Zeichnungen. Alle Gedanken, die er sich im Zusammenhang mit der Menschenkunde Rudolf Steiners erarbeitet hatte, sollten in einen zweiten Band zusammengefasst werden. Er schreibt davon in einem Brief vom 21.3.1941, dass er an dem Tag, wo er das Manuskript seines ersten Bandes in die Schreibmaschine geben wird, die Arbeit an dem zweiten Band für ihn beginnen muss.

Bevor er diesen zweiten Band in Angriff nehmen konnte, wurde er durch den Tod abgerufen. Der vorhandene erste gleicht etwa einem No-

---

15 Hier abgedruckt als *Über die Waldorfschulgymnastik*, S. 133-136.

16 Titel der von Gisbert Husemann herausgegebenen früheren Ausgaben des vorliegenden Buches.

tenbuch, in dem alle einzelnen Stücke enthalten sind, die der Komponist geschrieben hat. Es ist fruchtbar, den Freund und Kollegen Hanns Strauss zu Rate zu ziehen, wenn man sich mit dem Werk Graf Bothmers auseinandersetzen will. Man kann dann den Weg zu dem Meer der Bewegungsmöglichkeiten wieder einschlagen, aus dem durch das gemeinsame Üben beider Freunde die namenlosen Übungen einst aufgetaucht sind: Können sie auch ein Wohlgefallen des Körpers vermitteln? Versucht man, durch die Anregung aus der Arbeit des Freundes, die vielerlei Bewegungsarten, die die Sprache des Körpers in der Form der Bothmergymnastik enthält sowie die verschiedenen Haltungen zu studieren, so erfährt man, dass Bewegungen und Haltungen sich gegenseitig bedingen, eines aus dem anderen hervorgeht. Auf diesem Weg kommt man zu dem, was Graf Bothmer 1927 schon ahnen ließ, was er aber nie in Worte fasste: man kommt zu dem «Ganzen». Es zeigt sich dieses «Ganze» als ein Entwicklungsweg der gymnastischen Bewegungen.

Beim Studium wird man vorübergehend auf die Begriffe, die sich Graf Bothmer ergeben haben, verzichten, wenn man seine namenlosen Übungen in ihrer Tatgestalt erforschen will. Sie können dann selbst von dem Meer der Bewegungsmöglichkeiten sprechen, aus dem sie einst aufgetaucht sind.

Nach Zeichnungen von Hanns Strauss:

1

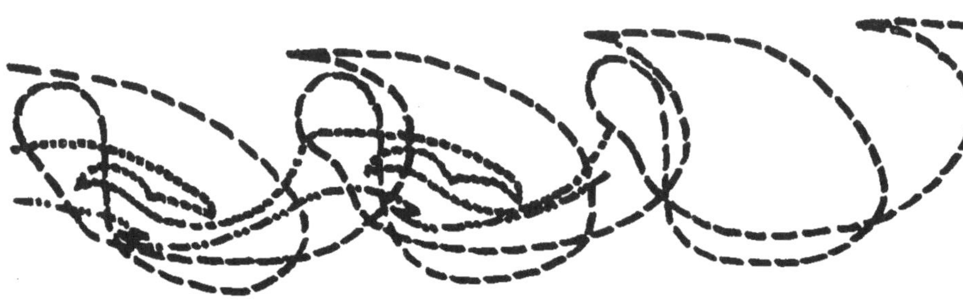

(Ohne erläuternde Worte)

2

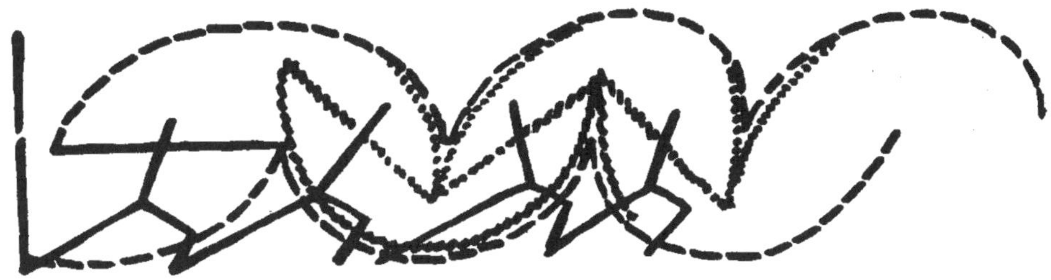

Pendel-Schwung der Arme nimmt Körper mit zum Ausfall; eine Seite Schwung oben und unten; eine Seite Schwung unten nach der Weite.

3

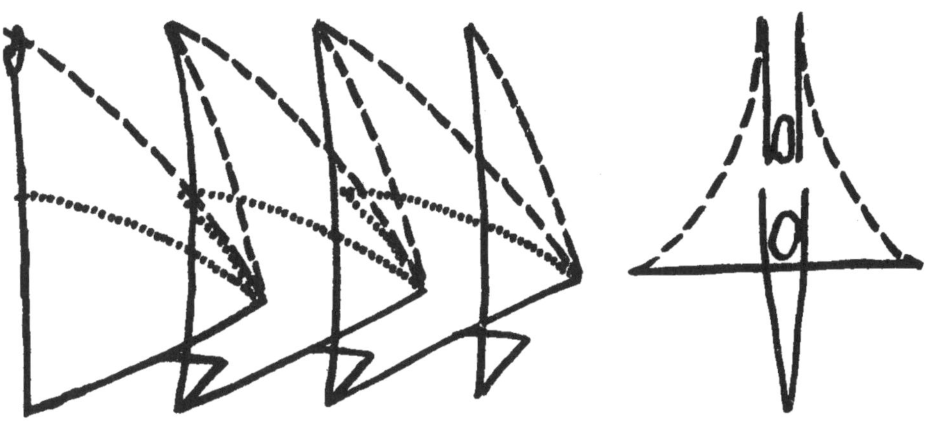

Fall und Aufrichte jäh als ganz willensmäßige Übung.

Elisabeth Dessecker

Vom Wesen der Bothmer-Gymnastik[17]

In seinem Heilpädagogischen Kurs weist Rudolf Steiner darauf hin, dass es nicht genügt, bei der Inkarnation mit Seele und Ich nur in den Leib einzusteigen, man muss diesen Leib auch durchdringen. Das Bewusstsein, und damit auch die bewusste Verbindung zur Welt, entsteht nur, wenn Seele und Ich aus dem Leib wieder herauskommen. Stauen sie sich im Leib an, so entsteht der Krampf und die Bewusstseinsstörung. Bei der Epilepsie mündet dieses Geschehen in ein umrissenes Krankheitsbild ein. Man muss jedoch hierbei auch an die vielen leichteren oder schweren Krampfsymptome im Organismus denken, die anzeigen, dass Seele und Ich im Leib steckenblieben.

Schon die Fixierung von Seele und Ich im Kopf durch die heutige intellektuelle Erziehung und technisierte Umwelt führt bei vielen Jugendlichen und Erwachsenen dazu, dass der übrige Leib nicht mehr recht durchdrungen wird. Seele und Ich ergreifen nur noch krampfhaft den Leib, wenn sie nicht – in der seelischen Erkrankung – mehr oder weniger resignieren und sich aus ihm wieder zurückziehen. Das krampfhafte Ergreifen des Leibes bringt dann Störungen in der Bewegung des Kreislaufs und der inneren Organe mit sich, die man als «neurotisch» zu bezeichnen pflegt. Stoßen Seele und Ich aus dieser Situation heraus tiefer vor, so kommt es zu Schädigungen der Substanz, deren Zerfall die Grundlage für viele degenerative Krankheitsprozesse des physischen Leibes bildet. In seelischer Hinsicht wirkt sich die Anstauung von Seele und Leib besonders auf dem Gebiet des Bewusstsein und des Willens aus. Das Bewusstsein wird herabgesetzt, wird dumpf. Der Wille wird gelähmt, oder es kommt zu plötzlichen Entladungen der gestauten Willenskräfte. Die Willenslethargie und die Willenseruptionen mancher Jugendlicher haben hier eine wesentliche Wurzel.

Der junge Mensch ist heute besonders empfindlich für Verkrampfungen aller Art und versucht, auf manche Weise sich zu entspannen. Bloße Entspannung jedoch lässt allzu leicht nur Emotionen und Trieben

---

17 Aus: *Erziehungskunst*, Juni/Juli 1962.

die Zügel schießen. Wenn dem Ich dagegen erstrebenswerte Ziele in der Welt gezeigt werden, findet es den Weg aus dem Leib in die Welt. Das gilt auch für jede Gliedmaßenbewegung, die nur zum Teil von innen heraus erfolgt. Bei jeder zielvollen Bewegung kommt zugleich vom Ziel her das Ich entgegen und entbindet den Fluss des Willens, das Spiel der Muskulatur.

Nicht nur die Materie, der physische Leib selbst droht dem Menschen verloren zu gehen, wenn er auf irgendeine Art im Leib gefangen bleibt. Es ist eine der wichtigsten Aufgaben der anthroposophischen Pädagogik, Heilpädagogik und Medizin, Seele und Ich so mit dem Leib zu verbinden, dass dieser zugleich von ihnen durchdrungen werden kann. Erst nach dieser Durchdringung kann der Leib zu einem Instrument für ein aus dem Leib sich erhebendes seelisch-geistiges Leben werden. Das Leibfreiwerden vor der Durchdringung des Leibes führt zur Psychose. Die neue Verbindung des Menschen mit dem Kosmos – die zentrale Aufgabe der Anthroposophie – muss auch auf leiblichem Feld gefunden werden. Nur diese Verbindung ermöglicht es dem Menschen, den verhärteten und ihm entfremdeten Leib heute noch voll zu durchseelen und durchichen.

In der Sphäre des Ätherleibes knüpft die Eurythmie jene Verbindung zum Umkreis, zum ätherischen Kosmos. Auf der Ebene des physischen Leibes selbst, der im kosmischen Raum steht, übernimmt die Gymnastik jene Aufgabe. Als Fritz von Bothmer 1922 von Rudolf Steiner an die Stuttgarter Waldorfschule berufen worden war, begann er eine Gymnastik zu entwickeln, die in möglichster Reinheit dieser Aufgabe gerecht werden sollte. Nachdem ich das Glück hatte, zu den ersten Schülern zu gehören, mit denen Graf von Bothmer seine Übungen machte, darf ich einiges dazu aus meiner Erinnerung berichten.

Die Übungen wurden von Graf Bothmer nicht ausgedacht und dann beigebracht, sie erhielten ihre endgültige Gestalt erst durch das gemeinsame Üben. Manchmal korrigierte der Lehrer nicht, sondern sah uns nur sinnend zu.

Er blickte auf die Metamorphose, die eine Übung vor seinen Augen annahm; später bekamen auch wir sie zu sehen. Schon während wir ihm zusahen, konnten wir empfinden, wie es aus den eigenen Gliedern in den

Raum hinausstrebte. Die Glieder tasteten nach den drei Raumesrichtungen: nach Höhe, Tiefe und Weite. Sie erhoben sich vom Erdboden, sie folgten der Himmelskuppel, sie wuchsen bis zum Horizont. Zu immer neuen Variationen inspirierten jene drei Urmotive des Raumes das Bewegungsspiel der Glieder.

Solche Durchdringungen des Leibes bringen u. a. das Erlebnis der Freiheit. Besonders deutlich wird dies am Schluss der Übung «verzerrte Höhe». Bei dieser Übung werden zuletzt die Arme in die Horizontale erhoben und zugleich so verdreht, dass die Handflächen nach oben weisen. Der Kopf wird dadurch krampfhaft nach unten gedrückt und als ein Anhängsel der Wirbelsäule empfunden, wie er es noch beim Menschenaffen ist. Durch die darauf folgende Drehung der Arme um 360° kann sich auch der Kopf frei erheben: Der Schritt zum Menschen ist getan. Nun erst wird der Kopf zum Abbild der Himmelskuppel. Wie lebt sich diese Freiheit dar? Durch Einfügung in einen größeren Zusammenhang, der sich im Teil noch einmal verwirklicht.

Eine andere Übung, bei der im Schreiten die Arme zur Horizontale ausgebreitet und wieder zur Brust verschränkt werden, sucht vor allem die Weite. Die Übung wirkt befreiend auf die Atmung und hat aufgrund dieser Wirkung auch schon Eingang in die ärztliche Therapie gefunden. In erster Linie wende ich sie bei der Behandlung der Epilepsie an, besonders wenn neben den Anfällen Bewusstseinsstörungen charakteristisch sind.

In der Grundstellung nach den Übungen konnte man – still stehend – empfinden, wie man aus dem Raum zurückkam. Man kam jedoch nicht nur seelisch zu sich, man spürte nicht nur das eigene Ich, das zuvor schon aus dem Ziel der Bewegung entgegenkam (eine Empfindung, die, wie manches andere, erst in der Erinnerung bewusst ward). Es war, als ob der Leib selbst sich neu aus dem Kosmos verdichtete. Eine Ahnung konnte erwachen davon, wie einst der physische Leib, wie die Erde, die ihn trägt, durch einen großen Verdichtungsprozess aus kosmischen Räumen entstanden ist.

Das Wesen des physischen Leibes ist Form und ist somit geistiger Art. Dasselbe gilt für den zum Kosmos sich weitenden irdischen Raum, aus dem die Gymnastik den Leib immer neu entstehen lässt. Wenn sich der Himmel kristallklar über dem Übungsplatz hinter der Schule wölbte, war etwas von der Reinheit zu empfinden, welcher der physische Leib in der Entwicklung zustrebt. Wie still und geduldig empfing und empfängt er Wesen, seine Form aus den Weiten des Kosmos! Und was tut der Mensch alles, um sein Wesen zu trüben, seine Form zu zerstören!

Zum Erlebnis der Freiheit gesellt sich durch die Bothmer-Gymnastik das Erlebnis der Reinheit, beide von größter pädagogischer Bedeutung. Der junge Mensch, eingeschlossen in seinen Leib, von seinen Kräften verwirrt oder berauscht, erlebt die Befreiung in den größten Raum, den er sich vorstellen kann.

Er wird von seinen Gliedern belehrt: Es sind nicht nur deine eigenen Kräfte, die du empfindest, vielleicht genießen willst – es sind zugleich die Kräfte des Kosmos, die nur in Verbindung mit ihm sich kraftvoll entfalten können.

*

Die Gestalt des Grafen selbst, der in meditativer Konzentration um jene Übungen rang, vermittelte dem Schüler manches von dem reinen und still strebenden Wesen des physischen Leibes. Besonders eindrucksvoll war seine Grundstellung mit jener abschließenden Erhebung des Kopfes, in welcher der Adel der menschlichen Gestalt gipfelt. Beim Grafen wurde das Freiheitselement dieser Gebärde besonders lebendig. In ihr gipfelte auch der Adel seiner persönlichen Erscheinung.

Die Gestalt Graf Bothmer tritt aus der griechischen Vergangenheit hervor. Aus Eindrücken griechischer Reisen holte sich der Gymnastiklehrer entscheidende Impulse. Aber er vermittelte nicht aufgewärmtes Griechentum. Es handelt sich bei seiner Gymnastik um eine echte Wiederverkörperung griechischer Leibeskultur in der Gegenwart. Die griechische Leibeskultur lebte aus der instinktiven Verbindung mit den Räumen und Elementen des Kosmos. Diese Verbindung gilt es heute vom Bewusstsein aus neu zu erobern und zu gestalten. In einer viel bewussteren Weise als damals muss dazu der Leib durchdrungen werden. Dann aber wird er für das Ich zum Erkenntnisinstrument. Die Richtkräfte des physischen Leibes erwecken die Ichkräfte der Bewusstseinsseele, die sich mit dem Kosmos des Geistes verbinden will.

Rudolf Treichler

Graf von Bothmers Ansprache bei der Schlussfeier für die Schüler der Waldorfschule am 30. März 1938

Liebe Schülerinnen und Schüler der Waldorfschule!

Jetzige und Ehemalige!

Liebe Kollegen, Mitarbeiter, Freunde!

Alles, was wir heute gesehen und gehört haben, möchte ich wie in einem großen Kreis, wie in einem Kranz zusammenbinden und in Ehrfurcht und Dankbarkeit niederlegen vor der Gestalt Rudolf Steiners[18]. Hineinflechten möchte ich in diesen Kranz all das, was an Liebe und Freundschaft uns heute übermittelt wurde von den Lehrern, Schülern und Eltern unserer Schwesternschulen.

In dieser Stunde, vor 13 Jahren, schritt Rudolf Steiner durch die Pforte des Todes. Sein Freund, Albert Steffen, dessen Werke euch auf eurem Wege durch die Waldorfschule begleitet haben, sagt über diese Stunde:

«Wie heilig war das Sterben unseres Lehrers. Wir durften es sehen und sind voll Dank. Uns ist, als hätte der Schmerz in Zukunft alle Gewalt verloren. Rudolf Steiners Auge war sinnend emporgerichtet, groß und offen, ganz innerlich, wie in ein göttliches Problem versunken, das immer herrlicher sich klärte. Der Atem ging stille und leicht als entschwebte ein Gebet seinen Lippen. Es war wie ein allmähliches Weggehen des mächtigen Verkünderwortes, das in seinem Herzen gewohnt. Seine Seele, die sich vom Leibe ohne Schmerzen löste, mit leisem, unsichtbaren Rucke, wie der zarteste Faden, schwebte über diesem heiligen Geschehen und

18 Es waren u.a. achtzehn kurze Abschiedsansprachen der Lehrer an ihre Klassen vorangegangen.

schien zuzuschauen. Beim letzten Regen der Lippen schloss Rudolf Steiner die Augen von selber zu.

So legt ein Heiliger das Werkzeug hin, das er zu Gottes Ehre gebrauchen durfte.»[19]

Als ein wahrhafter Meister hat Rudolf Steiner dies Werkzeug in seinem Leben geführt: durch die Kraft seiner schaffenden Hände als bildender Künstler; durch seine Herzkraft im Wort; durch seine den höchsten Weltgedanken zugewandten Haupteskräfte. Unsere Schule war ein Abbild seines Wirkens.

Er kannte das Wirken der Kräfte in der Welt und im Menschen, und so konnte er sie gesundend leiten bis in dessen Leibeshüllen. Er las im Buche des Lebens und lehrte auch uns darin lesen, Große und Kleine.

Ermesst, liebe Kinder, was es bedeutet, dass ein Mann wie Dr. Emil Molt diesem geistigen Führer ein Haus gebaut hat, in dem er wirken konnte. Emil Molt war ein reicher Mann und ein großer Kaufmann; er hätte sich alle Ehren der Welt sammeln können, aber er gab seinen Reichtum für diese Schule und hat euch und aller Jugend den Weg in eine neue Zukunft eröffnet. An seiner Seite stand ihm seine treue Lebensgefährtin, unsere liebe Schulmutter, die durch schwere Krankheit ans Haus gefesselt, nicht in unserer Mitte sein kann. Und da möchte ich euch bitten, mir noch einmal auf eine Frage Antwort zu geben:

Wollt ihr, dass ich nach dieser Feier eure Grüße und guten Wünsche Frau Molt[20] überbringe?

(Die Kinder antworten «Ja».)

Drohende Wolken standen schon damals über der Schule, aus denen jetzt der Blitzschlag geschehen ist. Aber in dem Augenblick, wo sich diese Wolke in ein Meer von Kummer und Leid verwandeln wollte, brach ein Lichtstrahl hindurch und im Glanze des Farbenbogens jubelte es: *«Die Waldorfschule lebt und wird leben.»* Wir haben die geistige Kraft der Schule in diesen Wochen erlebt und nichts kann uns mehr diese Überzeugung rauben.

Dieses Haus ist auf die Form des Kreuzes gegründet. Hier durch die Mit-

---

19 Aus Albert Steffen: *In memoriam Rudolf Steiner*, Dornach 2009.

20 Am 16. Juni 1936 starb Emil Molt.

te des Turnsaales zum Eurhythmiesaal geht sein Stamm, von der Bühne breitet sich der eine Arm zum Lehrerzimmer, der andere zum Arztzimmer. Von dieser Stelle haben Rudolf Steiner und Emil Molt zu den Eltern und Schülern gesprochen, hier fanden unsere schönsten Feiern statt, hier klang und leuchtete das Herz der Waldorfschule am hellsten auf. Auf die Form des Kreuzes ist dies Haus gegründet und auf den Namen dessen, der am Kreuze starb und weiterlebt, weiterlebt in den Menschen, die ihm Wohnung geben in ihrem Herzen; darum wird auch das Herz der Schule weiterleben.

Liebe Schüler! Erhebt eure Gedanken und Empfindungen zu dem Geiste Rudolf Steiners, dem wir alles zu verdanken haben und lasst diese Gedanken eine Weile fort- und ausklingen in der Musik eines Satzes aus Beethovens V. Symphonie, die er selbst die «Schicksalssymphonie» genannt hat. Und dann werde ich das Schlusswort sprechen.

(Das Orchester spielt das Adagio aus der V. Symphonie.)

Die Schüler erheben sich.)

Ich verlese nun den letzten Brief, den Dr. Rudolf Steiner am 15. März 1925 an die Schüler der Waldorfschule geschrieben hat:

«An meine lieben Schülerinnen und lieben Schüler der Waldorfschule.

Zu meinem großen Leide kann ich durch lange Zeit jetzt nicht unter Euch sein. Und es gewährte mir doch stets die größte Befriedigung, wenn ich unter meinen lieben Schülerinnen und Schülern einige Zeit zubringen konnte. So lange es nicht sein kann, will ich viele herzliche und gute Gedanken zu Euch senden.

Ihr habt mir ja auch durch Übersendung von Eueren Arbeiten große Freude gemacht. Ich sende Euch den herzlichsten Dank dafür.

Hoffentlich kann ich bald wieder unter Euch erscheinen.

Allen einen herzlichsten Gruß

Rudolf Steiner»

Ich habe nun die Aufgabe, hier auszusprechen, dass auf Geheiß der württembergischen Regierung die Waldorfschule geschlossen ist.

Wir wollen unsere Schule versiegeln in den tiefsten Tiefen unseres Herzens auf die Zukunft, durch die Kraft der Liebe.

Im Gedenken an den 13. November 1941

Wir alle, die wir mit der Bothmer-Gymnastik arbeiten und leben, feiern im Jahr 2022 das 100-jährige Bestehen der Bothmer-Gymnastik und sehen dabei den Beginn von Bothmers Arbeit als Turnlehrer an der Stuttgarter Freien Waldorfschule als Geburtsstunde der Gymnastik an. Wir blicken dankbar und bewundernd auf Bothmers Schöpfung, gedenken auch des spirituellen Gründers und Leiters der Waldorfschule, Rudolf Steiner, der Bothmer den schicksalhaften Auftrag gab, den Turnunterricht der ersten Waldorfschule zu seiner Aufgabe zu machen.

Das Jahr 2021 war in anderem Sinne ein Jahr des Gedenkens: Am 13. November jährte sich Bothmers Todestag zum 80sten Mal. Ich möchte dieses Datum zum Anlass nehmen, um den Blick auf die letzten vier Lebensjahre Bothmers zu richten, die einerseits von Verlust und schmerzlicher Entsagung geprägt waren und andererseits letzte Zeiträume eröffneten, die für die noch intensivere Forschung nach dem Wesen der Bewegung genutzt wurden und den vorläufigen Abschluss von Bothmers Buch als einen Höhepunkt seines Schaffens Wirklichkeit werden ließen.

In tiefe Krisen und Erschütterung führten die 30er Jahre des letzten Jahrhunderts die deutsche Waldorfschulbewegung durch die Machtergreifung der NSDAP und durch die Schwierigkeiten, die seit Rudolf Steiners Tod 1925 am Goetheanum in Dornach entstanden waren. Das politische Geschehen gefährdete von Anfang an die äußere Existenz der Waldorfschulen, die inneren Schwierigkeiten der Anthroposophischen Gesellschaft drohten die Lehrerschaft der Schule zu spalten.

Die schwere Erkrankung Emil Molts, des «Vaters der Waldorfschule», schien Bothmer ein Bild der sich anbahnenden Prozesse und er empfand: «So geht es dem Lebenslicht der Schule immer mehr ans Leben.»[21]

Die immer bedrohlicher werdende Situation führte dazu, dass die Stuttgarter Schule einer neuen Führung ihrer inneren und äußeren Angelegenheiten bedurfte – diese schwere Aufgabe übernahm Fritz von Bothmer zusammen mit seinem Kollegen Martin Sandkühler im Jahr 1935.

21 Aus: *Fritz Graf von Bothmer. Die Biographie in Selbstzeugnissen*, S. 68.

Gleichzeitig wurde er Mitglied des Religionslehrerkollegiums. In welcher inneren Stimmung, christlich und kämpferisch, er die unglaubliche Verantwortung auf sich nahm, können wir aus der Erzählung eines Schülers der 3. Klasse erahnen: Bothmer wies die Kinder darauf hin, dass ein Kreuz immer auch ein Schwert sei.[22]

Sein ritterliches Wirken konnte das endgültige Verbot der Schule verzögern, aber nicht abwenden. Mitte März 1938 wurde vom württembergischen Kultminister der Schule die Genehmigung zum 1. April 1938 entzogen. Und am 30. März, dem Geburtstag Rudolf Steiners, wurde die schmerzliche Schließung der Schule mit einer großen Feier, die Schüler, Eltern und Gäste vereinigte, aufs Festlichste und Würdigste begangen. Bothmer, als Schulleiter fiel die Aufgabe der offiziellen Verkündigung zu, an der er, für alle Anwesenden erschütternd erkennbar, zu höchster menschlicher Größe emporwuchs.

Eine ganz andere, ihn tief schockierende Erfahrung war für Bothmer die Zurückweisung seines Angebots, sich dem Land als Offizier der deutschen Wehrmacht zur Verfügung zu stellen, das er im Juli 1941 machte.

Aus dem zeitlichen Abstand von achtzig Jahren und in Kenntnis von Bothmers tiefem Verwurzeltsein in der Anthroposophie ist diese Bewerbung schwer nachvollziehbar. Ein Waldorflehrer, Religionslehrer und Schulleiter, der seine jüdischen Kollegen aus der Schule ausschließen musste – wie kann es sein, dass er sich einem Staat, der die geistigen und physischen Grundlagen seiner Existenz zerstörte, seine Dienste anbot? Die Wurzeln für diesen Schritt liegen vermutlich in Bothmers Herkunft und Erziehung und in der jahrzehntelangen, erfüllenden Berufsausübung als Offizier im Infanterie-Leibregiment des Königs von Bayern. Auch die Jahre des Ersten Weltkriegs, mit mehreren, zum Teil lebensbedrohenden Verwundungen, erschütterten Bothmers «natur- und menschenfrohes Soldatenherz»[23] nicht endgültig, sodass er auch nach dem Krieg seine Tätigkeit als Offizier noch einige Zeit weiterführte: «Ich bin trotz allem augenblicklich Offizier, Hauptmann wie einst und führe eine Ausbildungskompanie

---

22 Vgl. a.a.O., S. 71.

23 Zitiert nach: a.a.O., S. 17.

(...). Ich erachte es als meine Pflicht, die aus den Wahlen hervorgegangene Regierung zu stützen, damit sie zeigen kann, ob sie positiver Arbeit fähig ist»[24]. Und 20 Jahre später, als Deutschland im Zweiten Weltkrieg stand, regten sich vielleicht in Bothmers Seele die von seinen Vorfahren und ihm selbst über viele Generationen hinweg geübte Treue und Opferbereitschaft dem Land gegenüber, das von ihm weniger als Nationalstaat denn als physische und geistige Heimat erlebt wurde. Das gewaltige kulturelle Erbe und der Idealismus des 18. und 19. Jahrhunderts lebten in seinem Gemüt fort, offenbar unbeschädigt von den menschenverachtenden sozialen und politischen Gegebenheiten im damaligen Deutschland.

Die Ablehnung seines Gesuchs durch die Behörden traf ihn hart: «Meine Anfrage über die Bedingungen für meine militärische Wiederverwendung ergab teils Aussichtslosigkeit, teils entwürdigende Bedingungen, dass die Sache für mich erledigt sein dürfte. Gab es auch einen starken Schock, da ich auf derartiges doch nicht gefasst war, so habe ich mich doch zu fassen vermocht; denn nun gehört mein weiteres Leben der Arbeit, die ich mir selbst aufgebaut habe und die kein Anderer für mich tun kann. So etwas wie Seewind weht mir wieder um die Nase. Weite, Höhe, Ziele (...).»[25]

Der schon viel früher angelegte Bruch mit allem Herkömmlichen war nun endgültig vollzogen und Bothmer war frei, sein Werk soweit abzuschließen, dass es weitergegeben und der Nachwelt erhalten bleiben konnte. Wie kurz dieser offene Zeitraum bereits bemessen war, ahnte er im Sommer 1941 noch nicht. Zwar litt er schon längere Zeit unter einem hartnäckigen Husten, auch Atembeschwerden stellten sich gelegentlich ein, aber er dachte, das durch Erholung in den Bergen ausheilen zu können.

Schreibend und zeichnend, immer wieder überarbeitend, näherte er sich der Vollendung des Buchs, das er aus seinen Manuskripten «in die Schreibmaschine»[26] gab.

Am 17. Juli 1941 ist in einem Brief an Elisabeth Dessecker von zwei «unkorrigierten Abzügen» des Buches «in dem schwarzgrauen Papier» die

24 Zitiert nach: a.a.O., S. 18.
25 Zitiert nach: a.a.O., S. 95.
26 Zitiert nach: a.a.O., S. 90.

Rede. Im Juli '41 musste also nur noch Korrektur gelesen werden. Einen Monat später schreibt Bothmer (am 19. August) wieder an Elisabeth Dessecker, die offenbar als erste das fertige Buch von ihm empfangen hatte: «Ihr Brief war und ist mir eine große Freude. Wie hätte ich mir mehr wünschen können? Ist, was Sie schreiben, nicht die schönste Kritik für mein Buch, die ich mir wünschen kann? So bejahend, dass mir nichts zu sagen übrigbleibt als: Ich bin glücklich, dass ich dies Buch Ihrer Beurteilung zuerst unterworfen habe und dass es ab jetzt in Ihren Händen ruht ...».

Aus diesen Daten lässt sich annehmen, dass das Buch Anfang August 1941 von Bothmer als abgeschlossen betrachtet wurde und von da an in den Händen einer jüngeren Generation «ruhte».

Zwei Monate nach Abschluss des Buches, nachdem sein Gesundheitszustand ihm mehr und mehr Beschwerden verursacht hatte, zwei Wochen vor seinem Tod, wurde Bothmer endgültig die Diagnose «Lungenkrebs im fortgeschrittenen Stadium» gestellt. Ein neuer, tief ernster Freiraum öffnete sich, in den Bothmer, so ist es überliefert, nicht nur gefasst, sondern fröhlich eintreten wollte. Vor achtzig Jahren, am 13. November 1941, vollzog er den Übergang in die geistige Welt.

Rose Aggeler

Gedicht eines Schülers

Fritz Graf von Bothmer,
dem Lehrer einer neuen Gymnastik

Vielen gabst du deine Lehre:
Mit den Füßen fest zu stehen
Aufrecht zwischen Licht und Schwere.

Durch des Übens klare Strenge
Wecktest du für Raum und Richtung
Junge Glieder aus der Enge:

Geisteszielen sich zu weiten,
Mit belebten Leibeskräften
Wollend tätig auszuschreiten.

Deiner Schüler Weg und Haltung
Tragen Deines Wirkens Siegel
Dankend, wachsend zur Entfaltung.

Paul Sommer

Nachwort, Dank und Ausblick

Welch eine Verwandlungskraft geht von dieser Gymnastik aus! Beim Üben, wenn wir im Studium an der Graf Bothmer-Schule[1] ganz einsteigen konnten in den Strom der Bewegung, kamen wir wie erneuert, geweitet, belebt «heraus» – zu uns und zu einander.

Selbst in der Bearbeitung dieses Buches, vor allem beim monatelangen Üben mit den Originalzeichnungen und ihrer Bearbeitung, war diese verwandelnde Kraft zu spüren. Dabei konnten viele Entdeckungen gemacht werden. Auf grauem Karton waren vor etwa achtzig Jahren um die abstrahierten schwarzen Gestalten die Bewegungsabläufe mit weißer Kreide gezeichnet, die nur teilweise sichtbar geblieben ist. Bei der Bearbeitung der Ablichtungen für das vorliegende Buch galt es nachzuempfinden, wie diese Bilder bei ihrer Entstehung ausgesehen haben mögen. Es erforderte nicht nur genaues Hinschauen, sondern auch ein inneres Hinspüren und Nachvollziehen der Bewegungsabläufe für die weißen und der anatomischen Gegebenheiten für die schwarzen Linien, um die Feinheiten zu erfassen. Im Laufe dieser Arbeit wurde mir mehr und mehr die Genialität bewusst, die in diesen Zeichnungen steckt. Sie sind sowohl künstlerisch als auch gedanklich tief durchdrungen; dem Leser sei deren eingehende Betrachtung und aktive Einbeziehung ins eigene Üben sehr ans Herz gelegt.

Begonnen hat die Arbeit an diesem Buch bei einem Treffen des Bothmer Movement International (BMI)[2] im Herbst 2019, in Vorbereitung auf das hundertjährige Jubiläum der Bothmer-Gymnastik 2022. Mein Vorschlag, mir die Neuausgabe von Bothmers Werk zur Aufgabe zu machen, wurde von mir dort vorgestellt und von den anderen begrüßt. Armin Husemann, der Sohn des vorherigen Herausgebers,[3] freute sich über meine Initiative

---

1 Die 1977 gegründete Graf Bothmer-Schule für Gymnastik in Stuttgart bot ein dreijähriges Vollzeit-Studium an, bis sie 1999 aus finanziellen Gründen geschlossen werden musste. Der Herausgeber besuchte sie von 1989 bis 1992.

2 Siehe die Website des BMI www.bothmer-movement.de.

3 Gisbert Husemann (1907–1997). Er veröffentlichte Bothmers Werk unter dem Titel «Gymnastische

und übergab mir sein verbliebenes Material sowie die Rechte zur Herausgabe des Buches. Für dieses unerwartete Vertrauen danke ich ihm sehr herzlich! Gudrun Rehberg[4], Rose Aggeler[5] und Anna Pauli vom Goetheanum Archiv[6] haben mir zahlreiche Quellen erschlossen, wofür ich sehr danke! Rose hat zudem über lange Zeit die Arbeit begleitet und mit gestaltet. Ein großer Dank gilt auch meiner Lebensgefährtin Eva Schwenk für geduldige Begleitung und vielfältige Mitarbeit. Die Zusammenarbeit mit Claudius Weise und Thomas Neuerer vom Verlag Freies Geistesleben war sehr fruchtbar, sodass dieses Werk gemeinsam entstehen konnte. Auch ihnen gebührt Dank!

Als ich an die Graf Bothmer-Schule kam, fand ich in Alheidis von Bothmer und Jaimen McMillan Lehrer, die mein Leben in den drei Jahren eines Vollzeit-Studiums verändert und geprägt haben. Alheidis brachte einem die Bewegung so luftig und gleichzeitig so erdverbunden bei, so klar und frei, dass «der Wind unter den Flügeln» wieder tragen konnte. Denn die Schwingen zu entfalten half sie einem jeden Studierenden.

Folgendes Erlebnis scheint mir charakteristisch: Wir saßen am Ende des zweiten Ausbildungsjahres mit ihr im Kreis und sprachen. Da brach es aus einer Kommilitonin heraus: «Wir erleben hier täglich Wunder, aber wir können sie nicht benennen. Was kann ich meinen Freunden und Verwandten sagen?!» Alheidis schaute sie ruhig an und gab zur Antwort: «Es ist ein Weg durch die Wüste.» Mehr sagte sie nicht.

Diese Haltung, einfach auf die Sache, in diesem Fall die Bewegung, zu schauen, zu lauschen – und zu vertrauen, dass sie sich selber aussprechen möge ... das hatte mich schon am Freien Jugendseminar[7] auf einen Weg

Erziehung» in drei Auflagen 1959 (Philosophisch-anthroposophischer Verlag, Dornach) bzw. 1981 und 1989 (Verlag Freies Geistesleben, Stuttgart).

4 www.bewegungsraum-rehberg.de

5 Rose Aggeler gab als Tochter von Elisabeth Dessecker deren Werk zur Bothmergymnastik *Vom Körper zur Gestalt* (Stuttgart 2017), heraus. Deren Mutter Sophie Tschorn erhielt die im III. Teil abgedruckten Karten von Graf Bothmer.

6 www.dokumentation.goetheanum.org.

7 Seminar für interkulturelle Jugendbegegnung e.V., in Stuttgart, siehe www.jugendseminar.de

gebracht, den ich in den Wissenschaften lange vergeblich gesucht hatte. Nun erlebte ich ihn wieder.

Um Bewegung in polaren Räumen, wie zum Beispiel Schwere und Leichte, denken zu können, wurde uns der Weg der Projektiven Geometrie eröffnet. Olive Whicher[8] hat diesen Forschungsansatz besonders deutlich in Bezug zur Bothmer-Gymnastik herausgearbeitet. Das Denken wird bei diesem Üben beweglicher und wandelt sich an den nun geometrisch ausführbaren Abläufen und Gestaltungen. Sie werden damit immer besser erfassbar. Erkenntnis von Bewegung – in «Ehrfurcht vor dem Wesen Mensch, das die geheimen Züge seines Schöpfers an sich trägt, die wir wieder finden wollen».[9]

Der Quellpunkt der Gymnastik sind die Kinder und Jugendlichen: Für sie und mit ihnen sind die Übungen entstanden. Zudem ist es in diesem Alter sehr viel einfacher, Durchlässigkeit zu bewahren, leben die jungen Menschen doch noch ganz in Bewegung. Möge diese Sammlung eine gute Grundlage bilden für die Arbeit mit den Heranwachsenden.

Jan Uwe Gösch

PS: Was ich einem Menschen mitgeben möchte, der mit der Gymnastik arbeitet?

Das, was Bothmer von Steiner gesagt bekam auf die Frage, wie er sich vorbereiten könne auf die Arbeit als Sportlehrer: «Freuen Sie sich!»[10]

Und das, was Bothmer von einigen Menschen erfuhr und ihn am meisten stärkte: Vertrauen.

---

8 Die drei vorherigen Auflagen dieses Buches waren um Ausführungen von Olive Whicher zur menschlichen Bewegung bereichert worden. Sie wurden in dieser Ausgabe herausgenommen, genau wie die Beiträge von Arnold Bernhard zur Projektiven Geometrie und von Johannes Hörner zum Lehrplan in der zweiten und dritten Auflage. Zu allen diesen Fragen liegen mittlerweile eigene Bücher vor, siehe das Literaturverzeichnis.

9 Siehe S. 204.

10 Siehe S. 213.

Über den Herausgeber

Jan Uwe Gösch wurde 1966 in Braunschweig geboren. Nach dem Abitur absolvierte er das Freie Jugendseminar Stuttgart, arbeitete drei Jahre in sozialtherapeutischen Einrichtungen, besuchte die Graf Bothmer-Schule für Gymnastik in Stuttgart sowie das Fachseminar für Leibeserziehung an Waldorfschulen in Heidenheim.

Als Sportlehrer, Trainer und Coach begleitet und unterrichtet er seit 1993 Kinder und Jugendliche von 9 bis 18 Jahren in Brasilien und an deutschen Waldorfschulen in Bothmer-Gymnastik, Leichtathletik, Spielen und Geräteturnen, aber auch Schwimmen, Säbelfechten und Gesellschaftstanz.

Nach zwanzig Jahren als Lehrer gestaltete er ein Sabbatical mit Wanderung über die Alpen und Studium an der Freien Hochschule Stuttgart. Anschließend wieder als Lehrer tätig.

Um mit Menschen jeden Alters in vielfältiger Weise arbeiten zu können, gründete Jan Uwe Gösch 2021 das Unternehmen *bewegtes Dasein*.*

* www.bewegtes-Dasein.de

Literatur

Rudolf Steiner: *Konferenzen mit den Lehrern der Freien Waldorfschule 1919-1924. Zweiter Band* (GA 300b), Dornach 1975.
Ders.: *Sprachgestaltung und Dramatische Kunst* (GA 282), Dornach 1981.
Ders.: *Gegenwärtiges Geistesleben und Erziehung* (GA 307), Dornach 1986.
Ders.: *Entsprechungen zwischen Mikrokosmos und Makrokosmos. Der Mensch – eine Hieroglyphe des Weltalls* (GA 201), Dornach 1987.
Albert Steffen: *In memoriam Rudolf Steiner*, Dornach 2009.
Der Lehrerkreis um Rudolf Steiner in der ersten Waldorfschule 1919–1925. Lebensbilder und Erinnerungen, hrsg. von Gisbert Husemann und Johannes Tautz, Stuttgart 1979.

Zur Gymnastik Graf Bothmers:

Rose Aggeler / Elisabeth Dessecker: *Vom Körper zur Gestalt: Bothmer-Gymnastik – Forschungen und Studien*, Stuttgart 2017.
Alheidis von Bothmer: *Die Bothmer Gymnastik: Pädagogische und therapeutische Anwendungsmöglichkeiten*, Stuttgart 2004/2013.
Fritz Graf von Bothmer. Die Biographie in Selbstzeugnissen, zusammengestellt von Alheidis Gräfin von Bothmer. Stuttgart 1997.
Wil van Haren / Rudolf Kischnick: *Dreh dich nicht um ..., 300 Bewegungsspiele für Kinder und Jugendliche*, Stuttgart 2008.
Fritz Graf von Bothmer: *Gymnastische Erziehung*, hrsg. von Gisbert Husemann, 1. Auflage, Dornach 1959; 2. Auflage, Stuttgart 1981; 3. Auflage, Stuttgart 1989.

Zum Sportunterricht an der Waldorfschule:

Florian Gläser: *Sport als Unterrichtsfach an der Waldorfschule*, Aachen 2005.
Harald Gießler: *«Turnen» im Rahmen der Waldorfpädagogik*, Butzbach-Griedel 1997.
Gerlinde Idler / Lutz Gerding: *Der Sportunterricht an der Waldorfschule*, Stuttgart 2018.

Hermann Poppelbaum: *Die seelischen und geistigen Untergründe des Sports*, Dornach 1973.
Tobias Richter (Hrsg.): *Pädagogischer Auftrag und Unterrichtsziele - vom Lehrplan der Waldorfschule*, 5. überarb. Auflage 2019.

Zur projektiven Geometrie:

George Adams / Olive Whicher: *Die Pflanze in Raum und Gegenraum: Elemente einer neuen Morphologie*, Stuttgart 1979.
Arnold Bernhard: *Projektive Geometrie – aus der Raumanschauung zeichnend entwickelt*, Stuttgart 1984.
Immo Diener: *Projektive Geometrie: Denken in Bewegung*, Stuttgart 2017.
Louis Locher-Ernst: *Urphänomene der Geometrie*, Dornach 2016.
Ders.: *Raum und Gegenraum*, Dornach 1970.
Stephan Sigler: *Projektive Geometrie. Ein Lehr- und Übungsbuch für den Unterricht*, Kassel 2020.
Alexander Stolzenburg: *Projektive Geometrie*, Stuttgart 2009.
Ders.: *Übungsaufgaben zur Projektiven Geometrie mit Lösungen*, Stuttgart 2018.
Olive Whicher: *Projektive Geometrie: Schöpferische Polaritäten in Raum und Zeit*, Stuttgart 1970.
Olive Whicher / Ernst Schuberth: *Sonnen-Raum. Ein Übungsweg zum Verständnis des Lebendigen*, Dornach 1989.

Bildnachweis

Goetheanum Archiv:
- Bewegungsbilder Hanns Strauss
- Fotos: Fall in den Punkt (6 in der Reihe, 2 im biografischen Teil)
- Fotos: Die große Waagerechte, Frontalansicht
- Zeichnungen auf grauem Papier
- Ansprache vor einer Aufführung (Faksimile), S. 149
- Rotes Notizbuch, S. 200-201
- Entwicklungsgang S. 202
- Postkarten

Rose Aggeler:
- Die große Waage, Seitansicht (8*).
- Lauf-Logo

Jan Uwe Gösch:
- Fotos Fall in den Raum (19)
- Bearbeitung Bewegungszeichungen
- Bearbeitung Logo